实用病理诊断与评估

潘 锋◎著

长江出版传媒 湖北科学技术出版社

图书在版编目（CIP）数据

实用病理诊断与评估/潘锋著. -- 武汉：湖北科
学技术出版社，2022.8
    ISBN 978-7-5352-8782-3

    Ⅰ．①实… Ⅱ．①潘… Ⅲ．①病理学-诊断学 Ⅳ．
①R446.8

    中国版本图书馆CIP数据核字（2022）第183912号

责任编辑：许可   封面设计：胡博

出版发行:湖北科学技术出版社   电话:027-87679426
地   址:武汉市雄楚大街268号   邮编:430070
        （湖北出版文化城B座13-14层）
网   址:http://www.hbstp.com.cn

印   刷:山东道克图文快印有限公司   邮编:250000

787mm×1092mm   1/16   15.25印张   359千字
2022年8月第1版   2022年8月第1次印刷
                                        定价：88.00 元

前　言

　　病理诊断是研究疾病发生的原因,发病机制,以及疾病过程中患病机体的形态结构,功能代谢改变与疾病的转归,从而为疾病的诊断,治疗,预防提供必要的理论基础和实践依据。病病理诊断是各种检查方法中最可靠的,病理诊断被喻为"金标准",也是疾病的最终诊断。近年来,有关病理学诊断的新观点和新方法等,都有很大进展和新的经验累积,因此也要求相关人员一定要注意补充和增加新知识、新经验和诊断病理学相关的新方法。鉴于此,特编写此书,为广大病理科临床工作的医务人员提供借鉴帮助。

　　本书首先介绍了病理学概论、病理检查技术等内容,然后重点论述了病理学在呼吸系统、循环系统、消化系统、泌尿系统、神经系统等常见疾病的临床病理特点、病理分析及病理诊断。本书内容全面而系统,易读、易懂、实用性强,适用于病理学研究和病理学诊断相关专业的医师及其他人员。

　　由于时间紧张,本书在编写过程中难免有不妥之处,希望广大读者给予批评和指教,我们将虚心接受并加以改正。

编　者

目　录

第一章　病理学概论

第一节　病理学绪论

病理学是研究疾病的病因、发病机制、病理变化、结局和转归的医学基础学科。病理学学习的目的是通过对上述内容的了解来认识和掌握疾病本质和发生发展的规律，为疾病的诊治和预防提供理论基础。在临床医疗实践中，病理学又是许多疾病的诊断并为其治疗提供依据的最可靠方法，因此病理学也是临床医学的重要学科之一。

一、病理学在医学中的地位

病理学分为人体病理学和实验病理学两部分。前者通过尸体解剖、活体组织检查，或称外科病理学和细胞学检查所获得的材料对疾病做出最后诊断；后者则以疾病的动物模型或在体外培养的细胞为材料进行医学研究。

在医学教育中，病理学是基础医学和临床医学之间的桥梁。因为其学习必须以解剖学、组织胚胎学、生理学、生物化学、细胞生物学、分子生物学、微生物学、寄生虫学和免疫学等为基础，同时其本身又是以后学习临床医学各门课程的基础。病理学也是一门高度实践性的学科，课程的学习一般有理论课、实习课、临床病理讨论（CPC）和见习尸体剖验等学习形式。学习病理学要特别注意形态与功能、局部与整体、病理变化与临床病理联系之间的有机联系。

在医疗工作中，活体组织检查是迄今诊断疾病最可靠的方法。细胞学检查在发现早期肿瘤等方面具有重要作用。对不幸去世的患者进行尸体剖验能对其诊断和死因做出最权威的终极回答，也是提高临床诊断和医疗水平的最重要方法。虽然医学实验室检测、内镜检查、影像学诊断等技术突飞猛进，在疾病的发现和定位上起着重要的作用，但很多疾病，仍然有赖于病理学检查才能做出最终诊断。

在科学研究中，病理学是重要的研究领域。心、脑血管疾病及恶性肿瘤等重大疾病的科学研究，无一不涉及病理学内容。应用蛋白质和核酸等分子生物学技术研究疾病发生发展过程的分子病理学已是一个新兴的分支学科。临床病理数据和资料，包括大体标本、石蜡包埋组织和切片的积累，不仅是医学科学研究不可或缺的材料，也是病理学教学和病理专科医师培养的资料来源。

总之，病理学在医学教育、临床诊疗和科学研究上都扮演着极其重要的角色，加拿大籍著名医生和医学教育家 Sir William Osler（1849－1919）曾写道"As is our pathology, so is our medicine"（病理学为医学之本）。

二、病理学的研究方法

（一）人体病理学的诊断和研究方法

1.尸体剖检

简称尸检，即对死者的遗体进行病理解剖和后续的病理学观察，是病理学的基本研究方法之一。尸检的作用在于：①确定诊断，查明死因，协助临床总结在诊断和治疗过程中的经验和教训，以提高诊治水平；②发现和确诊某些新的疾病、传染病、地方病、流行病等，为卫生防疫部门采取防治措施提供依据；③积累各种疾病的人体病理材料，作为深入研究和防治这些疾病的基础的同时，也为病理学教学收集各种疾病的病理标本。目前我国的尸检率还不高，而且有进一步下降的趋势，十分不利于我国病理学和整个医学科学的发展，亟待立法和大力宣传尸检的意义。

2.活体组织检查

简称活检，即用局部切取、钳取、细针穿刺和搔刮等手术方法，从活体内获取病变组织进行病理诊断。其意义在于：①由于组织新鲜，固定后能基本保存病变的原貌，有利于及时、准确地对疾病做出病理学诊断，可作为指导治疗和判断预后的依据；②必要时还可在手术进行中做冷冻切片快速诊断，协助临床医生选择最佳的手术治疗方案；③在疾病治疗过程中，定期活检可动态了解病变的发展和判断疗效；④还可采用如免疫组织化学、电镜观察、基因检测和组织培养等研究方法对疾病进行更深入的研究。因此，活检是目前诊断疾病广为采用的方法，特别是对肿瘤良、恶性的鉴别具有十分重要的意义。外科病理学，或称诊断病理学就是在活检的基础上建立起来的病理学分支。

3.细胞学检查

通过采集病变处的细胞，涂片染色后进行诊断。细胞的来源可以是运用各种采集器在口腔、食管、鼻咽部以及女性生殖道等病变部位直接采集脱落的细胞；也可以是自然分泌物（如痰、乳腺溢液、前列腺液）、体液（如胸腹腔积液、心包积液和脑脊液）及排泄物（如尿）中的细胞；还可以是通过内镜或用细针穿刺（FNA）病变部位（如前列腺、肝、肾、胰、乳腺、甲状腺、淋巴结）等采集的细胞。细胞学检查除用于患者外，还可用于健康的普查。此法设备简单，操作简便，患者痛苦少而易于接受，但最后确定是否为恶性病变尚需进一步做活检证实。此外，细胞学检查还可用于对激素水平的测定（如阴道脱落细胞涂片）及为细胞培养和 DNA 提取等提供标本。

(二)实验病理学研究方法

1.动物实验

运用动物实验的方法，可在适宜动物身上复制出某些人类疾病的动物模型。通过疾病复制过程可以研究疾病的病因学、发病学、病理改变及疾病的转归。其优点在于可根据需要，对之进行任何方式的观察研究。或与人体疾病进行对照研究。此外，还可进行一些不能在人体上做的研究，如致癌剂的致癌作用和癌变过程的研究及某些生物因子的致病作用等。这种方法可弥补人体病理学研究所受到的制约，但应注意的是动物和人体之间毕竟存在一定的物种上的差异，不能把动物实验结果不加分析地直接套用于人体，仅可作为研究人体疾病的参考。

2.组织和细胞培养

将某种组织或单细胞用适宜的培养基在体外培养，可研究在各种因子作用下细胞、组织病变的发生和发展及外来因素的影响。例如在病毒感染和其他致癌因素的作用下，细胞如何发生恶性转化；在恶性转化的基础上发生哪些分子生物学和细胞遗传学改变；在不同因素作用下能否阻断恶性转化的发生或使其逆转；免疫因子、射线和抗癌药物等对癌细胞生长的影响等，都是对肿瘤研究十分重要的课题。近年来通过体外培养建立了不少人体和动物肿瘤的细胞系,对研究肿瘤细胞的分子生物学特性起到了重要作用。这种研究方法的优点是周期短、见效快、节省开支,体外实验条件容易控制,可以避免体内复杂因素的干扰。缺点是孤立的体外环境与复杂的体内整体环境有很大的不同,故不能将体外研究结果与体内过程简单地等同看待。

三、病理学的发展

人类无论是个体还是群体,自其诞生之日起始终与疾病共存,这从考古学家挖掘的具有病变的史前人类的骨骼化石上可找到足够的证据。当然这仅仅是肉眼所见到的形态变化。直到1761 年意大利的 Morgani(1682－1771)医生通过 700 多例尸体解剖,并详细记录了病变器官的肉眼变化之后,认为不同的疾病都是由相应器官的病变引起的,由此提出了器官病理学的概念,由此奠定了医学及病理学发展的基础。在一个世纪之后的 19 世纪中叶,随着显微镜的发明和使用,人们可以应用光学显微镜来研究正常和病变细胞的形态变化。于是,德国病理学家Virchow(1821－1902)创立了细胞病理学,其巨著在 1858 年出版,直到今天其理论和技术仍在对医学科学的发展产生影响。此后,经过近一个半世纪的探索,逐渐形成并完善了今天的病理学学科体系,如用肉眼观察病变器官的大体变化,被称为大体所见或解剖病理学;借助于显微镜所进行的组织学或细胞学研究,被称为组织病理学或细胞病理学;用电子显微镜技术观察病变细胞的超微结构变化被称为超微结构病理学。

近三十年来,免疫学、细胞生物学、分子生物学、细胞遗传学的进展以及免疫组织化学、流式细胞术、图像分析技术和分子生物学等理论和技术的应用,极大地推动了传统病理学的发展。特别是学科间的互相渗透,使病理学出现了许多新的分支学科,如免疫病理、分子病理学、遗传病理学和计量病理学等,使得对疾病的研究从器官、组织、细胞和亚细胞水平深入到分子水平;并使形态学观察结果从定位、定性走向定量,更具客观性、重复性和可比性。

随着分子病理学理论和技术的日臻完善,诊断分子病理学又成为近年来临床病理的最热门领域。就大多数疾病而言,不管是先天性还是获得性,均具有一定的遗传学基础。通过分子手段检测人染色体上基因的改变,以此确立的遗传性疾病的诊断是最可靠的。在感染性疾病的分子诊断中,不仅可检出正在生长的病原体,也能检出潜伏的病原微生物;既能确定既往感染,也能检出现行感染。肿瘤大部分都有遗传学基础,与遗传性疾病类似,诊断分子病理学对那些以基因改变为病因的肿瘤而言是最准确的,是分子靶向治疗的基础。在组织器官移植领域内,诊断分子病理学至少可用于以下五个方面:组织抗原匹配;免疫抑制患者中出现的威胁生命的感染的快速检测;在骨髓移植中还可以用于自体移植前确保有效地清除肿瘤组织,显示移植物在体内过程的踪迹,监视疾病复发。在刑事案件的法医学鉴定中,DNA 指纹技术,现在已经广泛应用于法医学鉴定,其精确度达到了一个细胞、一根毛发和一个精子,就可取得个体特征性的基因图谱。

今天,随着网络时代的到来,借助图像数字化以及数字存储传输技术的发展,将病理学切片转化为切片数字化图像(WSI)进行数据存储已成为可能。WSI 又称数字切片或虚拟切片,使用者可以不通过显微镜而直接在个人的计算机上进行 WSI 的阅片、教学、科学研究、远程诊断及疑难病例的会诊,现已被称为数字病理学。相信网络的覆盖及 WSI 技术的应用将极大地推进病理学学科的进步及病理学事业的发展。

对疾病的观察和研究还从个体向群体和社会发展,并与环境结合,出现了地理病理学、社会病理学等新的分支。这些发展大大加深了对疾病本质的认识,同时也为许多疾病的防治开辟了新的途径和发展空间。随着人类基因组计划的完成和后基因组计划的开展,病理学这门古老的学科必定以全新的面貌展示在世人的面前。

我国是幅员广阔、人口和民族众多的大国,在疾病谱和疾病的种类上都具有自己的特点。开展好人体病理学和实验病理学的研究,对我国医学科学的发展和疾病的防治,具有极为重要的意义,同时也是对世界医学的贡献。处理好人体病理学和实验病理学既分工又合作的关系,使二者加强联系,相得益彰。同时要打破病理学与其他学科的界限,密切关注相邻新兴学科的发展,学习和吸取它们的先进成果来创造性地丰富病理学的研究方法和内容。只有这样才能使我国病理学研究的某些领域达到或赶超世界先进水平,这也是我国当代病理学工作者的责任和任务。

第二节　诊断病理学

一、什么是诊断病理学

病理学是研究疾病病因、发病机制、形态结构改变以及由此而引起的功能变化的一门基础医学与临床医学之间的桥梁学科。病理学作为一门科学是在 18 世纪中期开始的。Morgagni (1682—1771)将他一生中所经历的约 700 例精心解剖的尸检各器官所见与临床表现相联系,于 1761 年著成了《疾病的位置与原因》一书,此书为病理学的发展奠定了基础。以后许多学者将尸检所见与临床表现相联系,相继发现了许多疾病的临床和形态特点,大大丰富了病理学的内容。尸检成为检验临床诊断正确性的必不可少的程序。这样的器官病理学到 19 世纪 Rokitansky(1800—1878)时代达到了顶峰。Rokitansky 亲自解剖了约 3 万例尸体,并掌握了约 6 万例尸检的材料,详细描述了全身各器官的各种病变,从而极大地丰富了病理学宝库。1843 年 Virchow 开始用显微镜观察病变部位的细胞和组织的结构,1858 年 Virchow 发表了他著名的"细胞病理学",从而开创了细胞病理学时代。临床各科的发展推动了病理学向专科病理分支如妇产科病理、神经病理、肿瘤病理、皮肤病理及儿科病理等的发展。1932 年 Knall 和 Rusha 发展了透射电镜,1938 年 Ardenne 首创了扫描电镜。电子显微镜的问世使病理学从细胞水平向亚细胞结构深入,由此产生了超微结构病理学。免疫学的进展促进了免疫病理学和免疫组织化学的发展。细胞遗传学的研究进展进一步充实了有关疾病的遗传病理学。20 世纪 50 年代是生物化学突飞猛进的时期。1953 年 Watson 和 Crick 发现了 DNA 的双螺旋结构及 DNA—RNA—蛋白质(包括各种酶)的化学顺序。分子生物学技术目前在病理学中的广泛应用促使病理学进一步深入到分子水平,为分子病理学的建立奠定了基础。

综上所述,近百余年来由于医学生物学各分支如生物学、微生物学、生物化学、免疫学和分子生物学等的迅猛发展以及许多新仪器如透射电镜、扫描电镜、图像分析仪及流式细胞仪等的研制成功,使病理学能发展到目前这样具有许多分支的重要学科,当然病理学的发展也促进了临床医学的发展。

应该强调的是病理学从建立之时起就负有一个重要使命即协助临床医生对疾病做出诊断。古代学者通过肉眼观察器官改变与临床症候相联系。细胞病理学问世后,病理医生能从细胞和组织结构的改变为临床提供病理诊断。1870 年柏林大学的 CarlRuge 及其同事 JohannVeit 最先将外科活检作为重要的诊断工具。从此以后病理医生可根据手术标本、各种活检、穿刺及脱落细胞学为临床不同疾病提供诊断。尸检更可核实或纠正临床诊断,或发现新的疾病和病变。病理学中这一方面的实践和研究以往称为外科病理学,通俗称为临床病理诊断,这些名称并不全面,因为送病理科作病理诊断的标本不都是来自外科,几乎所有的临床科室都可能送病理标本,所以应称之为诊断病理学。诊断病理学不仅包括对各种活体标本(包括细胞学)的诊断,也包括对尸检的诊断。诊断病理学是病理学的一个大分支,是为患者的医疗服务中不可缺少的重要组成部分。

二、诊断病理学的任务

诊断病理学的任务是对有关疾病:①提出明确的病理诊断;②提供可能的病因学证据或线索;③提供有关的预后因素。当病理学还处在细胞病理学时代时,病理医生能根据病理标本的形态改变(大体和显微镜下)提出病理诊断已经完成了任务。目前随着医学生物学各分支的迅速发展,病理医生已能将病理形态结合其他种种辅助手段如电镜、组织化学、免疫组织化学、DNA 倍体及种种分子生物学技术为临床提供更精确的病理诊断。例如过去单凭形态不能区分的小细胞恶性肿瘤,现已能依靠免疫组织化学和电镜区分出淋巴瘤、小细胞未分化癌、胚胎性横纹肌肉瘤、神经母细胞瘤或 Ewing 瘤。分子生物学技术特别是 PCR 的应用使病理医生能从患者的组织(新鲜或石蜡包埋组织)中提取 DNA,通过 PCR 得到大量扩增的特异性 DNA 片段用于检测 T、B 淋巴细胞增生中 Ig 或 TCR 基因重排,癌基因和抑癌基因的点突变,检测杂合子丢失(LOH)和微卫星不稳定性(MSI),检测循环血中的瘤细胞等。PCR 也可用于检测微生物包括细菌和病毒。对检测病毒来说 PCR 技术是最敏感和最快的方法。流式细胞术的一个重要功能是 DNA 分析,决定瘤细胞的倍体,计算出不同细胞周期中细胞的百分率,如一肿瘤中异倍体和 S 期细胞百分率增加表明恶性,对某些肿瘤如膀胱癌来说,这些指标说明预后差,对一些癌前病变来说,DNA 分析可预测该病变的生物学行为。

病理诊断医生虽不直接接触患者,但他面对临床医生。在临床医生诊断治疗患者的过程中,病理诊断医生应是临床医生最好的咨询者和合作者。

三、进行诊断病理学实践和研究所需的设备

无论是大的医学院校附属医院的病理科,还是小的县区级医院病理科,他们的主要任务是进行病理诊断,其设备应包括有设备较齐全的尸检室、手术和活检病理标本检查取材室、常规切片制片室(可包括特殊染色及冷冻切片设备)、细胞室(包括制作各种细胞学和细针穿刺细胞学的涂片和切片等)、医生读片室(或称诊断室)、照相室(备有能摄制各种大体标本和显微镜下照片的照相设备特别是连接计算机的数码相机)、免疫组织化学室、大体标本制作室、大体标本陈列室以及各种材料的存档处(包括文字档案、标本、玻片及蜡块存档处)等。

一个现代化大医院病理科还应备有电镜室(扫描及透射电镜)、塑料包埋切片制作室、荧光显微镜、偏光显微镜及多头显微镜(教学用)、分子生物学技术实验室、细胞培养室、组织库或低

温冷藏箱、流式细胞仪、图像分析仪、电脑及病理图文信息系统即局域网上应用的数据库等。今后有条件的单位可安置细胞遗传学工作站（FISH 分析系统）、做虚拟切片的仪器及远程病理会诊的仪器，这样同一城市不同医院及不同城市医院之间甚至不同国家的医院之间可进行切片会诊交流。

四、病理标本的检查、取材和诊断中的一些要点

（一）大体观察和取材

病理标本的检查，常规应包括大体检查和显微镜下观察：一些诊断病理医生重视显微镜下改变，忽视大体形态，认为镜下形态是诊断的主要依据。殊不知许多标本，特别是手术切除标本的大体形态和取材部位可直接影响诊断正确性，如手术切除的甲状腺只重视大结节，忽视了小的白色硬结，可导致微小乳头状癌的漏诊；大的卵巢肿瘤应作多个大切面观察，应在不同色泽和质地的部位取材检查，因卵巢肿瘤经常有混合型，只取少数瘤组织块，不能代表肿瘤的全部成分。总之标本的大体观察非常重要，要全面仔细观察和描述病变。临床送检的标本不管大小均应详细检查，如果一例标本有多件，则每一件均要取材作切片观察。根治术标本在未固定前应仔细寻找淋巴结，因为淋巴结中癌的转移率，直接影响患者的治疗和预后。肿瘤标本除取不同部位的肿瘤外还应取肿瘤与正常组织交界处、切断端及淋巴结。

（二）大体标本的照相

一般医院的病理科都没有很富裕的空间来存放大体标本，因此在大体检查之后，对一些病变典型、特殊或罕见的标本最好尽量照相留档，这样除少数可制成陈列标本外，日常大量已检查并取材的大小标本，在病理报告发出后一段时间（一般为 1～2 个月）就可弃除。如果检查当时没有详细记录，可对照照片进行补充描述。照相前应将病变充分暴露，剔除多余的脂肪和结缔组织。标本的切面一般来说均较表面有特征性，照相的清晰度和反差等取决于设备及摄影者的技术。目前一些大医院用的连接电脑的数码相机照相设备不仅效果好，亦容易掌握。一张好的彩色像不仅是存档的重要资料，也是总结和书写论文必不可少的材料。储存在电脑中的大体彩色图像还可制成光盘作为教学和会议交流等用。

国外许多医院病理科还备有照大标本的 X 线设备，对检查有钙化的病灶以及骨组织很有用。

（三）固定

常用的固定液有 10% 中性 formalin，其他有 Zenker、Bouin 和 carmoy 等固定液。固定液的体积应 10 倍于标本的体积。10% formalin 的渗透组织能力为 1mm/h，所以一般标本均需固定数小时，大标本切开后应固定过夜。用作取组织块的大标本，应在新鲜时就切成 0.5～1cm 厚的大片块，待固定后再修整，组织块厚度不能超过 3mm。腔状器官如胃肠道，应将标本剪开后用大头针固定在薄的木板上（黏膜面向上），在大的容器内固定，表面覆以浸有固定液的湿纱布或棉花。需要立埋的标本应用大头针或染料标明需要包埋的面。标本不能冻存，特别是已含固定液的标本，因冷冻后水分在组织内形成针状结晶，破坏组织和细胞的结构，从而影响诊断。

（四）一张好的 HE 切片是保证正确病理诊断的关键

病理切片质量的好坏除取决于病理制片室的设备以及病理技术人员的技术和经验外，部

分还取决于病理医生取材是否合乎要求,如大标本未经适当固定就取材,这样的组织块在固定、脱水和浸蜡过程中会扭曲变形,影响包埋和制片;另外,组织块太厚,中心脱水透明及浸蜡不好亦影响切片质量。一张质量上乘的 HE 切片(除疑难病变外),对病理医生来说一般不会发生诊断困难,但质量很差的 HE 切片(切片厚、刀痕多、组织细胞挤压、组织裂开及染色透明差等)总会造成诊断上的困难,特别是淋巴结。大多数淋巴结的疑难病例是由于制片造成的。

目前虽然已有许多辅助手段和工具,如电镜及免疫组织化学等,但要做这些辅助检查之前,首先要对该病例有一个初步的病理诊断意见,才能考虑用什么手段或什么工具来进一步证实或否定该诊断,所以对于一天要处理大量病理标本和诊断的病理医生来说,质量好的 HE 切片是完成工作的保证。

(五)免疫组织化学

除了苏木精-伊红外,以往常用的辅助诊断方法有特殊染色、酶组织化学、图像分析和电镜等,20 世纪 70 年代末和 80 年代初免疫组织化学已开始在国内少数大医院病理科应用于日常外检,到 90 年代后期免疫组织化学已在全国普遍开展,由于免疫组织化学较高的敏感性和特异性,所以迄今免疫组织化学已是医院病理科不可缺少的技术。

(六)小活检和细胞学

随着医学的发展,病理医生所收到的标本越来越小,现在医院病理科除手术切除的标本和手术切除活检外,大量的是各种内镜活检,粗针穿刺活检和细针吸取细胞学检查(FNAC)的标本。越来越小的标本就要求病理医生仔细检查和病理技术人员高水平的制片技术。遇到有些小的内镜活检首先要核对"块数",如内镜医生注明"8 块",则送检瓶内应核实是否有"8 块"。除检查瓶内标本外,还应检查瓶盖内是否还有标本,有时这一块行将"漏网"的活检可能恰恰是病变的关键。小的标本如内镜活检应用纱布或滤纸或袋装茶叶的纸或其他裹起来固定、脱水和浸蜡。特别小的标本应用伊红染色后再包裹固定、脱水、浸蜡,否则浸蜡后小标本与蜡混在一起不易辨认。这种小活检的切片要求技术人员用快刀切,并在载玻片上捞数个至十数个蜡片。病理医生看片时每一切片上的组织片均应仔细观察,有时常常在某几个组织片中有具诊断意义的病变。

细胞学(亦称诊断细胞学)现在越来越广泛用于诊断。近年来开发的液基薄层涂片技术以及电脑辅助细胞扫描分析系统(TCCT),以及用液基薄层涂片技术加上 DNA 自动扫描仪,均可明显提高宫颈癌的检出率,以上技术和仪器亦可用于胸腹腔积液、尿、脑脊液和痰的细胞学检查。除各种脱落细胞学外,细针穿刺吸取细胞学检查(FNAC)已在全世界广泛开展。细针是指针的外径为 0.6～0.9mm,由于针细损伤小,吸出的细胞是存活的,所以制成涂片后较脱落细胞学(细胞常退化)更易诊断。目前 FNAC 几乎已能用于穿刺全身所有部位的肿瘤,它的阳性率高,假阳性极少,所以很受临床和病理医生欢迎。FNAC 的成败取决于:①穿刺医生能击中目标;②制成一张薄而均匀的涂片;③病理医生对诊断细胞学的经验。三者中缺一就可影响诊断。

细胞印片,特别是怀疑有肿瘤的淋巴结切面的印片对诊断很有参考价值,因一张好的印片比起冷冻切片和石蜡切片来说可真实反映细胞的形态和结构,并可用于免疫组织化学,因此除了纤维组织较多的组织和肿瘤外,一般细胞丰富的组织和肿瘤,在新鲜标本切开后最好都做印片观察。

五、冷冻切片

手术台上做冷冻切片的唯一理由是决定下一步治疗的方案,如乳腺肿块的良恶性,决定是否需作根治术,又如肢体肿瘤的性质,决定是否要截肢等。除了这一原因外,其他均无申请作冷冻切片的理由。对病理医生来说冷冻切片要求快、准确、可靠。但是冷冻切片的质量一般均不如石蜡切片,另外取材有限,因此并不是所有的冷冻切片都能做到快、准确和可靠。所以遇到不能做出明确诊断时应请临床医生再取代表性的组织或请临床医生等石蜡切片的结果,切勿勉强诊断,以造成误诊或事故。

六、病理材料的存档

如前所述大体标本应尽量照相存档,或储存在电脑数据库内。这样经过一段时间后,大体标本就可处理掉。除已制成示教或陈列的标本外,大体标本不宜长久保留(包括尸检标本),一方面这些标本占据很大的空间;另一方面长期保存的大体标本不仅色泽、外形均会改变,而且这种标本已不适合取材作一般 HE 切片,更不适合用于其他辅助诊断技术。

文字资料(包括各种报告的存档部分)、病理切片及蜡块均应永远保存。这些材料犹如患者的病例一样,随时可用于复查,特别是一些疑难病例,多次的手术标本或活检集中起来复查时可能会得出更明确的诊断。此外,这些材料也是病理医生教学和科研用的第一手资料。有些医院病理科把病理切片和蜡块如同大体标本一样"定期处理",这是不可取的。有时常常因为患者的病理资料不全而影响诊断,甚至可造成医疗纠纷或失去解决医疗纠纷的依据。

目前最好的储存办法是将文字资料输入计算机。国外以及国内一些大的医院病理科在做尸检和外检的同时以及发出正式报告后,随即将病理诊断和患者的有关资料编码输入电脑。这样不仅起到了存档作用,更方便的是随时能从电脑中提出有关病例的病理资料,以资复习和研究。目前国际上通用的编码是参考 SNOMED。

21 世纪以来,病理日常报告及材料的存档已全部信息化(通过电脑传送及储存),有些单位甚至已废除文字档案材料,这样的做法似乎有些极端,每一病例的最后病理报告包括临床病史、标本的大体形态(包括照相)、显微镜下形态特点、病理诊断及分子病理诊断均应有一份纸质的文字资料存档以防电脑信息系统出问题,尚有补救的机会。

七、病理诊断医生与临床医生密切联系

病理诊断是医院对许多患者的医疗服务中的一个重要环节。病理诊断医生虽然不直接面对患者,但他做出的正确病理诊断可使患者获得正确的治疗。相反,错误的病理诊断可延误患者的治疗,甚至导致重大的医疗差错或事故。

临床医生应像请其他科医生会诊那样,向病理医生提供必要的病史、手术所见及实验室检查结果。当然有些典型的病变,不需要临床病史就能做出诊断,但多数情况下病理医生在做出诊断前需要参考病史,因为形态相似的肿瘤,发生在不同部位,可能做出不同的诊断,如儿童头面部的小细胞恶性肿瘤,很可能是胚胎性横纹肌肉瘤,而发生在儿童肾上腺的小细胞恶性肿瘤则神经母细胞瘤的可能性大;又如发生在子宫的平滑肌肿瘤,核分裂 5/10HPF 仍诊断为平滑肌瘤(细胞性平滑肌瘤),但同样的平滑肌瘤发生在消化道则已能诊断为平滑肌肉瘤,类似的例子很多,总之适当的临床病史是病理医生做出正确诊断必不可少的。国外许多诊断病理专家对没有病史的病理标本一概不予以诊断。

要求手术中做冷冻切片的病例，临床医生更有责任事先向病理医生介绍病情，甚至请病理医生到手术室去，观察病变性质、部位及切除作冷冻切片的组织的部位，这样使病理科的医生和技术人员能做好物质上和思想上的准备，从而有利于病理医生做出快、准确和可靠的冷冻切片诊断。临床医生与病理医生要相互理解、相互支持。有些临床医生把病理医生看作技术人员或化验员，这种不平等的对待，造成一些医院病理医生与临床医生之间的隔阂和关系紧张。另外，一些病理医生只管看片子，毫不关心患者的情况，也不满足临床医生提出的合理要求。临床和病理医生不能密切合作，受害的只能是患者。我们提倡病理医生和临床医生加强合作，相互理解、相互信任，为了患者的利益，共同努力。

八、质量控制和质量保证

质量控制和质量保证的最终目的是保证病理报告的正确性、完整性和及时性，原则上每一医院病理科都应有质量控制和质量保证（QC/QA）计划，并有一个小组或委员会来执行和检查此 QC/QA 计划。目前国内许多医院还没有做到，不过有些城市已由卫生厅、卫生局指定某一或几个医院执行全市各医院 QC/QA 的检查。

最简单的 QC/QA 措施：①检查每天组织切片和（或）细胞涂片的质量；②每天病理报告应由高年资医师复查后发出；③定期比较冷冻切片和石蜡切片诊断的符合率和正确率；④定期抽样检查病理报告有无诊断差错和文字书写（包括诊断、患者的姓名、年龄和性别等）差错；⑤定期召开科内和科间对疑难和特殊病例的会诊。

九、医院病理科的医疗法律纠纷问题

病理科医疗法律纠纷的主要原因是病理诊断错误即误诊和漏诊。另一种原因是标本或切片编号错误"张冠李戴"和标本丢失，特别是在未做大体检查前丢失标本，这是绝对不可原谅的错误，因为发生这种情况在法庭上是绝对败诉的。

造成病理诊断错误的原因与病理诊断医师的专业水平和素质、切片质量、病理科的设备以及医院的大环境等都有关，病理诊断医师的专业水平低，对有些病变不认识或工作不够敬业（粗枝大叶，看切片不仔细，漏了重要的病变），病理科设备差（如没有合格的显微镜），则专业水平很高的病理医生也看不出病变；技术人员水平低或没有合格的制片设备，做不出合格的 HE 切片。国内许多到处会诊的"疑难外检"，有很大一部分是"制片疑难外检"，即因病理切片不好，会诊医生不能根据切片所提供的真实信息做出正确的诊断。

一旦发生医疗法律纠纷，应把有关病例的文字档案、切片、蜡块和剩余固定的组织标本等妥善封存，或交上级有关部门保管，切勿将这些资料交给无关的第三者特别是原告及其律师，一旦立案最重要的是绝对不要更改报告或记录，这样可使案件变得不可辩护。国外的法院可将私自修改报告判成有罪。在法庭上要保持冷静，衣着整洁，要说真话，实事求是，前后一致，回答问题简单明确，尽量少加修饰词。

病理诊断医生不可能不犯错误，也不可能保证一生不被起诉，所以病理诊断医生亦应认真地学习有关法律知识。

十、分子病理学

分子遗传学亦称分子遗传病理学。早在 20 世纪 90 年代，国外一些大的医学中心已建立了分子遗传病理学学科，如果说 20 世纪后期免疫组织化学成为推动病理学发展的巨大动力，

21世纪广泛开展的分子遗传学及其技术将成为第2个推动病理学发展的巨大动力。21世纪医学已进入了"个性化医学时代 era of personalized medicine"。分子病理学的研究发现许多疾病特别是一些癌的分子水平异质性很强,即同样形态的癌,它的基因水平可完全不同,例如两个同样形态的乳腺浸润性导管癌,有的伴有 HER2/neu 基因扩增,另一个则没有 HER2/neu 扩增。这2个患者治疗就不能用"一种尺寸适用于所有人的办法",而要用"量体裁衣"的方法,即要根据肿瘤分子水平的异常进行针对性的治疗,以获得最大的疗效及最低的药物毒性。"个性化医学"特别是"个性化癌的医学"核心是靶向治疗,靶向治疗已在某些癌患者的治疗中广泛开展。诊断病理学工作者,除做出病理形态诊断外,应尽快掌握各种分子生物学技术和分子遗传学病理技术。至少近期内能对多种常见癌做出分子分型诊断,给有关临床医生某一特定癌的形态诊断和分子病理学分型,如形态为肺腺癌,分子水平伴或不伴 EGFR 突变或 EML4-ALK 移位等。

大量的病理诊断工作和分子病理学工作需要我们医院病理工作者去开展,更需要医院领导及有关临床医生的支持,医院领导应支持病理科建立分子病理学实验室(包括各种必需的新的仪器、设备),增加有关实验室人员,开展各种新技术如 FISH、CGH、RT-PCR、第二代测序等。医院领导、临床医生以及病理科的工作人员,大家的目的是一致的一治好患者。

第二章　病理检查技术

第一节　细胞学检查技术基本概念

细胞学制片技术,包括标本的收集、涂片、固定、染色、脱水、透明、封固等。良好的制片是细胞学诊断的重要条件,高度的责任感和严格的操作流程,以及新技术的应用是提高细胞学制片质量的重要保证。

一、细胞学检查范畴

细胞病理学可分两大部分:脱落细胞学和针吸细胞学。

(一)脱落细胞学

采集人体中管腔器官表面脱落的细胞,其标本可来自与外界相通的脏器;如胃肠道、呼吸道、泌尿道、女性生殖道等;其次来自与外界不相通的腔隙、脏器表面,如胸腹腔、颅脑腔、关节腔等积液。

(二)针吸细胞学

通过细针吸取的方法吸取组织中的活细胞,如乳腺、甲状腺、淋巴结、前列腺等穿刺。除了进行一般细胞形态学诊断外,尚可以进行细胞培养,细胞DNA检测。

二、细胞学检查程序

标本采集→涂片制作→涂片固定→涂片染色→涂片封固→涂片阅片→报告打印→玻片归档。

三、细胞学检查的特点和意义

(一)准确性

通常以阳性率来表示(诊断率、符合率、准确率)。目前国际统一标准,即用敏感性及特异性来:表示。前者显示除去假阴性后的阳性率,后者显示除去假阳性后的诊断准确性。

(二)敏感性

细胞学诊断以子宫颈癌检查效果最佳,敏感性达90%以上。痰及尿液脱落细胞阳性率较低50%~60%,细胞学诊断的特异性较高98%~99%,即假阳性很低,只占1%~2%,可疑细胞只占5%。一个可靠的诊断技术应为敏感度越高越好,即假阳性和假阴性率越低越好。

(三)实用性

操作简便、创伤性小、安全性高,且费用少。有利于疾病的早期发现,早期诊断和早期治疗。细胞学检查技术已不再是一种单纯的诊断方法,对观察癌前期病变的演变,指导临床用药和随访观察的重要指标。

(四)局限性

细胞学诊断有许多优点,但阳性率较低,时有漏诊和误诊。这主要由于取材局限性,制片方法不当有关;此外,缺乏组织结构也是影响诊断准确性的因素。

四、细胞学标本制作质量控制

细胞学制片是涂片技术重要的基本技能,质优的细胞制片直接关系到诊断的准确率和阳性率高低。

细胞学送检标本大概可分为以下三大类:

一类标本是临床医师取材后马上制成涂片固定后送细胞学检查(如妇科的宫颈涂片、纤支镜刷片涂片);另一类是临床医师抽取标本后未经固定直接送到细胞室行细胞制片检查(如浆膜腔积液、痰液、尿液等);第三类主要是妇科液基细胞学标本,临床医师用特殊的刷子取材后,将刷子上的细胞放入细胞保存液中送到细胞室行细胞制片检查。

细胞学涂片制作前质控要求如下:

(1)涂片前应准备好各种用具,如干净的载玻片、固定液、吸管、玻璃棒、小镊子。

(2)各类标本要新鲜制作,4℃冰箱保存的标本不超过 4h。

(3)涂片制作要轻巧,以免损伤细胞。

(4)涂片制作要均匀,厚薄要适度,掌握细胞量与溶液比例的稀释度。细胞量多的标本制片宜薄,细胞量少的标本制片宜集中。

(5)细胞应有效固定在载玻片的位置上,各类涂片制作后原则上应湿固定为佳,特殊情况下涂片亦可半湿干固定。

第二节　细胞学标本采集原则和方法

一、标本采集原则

(1)采集标本必须保持新鲜,以免细胞自溶,影响细胞着色和正确诊断。

(2)采集方法应简便,以减轻患者痛苦,且不至于引起严重的"并发症"或促使肿瘤扩散。

(3)正确选择取材部位,尽可能由病区直接采取细胞并获取丰富有效的细胞成分。

(4)绝对避免错号和污染(器具和玻片干净、固定液及染液过滤、每份标本一瓶)。

(5)针吸穿刺操作时有两人配合完成采集标本较好,并了解病情和影像学资料,选择恰当的体位及穿刺点。

二、标本采集前准备

(1)所有细胞学送检标本容器清洁并要求即采集即送检。

(2)送检标本必须填写细胞送检申请单,每份标本一瓶并写明患者姓名、性别和年龄。

(3)临床送检血性胸腔积液、腹腔积液、心包液为防止标本凝固,应在容器中加入抗凝剂。可用商品化的肝素抗凝试管或用 100g/L 浓度的乙二胺四乙酸钠(EDTA-Na),亦可用 3.8%的柠檬酸钠,与标本量之比为 1∶10。

三、标本采集方法

(一)标本采集方式

(1)直观采集外阴、阴道、宫颈、穹窿、鼻腔、鼻咽、眼结膜、皮肤、口腔、肛管等部位,可用刮片、吸管吸取、擦拭或刷洗的方法。

(2)宫颈细胞采集从早期棉棒阴道后穹窿分泌物法、木制宫颈刮片法到现代的专用扫帚状刷取样法。

(3)用纤维光束内镜带有的微型网刷直接在食管、胃、十二指肠、气管、肺内支气管等部位的病灶处刷取细胞涂片。

(4)体表可触及的原发病变和体内脏器标本收集可采用针刺抽吸收集方式,用穿刺针准确刺穿皮肤进入病区域后,通过提插针方式,使针尖斜面部对病变组织进行多次切割;并同时借助针管内的持续负压将切割获得的标本吸入针芯及针管内。

(二)分泌液收集法

细胞学检查收集的分泌液包括自然分泌液:尿液、痰液、前列腺液、乳头分泌液等。

1.尿液

男性用自然排尿,女性采取中段尿。尿量不应少于 50mL,标本要新鲜,尿液排出后 1~2h 内制成涂片。如不能立即制片,可在标本内加 1/10 尿量的浓甲醛液或等量的 95% 的乙醇。但尿内加入上述的固定液可使细胞变形或影响制片,因此,尽可能新鲜尿液离心沉淀制成涂片。

2.痰液

指导患者漱口、深咳痰液,约 3 口量的痰液。挑选来自肺、支气管内的带铁锈色的血丝痰,或透明黏液痰及灰白色颗粒状痰等有效成分进行薄层均匀的涂片,每例患者制片 2~3 张。

3.前列腺液

采用前列腺按摩取分泌物直接涂片。

(三)灌冲洗收集法

此法常用于采集胃脱落细胞,例如用于胃肠、腹腔、卵巢肿瘤术后向空腔器官灌冲。冲洗一定数量的生理盐水,使肿瘤细胞脱落,然后将冲洗液抽取离心沉淀后取细胞层直接涂片。

(四)浆膜积液收集法

此法常用于胸腔、腹腔、心包腔等器官内积液的抽取,抽取胸腹腔积液送检,通常由临床医师操作完成。送检胸腹腔积液的容器瓶必须事前加入抗凝剂(3.8% 的柠檬酸钠),送检浆膜腔积液的量为 20~200mL 较合适。因特殊原因不能马上制片的标本,应放入 4℃的冰箱内保存,时间不应超过 16h。

第三节　细胞学涂片固定

一、固定目的

细胞离体后如果不及时固定,就会释放出溶酶体酶将细胞溶解,导致组织自溶,丧失原有结构。因此,细胞采集后应选用合适的固定液进行固定,使细胞内的蛋白质凝固、沉淀成不溶性,并使细胞尽可能保持原有的形态结构和所含的各种物质成分。细胞涂片的固定在细胞学制片中极为关键。细胞固定的好坏会直接影响后续的涂片和染色,进而影响细胞学诊断的准确性。

通过乙醇能迅速凝固细胞内的蛋白质、脂肪和糖类,使其保持与活细胞状态相仿的成分和结构,使细胞各部分尤其是细胞核染色后能清楚地显示细胞的内部结构。进行经典的巴氏染色,用乙醇和乙醚或甲醇固定细胞涂片是极为重要的。假如乙醇浓度不够细胞核固定不佳,易造成人为的假阴性报告。

二、固定液种类

乙醇是细胞涂片常用的固定液,可使细胞内的蛋白质、核蛋白和糖类等迅速凝固,产生不溶于水的沉淀。乙醇很少单独使用,通常与冰醋酸、乙醚等混合使用。在巴氏染色中,乙醇类固定液更是首选的固定液。

常用的固定液如下:

(1)95%的乙醇－冰醋酸固定液

95%的乙醇 100mL

冰醋酸 1mL

常用的细胞涂片固定液,冰醋酸渗透力强,可加快细胞的固定。

(2)乙醇－乙醚固定液

无水乙醇 49.5mL

乙醚 49.5mL

冰醋酸 1mL

常用的细胞涂片固定液,固定快速,尤其是作巴氏染色,为首选的固定液。乙醚容易挥发,气味较大,应密封保存。

(3)Carnoy 固定液

无水乙醇 60mL

三氯甲烷 30mL

冰醋酸 10mL

适用核酸、糖原、黏蛋白等特殊染色;也适合固定含血较多的细胞标本,冰醋酸能够加强胞核染色,也能溶解红细胞,并可减低细胞由于乙醇引起的收缩。一般固定 3～5min,再用 95%的乙醇继续固定 15min。

(4)甲醇固定液用于干燥固定的涂片(血片)和某些免疫细胞化学染色。

(5)丙酮固定液冷丙酮常用于酶的细胞化学染色和免疫荧光染色。

(6)10％的中性缓冲甲醛固定液主要用于固定细胞沉渣制作细胞蜡块。如果用于固定细胞涂片,固定较慢,也容易引起细胞脱落,因此,不适宜直接固定细胞涂片。

三、固定方法

(一)浸泡湿固定法

1.固定操作

将细胞涂在玻片上后,应稍晾干,但不能完全干燥,在涂片快干且还湿润时,立即浸泡在固定液中固定 15～20min。这种固定方法也称为湿固定。

2.注意事项

①玻片标本固定时应将玻片垂直置入固定液,避免涂片相互摩擦;②各种细胞涂片均应及时用湿固定法进行固定,否则涂片干燥后会严重影响染色效果。

(二)喷雾固定法

将采集的细胞涂好片后,平放在架子上,将乙醇等固定液喷洒在涂片上进行固定,干燥后保存或待染色。染色前需要在蒸馏水中浸泡约 10min。优点是简单快速,缺点是容易固定不均匀。

四、质量控制

(一)制作标本要新鲜

送检标本要新鲜制作,在室温下不能停留超过 2h,脑脊液更不能超过 1h。胸腹腔积液、心包积液、痰液可在冰箱内放置 12～24h。尿液在冰箱中停放不超过 2h。

(二)湿固定的原则

制片后标本玻片尾部最易干燥,干燥后的玻片会引起细胞核膨胀和着色不清,胞质干燥后巴氏伊红、亮绿着色不鲜艳,诊断受影响。

(三)固定液要过滤

每天每次使用后的固定液要用滤纸或棉花过滤后才能重复使用,但乙醇浓度不能低于90％的含量,否则要更换新固定液,主要是防止交叉细胞污染。

第四节　细胞学常规染色技术

一、染色的作用

没有经过染色的细胞,难以通过显微镜观察到细胞核和细胞质内部各种细微的结构。因此,需要用不同的染料将细胞的形态结构及不同的成分显示出来,以便在显微镜下进行观察。

细胞染色机制比较复杂,一般认为细胞染色主要是通过物理吸附作用和化学结合作用来使细胞核和细胞质染上不同的颜色,并且产生不同的折射率,从而能通过显微镜来观察。

(一)物理吸附作用

染料的色素成分被吸附进入组织和细胞间隙内而显色。

（二）化学结合作用

染料的助色团具有与组织细胞很强的亲和力，能够与细胞及其细胞内相应物质结合生成有色的不溶性的化合物沉淀而显色。

三、染料分类

（1）染料根据其来源可分为天然染料如苏木精和人工合成染料如结晶紫等。

（2）根据染料所含有的发色团分为硝基染料、偶氮染料、醌亚胺染料、苯甲烷染料、蒽醌染料、重氮盐和四重氮盐类和四唑盐类染料等。

（3）根据染料所含有的助色团性质分为酸性染料、碱性染料和中性染料等。

四、常规染色方法

细胞学染色方法有多种，主要有常规染色、特殊染色（或称细胞化学染色）和免疫细胞化学染色。

可根据不同的检验要求和研究目的加以选择应用。

常规染色法有巴氏法、HE 法和迈格林华－吉姆萨染色（MGG 染色）法等。

（一）巴氏染色

巴氏染色起初仅用于阴道上皮雌激素水平的测定以及检测生殖道念珠菌、滴虫等病原体的感染。染色方法经过不断改良后，胞质染色液分别有 EA36、EA50 和 EA65。目前主要用于妇科细胞学涂片染色，多采用 EA36 和 EA50 染色液，是用来筛查宫颈癌及癌前病变的常用细胞学染色方法。巴氏染色也适合胸、腹腔积液、痰液等非妇科标本的染色，常采用 EA65 染色液。

巴氏染色法染液中含有阳离子、阴离子和二性离子，具有多色性染色效能。因此，染出的细胞质具有色彩多样、鲜艳、透明性好及细胞核的核膜、核仁、染色质结构清晰的特点。巴氏染色主要有两组染液，胞核染液如苏木精和胞质染液如 EA36，以达到核质对比清晰鲜艳的目的。

1.试剂配制

（1）改良 Lillie－Mayer 苏木精染液

苏木精 5g

无水乙醇 50mL

硫酸铝钾 50g

蒸馏水 650mL

碘酸钠 500mg

甘油 300mL

冰醋酸 20mL

分别将苏木精溶于无水乙醇，硫酸铝钾溶于蒸馏水（可加热至 40～50℃使硫酸铝钾更容易溶解），用玻璃棒轻轻搅动使彻底溶解，待恢复至室温后，与苏木精无水乙醇液充分混合，再加入碘酸钠，最后加入甘油和冰醋酸。

（2）碳酸锂水溶液

碳酸锂 1g

蒸馏水 100mL

(3)橘黄 G 染液

橘黄 G 0.5g

蒸馏水 5mL

用橘黄 G0.5g 溶于 5mL 蒸馏水,再加无水乙醇 95mL,然后加 0.015g 磷钨酸,使用前过滤。存储在深棕色瓶中。

(4)0.5％的淡绿乙醇储备液

淡绿 0.5g

95％的乙醇 100mL

(5)0.5％的伊红 Y 乙醇储备液

伊红 Y 0.5g

95％的乙醇 100mL

(6)1％的伊红 Y 乙醇储备液

伊红 Y 1g

95％的乙醇 100mL

(7)0.5％的俾斯麦棕乙醇储备液

俾斯麦棕 0.5g

95％的乙醇 100mL

(8)EA36 染液配方

0.5％的淡绿乙醇储备液 45mL

0.5％的伊红 Y 乙醇储备液 45mL

0.5％的俾斯麦棕乙醇储备液 10mL

磷钨酸 0.2g

(9)EA50 染液配方

0.5％的淡绿乙醇储备液 6mL

1％的伊红 Y 乙醇储备液 40mL

纯甲醇 25mL

冰醋酸 2mL

95％的乙醇 21mL

磷钨酸 2g

2.染色操作流程

(1)涂片用 95％的乙醇,冰醋酸固定液固定 10～15min。

(2)95％的乙醇、80％的乙醇、70％的乙醇、蒸馏水分别浸泡 1min。

(3)改良 Lillie－Mayer 苏木精染液染色 5～10min。

(4)自来水中冲洗多余染液。

(5)1％的盐酸乙醇液分化约 4s。

(6)1％的碳酸锂水溶液蓝化 1min,自来水洗 5min。

(7)依次置入70%的乙醇、80%的乙醇、95%的乙醇(Ⅰ)和95%的乙醇(Ⅱ)各1min。

(8)橘黄G液染色1~2min(此步可省略)。

(9)依次在95%的乙醇(Ⅰ)、95%的乙醇(Ⅱ)漂洗去掉多余橘黄G染液。

(10)EA36染液染色3~5min。

(11)依次用95%的乙醇(Ⅰ)、95%的乙醇(Ⅱ)、无水乙醇(Ⅰ)和无水乙醇(Ⅱ)脱水各1min。

(12)二甲苯透明,中性树脂封片。

3.结果

角化细胞胞质呈粉红色,全角化细胞胞质呈橘黄色,角化前细胞胞质呈浅蓝色或浅绿色,细胞核呈蓝紫色,核仁呈橘红色,白细胞核呈蓝色,胞质呈淡蓝淡绿,红细胞呈橙红色。

(二)苏木精-伊红(HE)染色方法

1.试剂配制

(1)改良Lillie-Mayer苏木精染液。

(2)0.5%的伊红Y乙醇液。

2.染色操作

(1)涂片从95%的乙醇-冰醋酸固定液内取出,80%的乙醇浸泡1min。

(2)蒸馏水洗1min。

(3)改良Lillie-Mayer苏木精染液染色5~10min。

(4)自来水冲洗1min。

(5)0.5%的盐酸乙醇液分化3~5s。

(6)自来水冲洗促蓝10min,80%的乙醇浸洗1min。

(7)0.5%的伊红Y乙醇液染色1min。

(8)80%的乙醇浸洗1min。

(9)依次用95%的乙醇(Ⅰ)、95%的乙醇(Ⅱ)、100%的乙醇(Ⅰ)和100%的乙醇(Ⅱ)脱水各1min。

(10)二甲苯透明,中性树胶封片。

3.结果

胞质呈淡红色,胞核呈紫蓝色,核仁呈红色。

(三)迈格林华·吉姆萨染色(MGG染色)法

1.染液配制

(1)迈格林华染液

迈格林华原液 1mL

蒸馏水 9mL

新鲜配制,不能保存。

(2)吉姆萨染液

吉姆萨原液 1mL

蒸馏水 9mL

新鲜配制,不能保存。

2.染色操作

(1)涂片固定后蒸馏水洗 2mL。

(2)迈格林华染液滴染 15min。

(3)倒弃涂片上的染液,用自来水冲洗干净。

(4)吉姆萨染液滴染 15min。

(5)倒弃涂片上的染液,用自来水冲洗干净。

(6)甩干水分,镜检。必要时干燥后用中性树胶封片。

3.结果

细胞核呈紫红色,细胞质和核仁呈深浅不同的蓝色。

4.注意事项

(1)适用于淋巴造血系统(血片)或胸、腹腔积液等标本。

(2)必要时可干燥染片后用中性树胶封片,不宜用乙醇脱水,否则容易脱色。

五、质量控制

(一)固定好细胞涂片是染色质量的保证

细胞样本涂片完成后应及时固定,但要注意涂片含水太多,立即固定时容易使细胞脱落;太干燥又会使细胞胀大,甚至溶解,导致胞核染色不佳、结构模糊。

(二)常用 EA 染色液有 EA36、EA50 和 EA65 三种

均由淡绿、伊红 Y、俾斯麦棕和磷钨酸组成,各自比例不同,但染色结果相似。EA36 适用于妇科标本染色,而 EA65 比较适合于非妇科的标本。

(三)橘黄 G 和 EA 类染液通常使用 15 天

时间过久,会使胞质染色的颜色不够鲜艳,应根据染片量定期更换。

(四)配制 EA 染液时,pH 的调节对胞质分色好与差较大影响

如 pH 偏高,则上皮细胞质染色偏红,可加少许的磷钨酸降低其 pH;如 pH 偏低,则上皮细胞质染色偏蓝或绿色,可加少许饱和碳酸锂溶液调高其 pH。

(五)细胞核在盐酸分化时要把握好时间和盐酸的浓度

着色浅或过深对细胞学的诊断都会造成严重的影响。

(六)血液多和蛋白质多的液体标本

容易造成核染色过深或背景复杂,应先用缓冲液或标本清洗液处理后再制作标本涂片。

(七)商品化学色剂

可选用商品化的染色试剂,建立规范的操作流程。

(八)苏木精注意事项

使用染色时应控制好苏木精染色时间,掌握盐酸、乙醇的浓度及分化时间避免核染色过深或太浅。苏木精质量较差或使用过久的苏木精染液,会导致核浅染或核染色质不清,也会出现蓝染的结晶颗粒。

(九)注意脱水

应及时更换脱水透明的 100% 乙醇或在其后增加一道苯酚,二甲苯脱水透明剂(在南方潮湿天气尤其适合选用），避免脱水不彻底引起片子出现雾状，使细胞轮廓模糊不清，不利于镜下观察。如果细胞片封片不及时，吸入空气中的水分，鳞状上皮细胞质出现深褐色斑点。

（十）分开固定

细胞涂片中的细胞较容易脱落，不同病例的细胞片应分开固定，避免样本之间的交叉污染；染片中有皱褶而且重叠的细胞，应考虑到在染色中有可能发生的交叉污染。

（十一）涂片量较多时选用分多次染色

应该先染脑脊液和尿液等细胞量较少的标本，其次是宫颈脱落细胞标本，最后染痰、支气管冲洗、纤支镜毛刷和体液等细胞涂片；并每天过滤染色所用的试剂和染色液。

第五节　其他细胞学染色技术

在临床细胞学诊断中，许多在常规巴氏染色和 HE 染色难以诊断的疾病，需要通过应用其他一些细胞学染色技术进一步确诊。

一、特殊染色和组织化学染色技术

在细胞学诊断中，用常规的染色方法很难观察到细胞中的一些物质如细菌、黏液和色素等，需要用特殊染色方法来将这些特殊的物质显示出来。因此，通过应用特殊染色和组织化学染色技术，可使一些细胞学常规染色难以诊断的疾病得到进一步确诊，有助于提高细胞病理诊断水平。

细胞学特殊染色方法有很多种，显示不同的物质可选用相应的染色方法，其试剂配制和染色操作和组织的特殊染色操作相似。

二、免疫细胞化学技术

免疫细胞化学技术是在常规染色和细胞化学染色的基础上，根据抗原抗体反应原理而发展起来的染色技术，广泛应用于临床病理诊断，也是细胞诊断中重要的辅助技术之一。尤其是对于判断肿瘤细胞的来源、分类和鉴别诊断起着重要作用。许多在常规染色依靠细胞形态学难以诊断的疾病，通过应用免疫组织化学技术大部分可得到确诊。

细胞涂片的免疫细胞化学技术染色操作和组织的免疫组化技术染色操作相似，但也有其不同之处，如固定液的选用，是否需要抗原修复等会有所差异；尤其是细胞涂片中细胞膜完整，抗原抗体要通过细胞膜浸入，往往需要进行增加细胞膜通透性等处理。而细胞蜡块切片的染色操作和组织切片的染色相同。

三、分子病理学技术

细胞学分子生物学技术是新兴的病理学诊断辅助技术之一，是指在细胞学的基础上，将分子生物学和细胞遗传学的一些技术，在分子水平上检测细胞中的生物性标志物来辅助细胞学诊断。在肿瘤的早期诊断、鉴别诊断以及指导和评估临床治疗有着重要作用。随着技术的稳定，也越来越广泛地应用于临床细胞学诊断，成为临床细胞学诊断中不可缺少的辅助技术，有助于提高细胞学诊断水平。在临床细胞学诊断中，主要应用显色原位杂交技术和荧光原位杂交技术。细胞学原位杂交和组织学原位杂交相似,但也有所不同。目前大多采用商品化检查试剂盒,不同的试剂盒操作步骤不同,应按试剂盒说明书进行操作。

四、涂片重染方法

常规涂片染色一般都有 2 张或 2 张以上的涂片,当诊断需要再行其他特殊染色或免疫细胞化学染色时,需要将其中一张片脱色来重新染色;一些旧片因褪色,或染色错误,也需要将其脱色后再进行重染。

(1)去除盖玻片:将片子先轻微加热,使中性树胶软化,然后浸入二甲苯并经常上下移动玻片,直到盖玻片自然脱下。不能人为将盖玻片移除,否则容易一起把细胞脱下。

(2)水化脱去盖玻片:再用二甲苯完全洗去中性树胶,用 95% 的乙醇洗去二甲苯,80% 的乙醇洗 1min,蒸馏水洗 2min。

(3)胞核褪色:将涂片浸入 1% 的盐酸乙醇液浸泡 15~30min,或更长时间,在镜下观察,直至将苏木精完全脱去。流水冲洗 10~15min 完全除去盐酸。

(4)胞质褪色:将细胞核脱色后的涂片浸泡在 80% 的乙醇中,至胞质颜色脱去,蒸馏水洗 2min。

(5)完全脱色的涂片根据需要重新染色。

第六节 浆膜腔积液细胞涂片制作

一、标本采集和处理

(一)离心沉淀

将标本液体上半部轻轻倒掉,保留底部沉淀物 20mL。摇匀后注入 2~4 支锥形离心管内,平衡后中速(2000 转/分),离心 5~10min。

(二)标本取材

将离心后上清液用毛细吸管吸出弃掉,若为血性胸、腹腔积液则吸取红细胞沉淀层与上清液接触液面的灰白色薄层液进行混匀涂片,此灰白色层为有效细胞成分,是涂片制作的材料。若非血性积液则将上清液吸出后留约 0.2mL 与离心管底的沉渣混匀涂片。

二、涂片制作

(1)取离心沉淀标本,用毛细吸管滴 1 小滴位于载玻片 1/3 处,即置于载玻片的一侧端。

(2)然后取一玻片与载玻片呈 30°的夹角,将标本液夹在两玻片之间向前推进,涂片形成头、体、尾三部分,肿瘤细胞多数集中在尾部。

三、涂片固定

(一)固定液选择

细胞涂片以高浓度的固定液为佳,常用乙醇-乙醚固定液。高浓度的固定液无论是细胞形态的保存,还是细胞在玻片上的黏附都优于其他固定剂。

(二)固定方法

涂片制作完成后应立即垂直投进细胞固定液内固定,固定液必须浸泡整个涂片。

(三)固定时间

10～15min。

(四)涂片染色

染色前先按次序整理申请单,并与玻片核对名字、编号及玻片数量。细胞学常规染色方法首选巴氏染色法,大量妇科宫颈细胞学检查或穿刺涂片亦可用常规 HE 染色。血液细胞学涂片检查可用瑞氏染色、吉姆萨染色。

(五)质量控制

(1)细胞样本离心后,如果细胞数量较多,制作涂片时,除了吸取底层细胞外,还应吸取小许上层液体混合后再涂片,避免细胞过多重叠,引起细胞脱落。

(2)用作推片的载玻片与液体接触的角度大小,直接影响涂片的均匀与细胞成分分布的厚度。推片夹角角度小涂片的厚度显示薄,相反推片夹角角度大涂片的厚度显示厚,合适的夹角度数为 30°。

(3)细胞量多的标本制片宜薄,细胞量少的标本制作时涂片宜集中偏厚。

第七节　尿液细胞涂片制作

一、标本采集和处理

(1)尿液细胞涂片制作,标本采集和处理,尿液采集需要避免清晨第一次晨尿,因晨尿内会有较多残渣和退行性变的细胞。男性患者可自行排尿,收集中、后段排出尿;女性患者一般采用导管尿,或收集中、后段尿。

(2)标本收集后在 1～2h 内完成制片,否则细胞易发生腐败自溶。

(3)不能及时制片时可在尿液中加入 1/10 尿量的浓甲醛溶液或 95％的乙醇,尿量不应少于 100mL。

二、涂片制作

(1)将尿液倒去上清液,留下 50～100mL 底层尿液分别注入 2 支 50mL 尖底离心管内。

(2)经平衡配置后放入离心机以 2000 转/分,离心 7min,2 次。

(3)倾去标本的上清液,或用毛细玻璃吸管吸去上清液。

(4)将沉渣用玻璃棒或吸管搅匀沉淀物。

(5)吸取 1～2 滴沉淀物在玻片上进行推片或抹片(涂片),根据沉淀物的多少和细胞的数量来决定制片张数,通常制 1～2 张玻片。如果离心沉淀物少,则细胞成分少,应制成厚片,反之则制成薄涂片。

三、涂片固定

(1)涂片制作完成后应立即垂直投进等量的乙醇－乙醚固定液固定。

（2）细胞成分少标本可潮干或半潮干固定。

四、涂片染色

尿液细胞涂片染色方法首选巴氏染色法，选用 EA36 染液或 EA50 染液，细胞核和胞质着色鲜艳、染色质清晰。

五、质量控制

（1）尿液第一次离心后，如果沉淀物较多，可直接涂片而不必作第二次离心。

（2）为了防止细胞在固定和染色时的脱落可在载玻片上先涂血清液或甘油蛋白，或在涂片制作完成后待涂片呈半干后再置入固定液中固定。但要防止细胞干涸以免影响细胞核着色。

（3）尿内碰到有冻胶样物或大量盐类结晶时，可在尿液内滴加 0.5mol/L 的氢氧化钠溶解冻胶样物或滴加盐酸溶解盐类结晶，然后再作离心沉淀。

第八节　乳腺分泌物细胞涂片制作

一、标本采集和处理

乳腺细胞学的检查，主要是采集真性的乳头溢液，即非妊娠或哺乳和感染病变的渗出液，而是自发持续性的乳头分泌液，乳腺分泌物大概可分为以下六种类型，以血性（或浆液血性）溢液为常见。

（一）血性溢液

以红褐色为多，其中血性意义较大，常见于导管内乳头状癌和导管内乳头状瘤。

（二）浆液性溢液

透明黄色，大部分为乳头下部的乳头状瘤所致，亦可见于乳腺组织增生。

（三）水样溢液

溢液稀薄无色如清水样。大约有 50％的患者不排除有患癌的可能，阳性率极高。

（四）乳汁样溢液

颜色和性状如乳汁，乳腺增生症或泌乳素分泌过多及服用过多的激素类药所致。

（五）黏稠溢液

溢液黏稠，可有多种颜色，常见于双侧导管和乳腺导管扩张症以及更年期或妇女性腺功能低下者。

（六）脓性溢液

多为绿色或黄色，脓样可带血液，见于乳腺感染和导管扩张症。

标本采集时可用手指顺导管引流方向轻轻按摩和挤压，当溢液外流时，用玻片承接 1～2 滴。

二、涂片制作

（1）用食指腹侧由患处乳腺导管向乳头方向轻轻按摩乳房，将溢出的分泌物直接与预先涂有血清或甘油蛋白的载玻片接触。

（2）将载有分泌物的玻片直接推片和抹片，制成 2～3 张涂片。

三、涂片固定

(1)涂片制作完成后应立即垂直投进乙醇－乙醚固定液固定。

(2)固定液必须浸泡整个涂片,固定时间不少于 15min。

四、涂片染色

乳腺分泌液细胞涂片染色方法首选巴氏染色法,选用 EA50 染液比 EA36 染液对细胞着色较牢靠和鲜艳。

五、质量控制

(1)若乳腺分泌液很多,又含血液,则须收集在生理盐水中,然后按液体标本处理,离心沉淀后,取离心管沉淀物的细胞成分制片。

(2)若按摩后仍得不到乳液标本,必要时可用吸乳器轻轻吸引。

(3)如有乳房肿块又无法获得分泌物者,则考虑用细针穿刺抽吸方法。

第九节　阴道和宫颈细胞涂片制作

一、标本采集和处理

(一)子宫颈刮片法

宫颈外口为子宫颈管的柱状上皮与子宫颈外部的鳞状上皮交界处,是癌症好发部位。采集细胞时必须充分暴露子宫颈外口,以木制宫颈小刮板的小脚端或用特制的塑料毛刷作圆周形搜刮 2～3 圈,有针对性的采取宫颈病变、上皮内病变及早期癌采到的细胞既有表层和中层细胞,也有外底层和内底层细胞。

(二)阴道后穹窿液吸取法

子宫体、子宫颈管、阴道部子宫颈以及阴道的上皮或肿瘤细胞均可脱落而汇集于阴道后穹窿。采集时应将玻璃吸管伸到后穹窿吸取分泌物,但此处的细胞数量相对较少,细胞亦有退行性改变,而且炎症细胞多,给诊断造成一定的困难。采集的分泌物要轻轻涂在载玻片上,涂片不能太厚。

(三)子宫颈管、宫腔吸取法

用塑料吸管或用金属等其他吸管插入子宫腔底部,然后慢慢推出,边退边吸,将吸出的细胞涂在玻片上,根据吸出标本多少可多涂 2～3 张涂片备。该法常用于诊断子宫颈管内膜、子宫腔内肿瘤。

二、涂片制作

(1)标本取材多数情况是由妇科医师或是社区医院的护士或助产士完成采集标本。

(2)所取的分泌物直接涂在载玻片上,涂片要均匀,不能太厚。

(3)涂片制作数量视所取分泌物量而定,约 1～2 张玻片即可。

(4)标本固定好后可邮寄或直接送细胞学检查室。

(5)液基细胞采集后将标本放入保存液后送检。

三、涂片固定

（1）涂片可采用直接投入各类细胞固定液内固定，或喷洒乙醇固定液固定。

（2）需作巴氏染色，涂片要在未干涸以前投入固定液固定 10min。

四、涂片染色

染色方法首选经典的巴氏染色方法，其他染色法有 HE 染色、甲苯胺蓝染色等，可根据诊断需要选择。

五、质量控制

（1）送检玻片标本必须编好号码或写上姓名，与送检申请单一起送检。

（2）大量宫颈细胞普查，不能当天送检染色的标本，应先用 95％的乙醇固定 10min，再用甘油乙醇（5mL 甘油＋95mL 70％的乙醇）溶液封固 1min 后，晾干待日后送检（此法可以保持送检玻片标本 15 天内不干燥）。

第十节　液基薄层细胞制作技术

巴氏染色涂片作为宫颈癌细胞学的经典检查方法，已有半个多世纪的历史。该技术的应用使宫颈癌中晚期发病率明显下降，死亡率降低了 70％。但到 20 世纪 80 年代以来，根据统计宫颈癌的死亡率未有下降。在实践中人们发现造成这种现象的原因不是参与宫颈癌筛查人数减少，而是传统的巴氏涂片方法本身技术原因的限制所致。由于巴氏方法制作的涂片厚薄不均，血液和炎症细胞过多掩盖了某部分异常细胞。过于简单的取材制片技术，导致细胞涂片制作不佳，细胞数量有限，取样器上的细胞成分不能有效地转移到载玻片上，造成大量的细胞随检查取样器丢弃，严重降低异常细胞的检出率。

为了解决和提高宫颈癌筛查方法的特异性和诊断准确率。新的筛查方法应运而生：如：①微孔薄膜过滤技术；②一次性病变细胞采集器技术；③液基薄层细胞学技术等。

具有代表性的液基薄层细胞制作技术是沉降式液基薄层细胞制片技术和膜式液基薄层细胞制作技术。液基薄层细胞制作技术制作的细胞涂片，细胞在玻片上的特定区域均匀单层分布，克服传统细胞涂片制片的细胞太厚及重叠受到血液、黏液和炎症细胞干扰等问题，在镜下更容易观察和确认异常细胞。

一、沉降式液基薄层细胞制片染色技术

(一)制片机制

LBP 沉降式液基薄层细胞制片染色技术的制片机制主要有两方面：其一在前期处理过程中利用分离提取原理去除杂质成分，其二在制片染色过程中利用重力自然沉降原理优先捕获病变细胞。

1.分离提取原理

标本前期处理时，离心管中预先加入分离提取液（密度液），含有样本的保存液由于比重轻，加入后置于分离提取液上层。样本中的所有细胞成分受到一定的离心力后向下沉降，到达

两种液面的交界处后,只有自身比重大,能克服下层分离液阻力的细胞才能继续下降,从而被收集。

样本中的黏液,红细胞比重轻,无法透过分离提取液,被分层在上部,继而被去除;上皮细胞,肿瘤细胞及部分炎症细胞则被收集用来制片。

2.自然沉降原理

前期处理完毕的样本,被振荡混匀后转移至制片染色舱中,样本中的细胞成分在重力作用下自然沉降。由于病变细胞表现为核质比增大,比重大于正常细胞,沉降速度快,因此,优先被特殊处理后的载玻片捕获,形成薄层制片。

(二)技术特点

(1)标本采集:宫颈细胞刷取材后直接放入保存瓶中,保证细胞刷收集到的细胞100%用于制片,避免丢弃采样刷而导致刷上有用细胞丢失的情况。

(2)标本制片:通过设备运行,批量制片,全自动完成整个制片染色过程。

(3)自动独立染色,每份样本都在独立的染色舱中完成整个染色过程,染液一次性使用,避免出现交叉污染现象。一批次可完成16~48份标本。

(4)制片染色过程由电脑专用监控软件控制,设定好相应的参数后,即可标准化、程序化地完成整个过程。

(5)制成的薄片为直径13mm的细胞区域,细胞总数可调控在5000~120000个。

(三)临床应用

沉降式液基薄层细胞制片染色技术可以在临床应用于宫颈和非宫颈脱落细胞学检测。

1.妇科标本的检查

沉降式液基细胞学技术,用细胞刷取材能100%获得宫颈全面细胞,取得的细胞被立即固定,不变形萎缩;通过一系列的试剂和专用设备能去除标本中的血液黏液等干扰成分制成细胞薄层涂片,使诊断的准确性大为提高。

2.非妇科标本的检测

沉降式液基细胞学检查技术在非妇科方面的应用,主要包括:痰液、尿液、浆膜腔积液、内镜刷检及针吸细胞检查等。采用沉降式液基细胞学检查技术能避免传统涂片检查时细胞量过少,杂质去除不干净,涂片过厚等诸多影响制片及阅片的因素,可以显著提高诊断的准确性及阳性检出率。

(四)LBP沉降式液基薄层细胞学技术

操作流程使用不同的仪器设备,操作流程可能有所不同。

1.标本的采集、保存、标记、送检

将宫颈取样刷中间细长的部分插入宫颈口,两侧缘抵住宫颈外口,力度适中地顺时针旋转3~5圈,将取好样的刷头放进保存瓶中,在瓶壁上填写好受检者的姓名、年龄、取样日期,填写好申请单送检。

2.样本处理

①将标本瓶放置旋涡混合器上振荡约30s;②将标本瓶、离心管对应放置于妇科标本架上,并把标本瓶、离心管及申请单对应写上编号;③在12mL离心管中注入4mL分离提取液;④在妇科

标本架上插入注射移液器,放上自动样本转移机转移 8mL 样本;⑤第一次离心:200G,2min,吸去 8mL 上清液;⑥第二次离心:800G,10min,弃上清液;⑦置旋涡混合器上振荡约 30s。

3.染色

①将处理好的载玻片放置在染色板上并扣上制片染色舱,在载玻片上注上相应编号;②将装有处理好样本的离心管放置在制片染色机的离心管架上,检查离心管编号次序与摆放位置一致;③染液管道插入相应的试剂瓶,检查试剂量足够完成整批制片;④在监控软件操作界面上,根据制片数量设置好染色参数;⑤设备自动完成整个制片染色过程。

4.封片

①依次拆除制片染色舱,将完成制片染色的样片插入乙醇缸中的玻片架上,脱水约 5s;②放入二甲苯内透明约 5min;③中性树胶封片。

(五)制片质量控制

1.样本收集阶段

提供给临床医师设计合理的申请单,并要求临床医师认真填写,申请单必须包括以下内容:①患者的姓名、性别、年龄;②患者的住院/门诊号,床位;③患者的联系方式;④临床情况简介,既往病史;⑤末次月经;⑥申请检查医师的签名。

2.样本接受阶段

①检查每份送检的样本及申请单上的信息是否相符;②检查样本是否有漏出,是否已适当固定;③任何疑问之处应及时联系临床,核实或者纠正错误后才能接受;④对于样本,标签与申请单内容不符合,字迹不清晰,样本渗漏,污染或保存不当者拒收并做好记录。

3.样本制备阶段

①严格按照制片步骤进行制片操作;②制片过程中使用设备及仪器,按照使用方法及操作步骤进行。

4.样本染色阶段

①苏木精后细胞核染成蓝色为满意,而紫色、浅蓝色、灰色或棕色均为不满意;胞质有苏木精着色则提示核染色时间太长或染液浓度太高,应适当调整染色时间或稀释染液浓度。②EA/橘黄 G 染液染胞质时要能清晰显示不同的胞质分化程度,呈现出应有的绿色、粉红色或橘黄色。③染色过程中要按照染色效果调试好合适的染色参数,包括染色时间、清洗次数等,由设备程序化完成整个染色步骤;无设备或者设备出现故障无法运作时,用手工方法按照染色步骤完成整个流程。④应常规监测缓冲液的 pH 是否为 7.4~8.0。

5.样本封片阶段

染色后的涂片应采用湿式封片,经无水酒精,二甲苯后,直接用中性树胶封片,封片胶不要溢出盖玻片。

二、膜式液基薄层细胞制作技术

(一)制片机制

用膜式液基薄层细胞制作技术制片,主要是通过过滤膜将细胞样本过滤,使细胞贴附在滤膜上,再通过负压作用将滤膜上的细胞转移到载玻片上,最后将细胞涂片放入固定液中固定。整个过程在制片机自动完成。

(二)技术特点

制片机中的过滤器是一个直径为 25mm 的真空柱状容器,下面为过滤膜,滤膜孔径大小通常为 $5\mu m$ 和 $7\mu m$,分别用于非妇科细胞样本和较大的妇科细胞样本,可以制成直径 2mm 的细胞薄层,方便在直径 2mm 区域进行观察。

(三)细胞采集

(1)非黏液性的表层细胞样本,如口腔黏膜、乳头分泌物和皮损伤口等标本直接放到含保存液的样本瓶中。

(2)胸腔积液、腹腔积液、尿液、脑脊液、心包积液等体液以及针吸细胞样本,加入 1/10 样本体积的 3% 柠檬酸钠抗凝剂,离心后取沉淀物加入到含保存液的样本瓶中。

(3)妇科阴道、宫颈脱落细胞样本用取样器(刷子)采集后,尽快将刷子浸泡在样本瓶的保存液中,不断转动,尽可能将细胞从刷子转移到保存液中。

(四)制片操作

(1)根据所采集细胞样本的类型,选择对应的运行程序,机器进行自检。

(2)机器进入程序后自动检测细胞样本和保存液混合液的量,液体过多或不足,程序将自动停止操作并显示错误信息。如果液体不足,可用保存液补足;液体过多,可吸走部分液体,如果细胞样本不多,应取出稍做离心再吸走部分上清液。

(3)过滤器自动插入样本瓶里旋转,混匀细胞样本,打散黏液。道滤器通过负压作用,将细胞吸附在过滤器的滤膜上。当过滤膜上覆盖一定数量的细胞时,就自动停止过滤,避免细胞过多相互重叠,但保证有足够数量的细胞吸附在玻片上。

(4)将吸附了细胞在过滤器底端的滤膜贴向载玻片,通过过滤器正压的作用,将细胞转移到玻片上。载玻片经过特殊处理,能牢固吸附细胞。

(5)细胞片自动移到含 95% 的乙醇固定液的瓶中存放。需要手工取出细胞片集中到另一含有固定液的容器存放待染色,然后继续下一例样本制片操作。

(五)染色

将取出的涂片进行染色,染色方法是首选经典的巴氏 EA36、EA50、EA65 染色方法。

(六)临床应用

膜式液基薄层细胞学技术主要应用于妇科阴道、宫颈脱落细胞学标本的制作,也可以用于非妇科标本。

(七)制片质量控制

(1)血性的细胞标本,在上机前应先行去红细胞处理:①经平衡后放入离心机以 2000 转/分,离心 10min;②吸出清液后将 5mL 1% 的冰醋酸加入到沉渣,振荡 5min;③弃去冰醋酸后将原标本上清液加到沉渣里,混匀后即可放入制片机制片。

(2)若标本量较少则直接将其倒入标本瓶内,静止 15min 后制片。

(3)痰液等黏液性标本可加入消化液进行消化处理。

(4)对于胸腹腔积液标本应在取样时加入抗凝剂,若标本量较多,在前期处理时应取自然沉淀后底部的标本 10～15mL。

(5)制片之前必须检测是否装载好样本瓶、过滤器和载玻片,根据样本类型选择合适孔径的滤膜。

(6)95％的乙醇固定液需每天更换。

第十一节　细针吸取细胞学技术应用和操作

一、细针吸取细胞学技术的应用范围

(1)体表可触及的肿块,包括皮肤、黏膜及软组织、骨组织等肿块和淋巴结、甲状腺、乳腺、前列腺等器官的肿块。

(2)一些深部器官如肝、肾等的肿块,需要在影像学的协助下行细针吸取细胞。

(3)可疑的转移性病灶,如皮下结节、手术瘢痕结节、颈及腋窝淋巴结、骨质破坏性肿块等。

(4)疑为肿瘤破裂出血、感染、癌瘤播散等不适宜手术切除,或取活检有困难而又必须获取形态学依据诊断的患者。

(5)经皮和借助影像学设备对颅脑、胸腔、腹腔和盆腔内各深部脏器病变的术前或术中快速诊断。

(6)对肿瘤患者放疗、化疗的监测及预后判断。

二、针吸器械的选用

(一)针头

细针吸取细胞学采用的是外径 0.6～0.9mm 的针头。国产的针头用号数表示,号数与针头外径相一致,如 7 号或 8 号针头分别表示 0.7mm 或 0.8mm 外径。国际穿刺针头外径以 Gauge(G)表示,如 21G、22G 等。G 数越大,针头外径越细。7 号、8 号针头分别对应为 22G 和 21G。

7 号、8 号针头通常用于淋巴结、唾液腺、甲状腺等体表可及的肿块。8 号、9 号针头通常用于较硬的肿块,纤维组织多,实质细胞不易被抽吸出来的肿瘤。要根据病变大小、部位、性质、硬度、深度等选择适当外径的针头,才能有效地获得足够的细胞学诊断材料。

(二)注射器

大多数实验室选用 10～20mL 的一次性无菌塑料注射器(配 7 号针头),可以满足对多数肿块取材的需要。

三、针吸方法的选择

(一)徒手针吸法

操作者一手固定肿块,另一手执行完成穿刺及抽吸过程,也可以在确认刺入肿块后,用左手固定针头与注射器前部,右手完成抽吸操作过程。

(二)无负压针吸方法

穿刺过程中不使用负压抽吸,而是借提插穿刺方式,使少量插切下的病变标本进入针芯内,这种方法通常仅限用于血管丰富的组织(如甲状腺等),该方法特点是出血少,细胞学标本量通常不多。

四、穿刺点与肿块的固定

(1)通常采取坐位针吸,但甲状腺肿块有时也可采用仰卧位,并抬高头部。

(2)穿刺点尽量避开大血管、神经及要害组织器官。

(3)同时有原发灶与转移灶的病变首选转移灶实施穿刺。

(4)对直径<2cm 的肿块通常应刺入其中心部位;而>5cm 的肿块,应针吸取病变组织靠边缘的部分,以避免其中心部位可能发生的出血与坏死。

(5)对囊性肿块,除尽量吸尽液体外,还应对其边缘部位(或囊壁部分)穿刺取材,以获得有代表性的诊断细胞。

(6)固定肿物,为了防止刺入抽插时滑脱或针头穿过肿块,所采用的固定方法有以下几种

1)捏提法:用左手拇指与其他手指捏起肿物,右手持针刺入肿块。此法适用于活动的小肿块。

2)指压法:单指固定,用拇指或示指压住肿物,使其固定于皮下或被推向一边而不滑动,针头在指尖上方刺入肿块,双指固定,对直径>3cm 的肿块,可用拇指与示指捏压肿块固定,小于1cm 小肿物用单指固定法,用示指与中指行加压固定。

五、针吸细胞操作

(1)穿刺前先用 3%~5% 的碘酒对局部皮肤行常规消毒,口腔黏膜可采用复方红汞液消毒。

(2)固定肿块后,手持预先装好的注射器或针吸器,迅速刺入病灶或肿物内,针筒保持无气状态抽吸 3~4 次。保持负压,并在不同方向抽吸几次,去负压后用消毒棉球或棉签压迫针吸点,并迅速拔针,继续压迫局部数分钟即可。

(3)从针筒推出吸出物于载玻片上,然后用推片法进行涂片。

六、注意事项

(1)进针要迅速,部分肿物或器官丰富的毛细血管或薄壁血管,针吸时极容易出血,标本常被血液稀释,影响诊断,为了避免上述情况,可选用无负压针吸法,通常提插移动 4~5 次即可拔针。

(2)获取有效的细胞成分,为确保涂片中有足够于诊断的细胞含量,应尽量在避免出血的基础上,对肿块实质至少向两个方向迅速进退针刺。

七、针吸并发症与肿瘤播散

针吸细胞可能出现的并发症很少,少数患者因血管神经性反应导致头昏、心悸、恶心等虚脱症状;也可能会出现穿刺点局部出血和红肿或感染等情况。如果多加注意,一般不会出现。国内外文献报道,针吸细胞引起肿瘤播散的概率极低。

第十二节 涂片制作技术

针吸细胞涂片制作技术是指将获得的细胞学样品材料涂抹在载玻璃上,以便染色诊断用。不论是脱落细胞制片,还是针吸细胞制片,除了传统的直接涂片以外,还有新技术的制片方法。包括:针吸取样后针吸现场立即制作的涂片技术,这是最经典、最基本的制片技术;在细胞学实验室用细胞离心涂片机直接在玻片上涂片;在细胞学实验室用液基薄层制片机直接将单层细胞涂抹在玻片上;细胞学和组织学实验室联合制作的细胞蜡块,作组织切片技术。

一、涂片方法

(一)针头直接涂抹法

(1)拔针后卸下针头,回抽注射器,将空针吸入空气,再套上针头,左手稳住针,针孔斜面向下,快速推动注射器活塞,将吸取的组织粒和液喷射至载玻片上。

(2)平放针头将细胞标本在载玻片均匀涂抹开,要多次轻盈来回涂抹,以免细胞变形或破碎。

(二)玻片直接涂抹法

(1)对部分穿刺物细胞量少的标本,可选用推片与载玻片呈 45°角顺向将标本匀速推动,使细胞均匀分布。

(2)推片与载玻片的角度小,涂片标本制作薄;推片与载玻片的角度大,涂片标本制作厚。

(3)由于病变细胞一般体积较大,常位于抹片的尾部及末端,因此,推片时切忌将尾部推出玻片外,标本应涂抹于载玻片的一端,一般不超过 2/3,另一端留作贴标签用。

(4)如吸取的标本量满意,应尽量制成两张以上的涂片,以供不同方法染色用。

二、涂片固定

(1)所有的细胞学穿刺涂片制备完成后,应趁标本湿润时,立即置于固定液中 10～30min。

(2)固定后即可实施巴氏或 HE 等其他染色。

(3)在涂片制作过程中,应避免发生标本干燥现象,否则,会使涂片细胞肿胀、变形,甚至自溶,导致细胞着色性差、结构模糊,影响对细胞的识别诊断。

(4)反之若涂片标本水分过多,易造成标本在固定液中脱落,或细胞过度收缩和浓染,影响显示细胞结构的清晰度。

三、涂片染色

针吸细胞检查不仅要准确,并且要迅速,特别是在患者针吸尚未结束时,就要明确检材是否足够或符合诊断的要求,或者穿刺样品给医师的印象是阴性还是阳性。此时不论是检材是否足够或即刻印象的诊断问题,都需要立即染色读片来回答。所以,快速染色在针吸穿刺中显得特别有价值。下面分别介绍四种快速染色方法供选择:Diff－Quik 染色法;甲苯胺蓝染色法;快速 HE 染色法;快速巴氏染色法。

(一)Diff－Quik 染色法

Diff－Quik 染色法常用来染精子,也广泛用于血涂片和针吸细胞涂片,这种染色要求涂片在固定之前,先在空气中干燥,干燥后的涂片细胞可在不染色状态下保存下来。Diff—Quik 染色法的最大优点是步骤简单、迅速,一般在 1～2min 内完成,但细胞结构显示粗糙。因此,常用于快速检查采集到的细胞质量,确定是否需要重新采集细胞,而不用于诊断染色。

1.染液配制

(1)1%的伊红 Y 水溶液

(2)亚甲蓝乙醇染液

亚甲蓝 3g

95%的乙醇 30mL

0.01%的氢氧化钾水溶液 70mL

2.染色方法

①涂片用甲醇固定 20s;②1%的伊红 Y 水溶液染 5s;③亚甲蓝乙醇染液染色 5s;④水洗后立即趁湿片在显微镜下观察。观察后如认为有价值需要保存,可带回实验室用二甲苯透明、封片。

3.染色结果

细胞核呈蓝色,胞质呈深蓝色,淋巴细胞核呈紫蓝色。

(二)甲苯胺蓝染色法

甲苯胺蓝是目前最广"泛用于评价针吸穿刺涂片的快速染色法。其固定液仍为 95%的乙醇或其他细胞学固定液,染料只有一种,即甲苯胺蓝。

1.染液配制

甲苯胺蓝 0.05g

95%的乙醇 20mL

蒸馏水 80mL

充分混合,用前过滤。

2.染色方法

①涂片制作好后立即放入 95%乙的醇液中固定 15s,取出在纸巾上;②加 1～2 滴甲苯胺蓝染液染色 10～15s,加盖片,让染料渗透到细胞中;③将玻片立起,稍加压力,使多余染料被纸巾吸去;④趁湿即可镜检,判断取样材料是否足够,也能观察细胞类型及是否有恶性肿瘤细胞;⑤乙醇能将甲苯胺蓝从细胞中除去,然后可用巴氏法重新染色。

3.结果

细胞核呈深蓝色,核仁呈紫红色,细胞质呈浅蓝色,红细胞呈淡黄红色,淋巴细胞呈深蓝色,单核细胞呈浅蓝色。

(三)苏木精—伊红(HE)染色法

1.试剂配制

①改良 Lillie—Mayer 苏木精染液;②0.5%的伊红 Y 乙醇液。

2.操作步骤

①涂片从 95%的乙醇—冰醋酸固定液内取出,80%的乙醇浸泡 11min;②蒸馏水洗 1min;③改良 Lillie—Mayer 苏木精染液染色 5～10min;④自来水冲洗 1min;⑤0.5%的盐酸乙醇液

分化 3～5s；⑥自来水冲洗促蓝 10min，80％的乙醇浸洗 1min；⑦0.5％的伊红 Y 乙醇液染色 1min；⑧80％的乙醇浸洗 1min；⑨依次用 95％的乙醇（Ⅰ）、95％的乙醇（Ⅱ）、100％的乙醇（Ⅰ）和 100％的乙醇（Ⅱ）脱水各 1min；⑩二甲苯透明，中性树胶封片。

3.结果

胞质呈淡红色，胞核呈紫蓝色，核仁呈红色。

(四)巴氏快速染色法

1.染色方法

①干燥的涂片生理盐水 30s；②95％的乙醇 2s；③乙醇/乙醚 10s；④水洗 5s；⑤苏木精染液染色 5s；⑥水洗 5s；⑦95％的乙醇 5s；⑧EA36 或 EA50 染色 5s；⑨95％的乙醇，无水乙醇（Ⅰ）和无水乙醇（Ⅱ）各 5s；⑩二甲苯（Ⅰ）和二甲苯（Ⅱ）各 5s（染色约 1 分半钟完成）。

2.染色结果

细胞核呈蓝色，细胞质呈绿色或浅红色。

第十三节　针吸细胞涂片制作质量控制

针吸细胞学的质量保证首先应贯穿于标本的取材、制备、固定和染色技术等过程。应严格把握各类标本制备的相关环节，以排除任何影响标本制作的不良因素。

一、取材涂片

(1)标本取材的满意程度是影响细胞学诊断的最重要因素之一。

(2)涂片内最具有诊断价值的细胞太少或标本被血液严重稀释均可造成假阴性的诊断。

(3)临床上大多数假阴性的细针穿刺诊断结果均因取材或选材不足所致。因此，作为一份合格的标本，应是镜下可见足够数量的细胞成分。

(4)标本要均匀地涂抹于载玻片上，尽量避免来回推拉标本而导致细胞受损伤。

(5)涂片不宜太厚或太薄，太厚会使细胞过多而重叠，以致影响镜下观察；太薄则导致细胞数量太少，影响检出率。

(6)合格的细胞涂片，应在镜下每个视野内可见均匀分布有效诊断性细胞。

二、固定

(1)标本涂片完成后，如作湿片固定，应立即放入 95％的乙醇或其他固定液内固定，使细胞形态能保存完好，应避免长时间在空气中干燥，造成细胞退化而影响诊断。

(2)固定不佳所引起的细胞退化，可能会影响对细胞正确识别，从而导致假阳性或假阴性诊断。

(3)固定液的浓度一般应以高浓度固定液为佳，以乙醇－乙醚固定液效果最佳，无论是细胞形态的保存，还是细胞在玻片上的固贴都优于其他固定剂。

三、染色

(1)关于细针穿刺的标本染色可以视诊断者工作习惯而定，一般最好以干、湿片的两种染色方法对照观察为宜。

（2）干片涂片可选择 MGG 法染色：此法可以较清楚地显示细胞的结构，但细胞透明差，而成群或成团分布的细胞则在巴氏染色或 HE 染色下更容易分辨细胞的染色质和胞膜结构。

（3）巴氏或 HE 染色最重要的是苏木精染液和 EA 类染液的配制，苏木精染液应经常进行过滤，防止苏木精沉渣黏附于涂片而影响镜下观察。

（4）配制 EA36、EA50 等染液关键是 pH 酸碱的平衡。

（5）染液的质量和染色时间应予以保证和规范，否则，细胞核和染色质会受到影响。

（6）如胞核染色过深，难以观察其结构或引起误诊，染色过浅又容易导致低估病变。

（7）不能等几张涂片做好后再一起固定。如果喷雾剂固定，也要求涂片一旦制成，立即喷固定剂。

（8）用于细胞离心涂片机，液基薄层制片机制作的玻片如要作巴氏染色也应立即固定。

第三章　呼吸系统疾病病理诊断

呼吸系统包括鼻、咽、喉、气管、支气管和肺。以喉环状软骨为界将呼吸道分为上、下两部分。由于呼吸道与外界直接相通，外界的各种病原微生物、有害气体、粉尘等均可随空气进入呼吸系统引起病变。但正常呼吸系统具有自净和免疫功能，只有在这种功能降低或遭受破坏时，疾病才容易发生。常见的呼吸系统疾病很多，本章仅就肺炎、慢性阻塞性肺疾病、肺结核以及各种原因引起的肺癌作重点介绍。

第一节　肺炎

肺炎通常是指肺的急性渗出性炎性疾病，是呼吸系统的常见病、多发病。它可以是原发的独立性疾病，也可以是其他疾病的并发症。由于病因和机体的免疫状态不同，肺炎病变的性质与累及范围也常各不相同，从而形成各种不同的肺炎。由各种生物因子引起的肺炎，可分为细菌性肺炎、病毒性肺炎、支原体肺炎、真菌性肺炎和寄生虫性肺炎等；由理化因子引起的肺炎，可分为放射性肺炎、类脂性肺炎和吸入性肺炎或过敏性肺炎等；根据炎症发生部位，分为肺泡性肺炎、间质性肺炎；根据病变累及的范，分为大叶性肺炎、小叶性肺炎和节段性肺炎；按炎症性质可分为浆液性、纤维素性、化脓性、出血性、干酪性及肉芽肿性肺炎等。

一、细菌性肺炎

(一)大叶性肺炎

大叶性肺炎是主要由肺炎链球菌引起的以肺泡内纤维素渗出为主的炎症性疾病，病变常累及肺大叶的全部或大部。临床起病急骤，常以寒战、高热开始，继而出现胸痛、咳嗽、咳铁锈色痰、呼吸困难，并常伴有肺实变体征及外周血白细胞增多等。一般病程为 5～10 天，退热后，症状和体征消退。多见于青壮年，冬春季节多见。

1.病因和发病机制本病

90％以上由肺炎链球菌引起，以 1、3、7 和 2 型多见，以 3 型毒力最强。少数由肺炎杆菌、金黄色葡萄球菌、流感嗜血杆菌及溶血性链球菌等引起。本病主要经呼吸道感染、传染源为患者及健康带菌者。当感冒、受寒、醉酒、疲劳和麻醉时呼吸道防御功能减弱，机体抵抗力降低，易致细菌侵入肺泡而发病。进入肺泡的病原菌迅速繁殖并引发肺组织的超敏反应，使肺泡－毛细血管膜发生炎症反应与微循环障碍，出现肺泡间隔毛细血管扩张，通透性升高，浆液和纤维蛋白原大量渗出。细菌和炎性渗出物沿肺泡间孔或呼吸性细支气管向邻近肺组织蔓延，从而波及整个大叶或部分大叶的肺组织。

2.病理变化和临床病理联系

大叶性肺炎的主要病理变化是肺泡腔内的纤维素性炎。常见于单侧肺，以左肺或右肺下叶多见，也可同时或先后发生于两个或多个肺叶。典型的自然发展过程大致分为四期。

(1)充血水肿期(发病第1~2天):病变肺叶肿胀,重量增加,呈暗红色,切面湿润并可挤出多量血性浆液。

镜下见肺泡间隔内毛细血管扩张充血,肺泡腔内有较多浆液渗出及少量红细胞、中性粒细胞和巨噬细胞。渗出物中可检出肺炎链球菌。

临床有因毒血症引起的寒战、高热、外周血液中白细胞升高等。由于肺泡腔内有渗出液,听诊可闻及湿啰音。X线检查显示肺纹理增多和淡薄而均匀的片块状阴影。

(2)红色肝样变期(发病后第3~4天):病变肺叶肿胀,重量增加,色暗红,质地变实如肝,故称为"红色肝样变"。相应部位之胸膜面有纤维素渗出物覆盖(纤维素性胸膜炎)。

镜下见肺泡壁毛细血管仍扩张充血,肺泡腔内充满大量连接呈网状的纤维素和红细胞,并有一定数量中性粒细胞和少量吞噬细胞。有的纤维素穿过肺泡孔与相邻肺泡中的纤维素网相连接。纤维素网的大量形成既防止了细菌的扩散和减少毒素的吸收,又为矩噬细胞提供了更多表面,促进了吞噬作用。但大量渗出物充塞肺泡腔,使肺泡发生实变,换气和通气功能障碍,并致肺动脉血不能进行气体交换而直接进入左心,形成静脉血掺杂,造成动脉血氧分压降低,并出现发绀等缺氧症状。肺泡腔内的红细胞被巨噬细胞吞噬,崩解后形成含铁血黄素,使咳出的痰呈铁锈色;由于病变波及胸膜,常有胸痛,并随呼吸和咳嗽而加重;由于病变肺组织发生实变,病变区叩诊呈浊音,听诊可闻及支气管呼吸音。X线可见大片致密阴影,常波及一个肺段或大叶。

(3)灰色肝样变期(发病后第5~6天):病变肺叶仍肿胀,但充血消退,病变区由暗红转为灰白色,质实如肝,故称"灰色肝样变"。

镜下见,肺泡腔内纤维素渗出继续增多,红细胞逐渐被巨噬细胞吞噬而消失,但仍充满纤维素和大量中性粒细胞。纤维素通过肺泡间孔相连接的现象更明显。胸膜扩张充血,表面仍有纤维素渗出。此期机体特异性抗体已形成,渗出物中肺炎链球菌大多数已被消灭,故不易检出细菌。

临床上病变区叩诊呈浊音,听诊可闻及支气管呼吸音。X线可见大片致密阴影,患者咳出的痰液由铁锈色逐渐转变成黏液脓性痰。此期虽然病变区肺泡仍无气体,但因流经该部的血流大为减少,静脉血掺杂现象也因此而减少,缺氧状况得以改善。

(4)溶解消散期(发病后第7天进入此期):此时机体防御功能显著增强。病变肺组织质地变软,切面颗粒状外观逐渐消失,加压时有脓样混浊液体流出。

镜下见,肺泡腔内中性粒细胞大多变性崩解,并释放大量蛋白水解酶将渗出物中的纤维素溶解,由淋巴管吸收或经呼吸道咳出,肺内实变病灶消失,肺组织逐渐恢复正常的结构和功能。胸膜渗出物亦被吸收或机化。患者体温下降,临床症状和体征逐渐减轻、消失,X线检查显示病变区阴影密度逐渐降低,透光度增加,恢复正常。

上述各期病变的发展是连续的,彼此之间并无绝对界限,同一肺叶的不同部位可出现不同阶段病变,尤其是病变早期使用抗生素后,常干预疾病的自然经过,故临床已很少见到典型四期病变过程,常表现为节段性肺炎,病程也明显缩短。

3.结局和并发症

绝大多数患者经及时治疗均可痊愈;如延误诊断或治疗不及时则可发生以下并发症。

(1)中毒性休克:见于重症病例,是最危重的并发症。可引起严重全身中毒症状和微循环衰竭,故称中毒性或休克性肺炎,临床较易见到,死亡率较高。

(2)肺脓肿及脓胸:见于病原菌毒力强或机体抵抗力低下时。由金黄葡萄球菌和肺炎链球菌混合感染者,易并发肺脓肿,并常伴有脓胸。

(3)肺肉质变:也称机化性肺炎。由于肺内渗出中性粒细胞过少,释放的蛋白酶不足,致肺泡内纤维素性渗出物不能完全溶解吸收而由肉芽组织取代并机化,病变肺组织呈褐色肉样外观,故称肺肉质变。

(4)胸膜增厚和粘连:大多数大叶性肺炎伴有纤维素性胸膜炎,但一般均随肺炎病变的消散而消散,若胸膜及胸腔内纤维素不能被完全溶解吸收,则可发生机化,并导致胸膜增厚或粘连。

(5)败血症或脓毒败血症:少见,发生在严重感染时,细菌侵入血液大量繁殖并产生毒素所致,如发生全身迁徙性感染,则称脓毒败血症。

(二)小叶性肺炎

小叶性肺炎是以肺小叶为病变单位的急性渗出性炎症,其中绝大多数为化脓性炎症。由于病变是以细支气管为中心向周围肺组织扩展,故也称支气管肺炎。临床上有发热、咳嗽、咳痰等症状,肺部听诊可闻及散在湿性啰音。多见于小儿、老年体弱或久病卧床的患者。

1.病因和发病机制

小叶性肺炎大多由细菌感染引起。常见的致病菌为致病力较弱的4、6、10型肺炎链球菌、葡萄球菌、嗜血流感杆菌、肺炎克雷白杆菌、链球菌、铜绿假单胞菌及大肠杆菌等。这些病原菌多系正常人口腔及上呼吸道内的常驻菌,当患传染病(如麻疹、百日咳、流感、白喉等)或营养不良、受寒、醉酒、麻醉、昏迷、恶病质和手术后等状况下,由于机体抵抗力降低,呼吸系统防御功能受损,上述呼吸道常驻细菌就可侵入细支气管与末梢肺组织生长繁殖,引起小叶性肺炎。因此,小叶性肺炎常是某些疾病的并发症。故临床上根据继发原因把某些小叶性肺炎又称为麻疹后肺炎、吸入性肺炎、坠积性肺炎等。

2.病理变化

小叶性肺炎的病变特征是以细支气管为中心的肺组织化脓性炎症。

肉眼观:双肺表面和切面可见散在分布之灰黄色或暗红色实性病灶,以下叶背侧多见,病灶大小不一,直径多在0.5~1cm左右(相当于1个小叶范围),形态不规则,病灶中央常可见细支气管的横断面,挤压时有脓性液体溢出。严重病例,病灶可互相融合,甚或累及整个大叶,称融合性小叶性肺炎。一般胸膜不受累及。

镜下见,病灶中央或周边常有一些病变的细支气管,管壁充血、水肿并有大量中性粒细胞浸润,管腔内充满中性粒细胞及脱落崩解的黏膜上皮,病变细支气管周围肺泡腔内也充满中性粒细胞、少量红细胞和脱落肺泡上皮细胞。病灶周围肺组织充血,有浆液渗出,部分肺泡过度扩张(代偿性气肿)。由于病变发展阶段不同,各病灶的病变程度不一,严重的病例可引起支气管和肺组织结构破坏。

3.临床病理联系

由于小叶性肺炎常为其他疾病的并发症,其临床症状常被原发疾病所掩盖,但发热、咳嗽、咳痰症状仍是通常最常见的症状。支气管黏膜由于炎性渗出物刺激及黏液分泌增多可引起咳嗽、咳痰,痰液往往为黏液脓性或脓性。由于病变细支气管及肺泡腔内有炎性渗出物,听诊可闻及湿性啰音。由于病灶呈散在小灶分布,一般无实变体征,但融合性病变范围达到 3～5cm 以上时,也可出现实变。X 线检查可见散在不规则小片状或斑点状阴影。

4.结局及并发症

本病大多数经及时有效治疗可以痊愈。但幼儿、老人,特别是并发其他严重疾病者,预后较差。小叶性肺炎的并发症较严重,甚至可危及生命,常见的有呼吸功能不全、心功能不全、脓毒败血症、肺脓肿和脓胸等。

二、病毒性肺炎

病毒性肺炎常是上呼吸道病毒感染向下蔓延所致。常见的病毒是流感病毒,其次为呼吸道合胞病毒、腺病毒、副流感病毒、麻疹病毒、单纯疱疹病毒及巨细胞病毒等。除流感病毒、副流感病毒外,其余的病毒性肺炎多见于儿童。此类肺炎的发病可由一种病毒感染,也可由多种病毒混合感染或继发于细菌感染引起。临床症状、病变特点及其严重程度可因病毒类型和患者状态而异,但一般除有发热和全身中毒症状外,主要表现为剧烈咳嗽、气急和发绀等缺氧症状。

病理变化:病变主要表现为间质性肺炎,炎症从支气管、细支气管开始沿间质伸展。肉眼观,肺组织因充血水肿而轻度肿大,无明显实变。镜下常表现为肺泡间隔明显增宽,其内血管扩张充血,间质水肿,淋巴细胞和单核细胞浸润,肺泡腔内一般无渗出物或仅有少量浆液。

严重病例,肺泡腔内有巨噬细胞和多少不等浆液与红细胞渗出,甚至出现肺组织坏死。由流感病毒、麻疹病毒和腺病毒引起的肺炎,其肺泡腔内渗出的浆液性渗出物常可浓缩成一薄层膜样物贴附在肺泡内表面,即透明膜形成。此外,细支气管和肺泡上皮可明显增生并形成多核巨细胞。如麻疹性肺炎时出现的巨细胞就较多,故又称巨细胞肺炎。在增生的支气管和肺泡上皮细胞内可见病毒包涵体。病毒包涵体呈圆形或卵圆形、约红细胞大小、嗜酸或嗜碱,周围有薄而不均匀的透明晕,其在细胞内的位置可因病毒不同而异,腺病毒、单纯疱疹病毒和巨细胞病毒感染时,病毒包涵体出现在上皮细胞核内并呈嗜碱性;呼吸道合胞病毒感染时,出现在胞质呈嗜酸性;麻疹病毒感染时,胞质和胞核均可见到。检出病毒包涵体是诊断病毒性肺炎的重要依据。

病毒性肺炎若为两种病毒并发感染或继发细菌感染,则病变将更严重和复杂。如麻疹肺炎并发腺病毒感染时病灶可呈小叶性、节段性和大叶性分布,且支气管和肺组织可出现坏死、出血(坏死性支气管炎和坏死性支气管肺炎)。继发细菌感染时,常混杂有化脓性病变,可掩盖病毒性肺炎的病变特征。

附:严重急性呼吸综合征

严重急性呼吸综合征(SARS)是新近由世界卫生组织命名的以呼吸道传播为主的急性传染病。曾称"非典型性肺炎"。本病有极强传染性,自 2002 年 11 月我国广东第一个病例发现起,数月内在国内一些省市及港台地区就发生了暴发流行,而且同时波及世界 30 余个国家及地区。现已确定本病的病原体是一种新型冠状病毒。SARS 病毒以近距离空气飞沫传播为主,直接接触患者血液、尿液及粪便也可被感染,故医务人员为高发人群,发病有家庭和医院聚集现象。发病机制尚未阐明,可能与病毒直接损伤呼吸系统和免疫器官有关。SARS起病急,常以发热为首发症状,体温一般高于38℃,偶有畏寒,可伴有头痛、关节和肌肉酸痛、乏力、腹泻,干咳、少痰、偶有血丝痰,严重者出现呼吸困难,气促,进而呼吸衰竭。外周血白细胞不高或降低,常有淋巴细胞计数减少。X线检查,两肺呈大片云絮状、片状阴影,但密度比一般间质性肺炎要高,病变分布也更广泛。

病理变化:部分SARS死亡病例尸检报告显示病变主要集中在肺和免疫系统;心、肝、肾、肾上腺等实质器官有不同程度累及。

1.肺部病变

肉眼观双肺呈斑块状实变,重症患者双肺完全性水肿实变;表面暗红色,切面可见肺出血灶及出血性梗死灶。镜下病变以弥散性肺泡损伤为主,肺组织重度充血、出血和肺水肿。肺泡腔内充满大量脱落和增生的肺泡上皮细胞及渗出的单核细胞、淋巴细胞和浆细胞。部分肺泡上皮细胞胞质内可见典型病毒包涵体,电镜证实是病毒颗粒。大部分肺泡腔及肺泡管内有透明膜形成。部分病例肺泡腔内渗出物出现机化呈肾小球样机化性肺炎改变。肺小血管呈血管炎改变,部分管壁可见纤维素样坏死伴血栓形成,微血管内有纤维素性血栓形成。

2.脾和淋巴结病变

脾体积略有缩小,质软。镜下,脾小体明显萎缩,脾中央动脉周围淋巴鞘内淋巴细胞减少,红髓内淋巴细胞稀疏。白髓和被膜下淋巴组织大片或灶性出血坏死。肺门及腹腔淋巴结皮髓质分界不清,皮质区淋巴细胞数明显减少,并常出现淋巴组织灶性坏死。

3.心、肝、肾、肾上腺等器官

除小血管炎症病变外,均有不同程度变性、坏死和出血。

本病经过凶险,但如能及时发现并积极有效治疗,大多数可以治愈;有5%左右严重病例可死于呼吸衰竭。

三、支原体肺炎

支原体肺炎是由肺炎支原体引起的一种间质性肺炎。在未发现肺炎支原体前曾称为原发性非典型肺炎。支原体种类很多,但仅有肺炎支原体对人体呼吸道致病。多见于青少年,主要经飞沫感染,常为散发,偶见流行。临床上起病较急,多有发热、头痛、咽喉痛和咳嗽、气促与胸痛,咳痰常不显著。肺部可闻及干、湿性啰音,X线显示节段性纹理增强及网状或片状阴影。外周血白细胞计数轻度增多,淋巴细胞和单核细胞增多。本病在临床上不易与病毒性肺炎相鉴别,可通过对患者痰、鼻分泌物和喉拭培养检出肺炎支原体确诊。本病一般预后良好,死亡率在1%以下。

病理变化:病变可以波及整个呼吸道,引起气管炎、支气管炎和肺炎。常累及一叶肺组织,呈节段性分布,下叶多见,也偶尔波及双肺。病变主要发生在肺间质,故实变不明显,可伴有急性支气管炎和细支气管炎。肉眼观呈暗红色,切面有少量红色泡沫液体溢出,支气管和细支气管腔内有黏液性渗出物,胸膜一般不累及。镜下见病变区肺泡间隔明显增宽,血管扩张、充血,并有大量淋巴细胞、浆细胞和单核细胞浸润。肺泡腔内无渗出物或仅有少量浆液与单核细胞。小细支气管壁及其周围组织间质充血水肿,并有淋巴细胞和单核细胞浸润,如伴细菌感染时可有中性粒细胞浸润。严重病例支气管黏膜上皮和肺组织可发生明显坏死、出血。

第二节　慢性阻塞性肺疾病和肺源性心脏病

一、慢性阻塞性肺疾病

慢性阻塞性肺疾病(COPD)是一组慢性呼吸道阻塞性疾病的统称。主要包括慢性支气管炎、支气管扩张症、支气管哮喘和肺气肿等慢性肺损伤疾病。其共同特点为肺实质和小呼吸道受损,导致慢性呼吸道阻塞、呼吸阻力增加和肺功能不全。

(一)慢性支气管炎

慢性支气管炎是发生在支气管黏膜及其周围组织的慢性非特异性炎性疾病,是一种常见病、多发病,中老年人群中发病率高达 15%～20%。主要临床特征为反复发作咳嗽、咳痰或伴有喘息症状,且症状每年持续发病 3 个月,连续 2 年以上。常在冬春季节加重,夏季缓解。由于病程长、反复发作,部分患者晚期可发展为肺气肿和慢性肺源性心脏病。

1.病因和发病机制

慢性支气管炎常由体内、外多种因素长期综合作用引起发病。致病因素有:①反复病毒感染和继发细菌感染与本病的发生发展密切相关,凡能引起上呼吸道感染的病毒和细菌均在病变发展过程中起重要作用;②吸烟、空气污染、长期接触刺激性烟尘和粉尘可加重本病的进展。尤其是吸烟,烟雾中含有焦油、尼古丁和镉等有害物质能损伤呼吸道黏膜,降低局部抵抗力,烟雾还可刺激小呼吸道产生痉挛,从而增加呼吸道的阻力;③机体内在因素,如机体抵抗力降低、呼吸系统防御功能受损、内分泌功能失调以及机体过敏状态等,也与本病的发生发展密切相关。

2.病理变化

慢性支气管炎的病变可累及各级支气管,病变早期,常起始于较大的支气管,随着病程进展,病变可沿支气管向纵深发展,引起小支气管与细支气管炎。受累的细支气管管壁增厚、黏膜增生、表面粗糙、管腔狭窄、致呼吸道阻力增高,肺组织受损的程度也越严重。镜下主要病变表现如下:①黏膜上皮纤毛粘连、倒伏、甚至脱落,上皮细胞呈空泡变性、坏死脱落,再生的杯状细胞增多,并可发生鳞状上皮化生。②黏膜下腺体增生、肥大,甚至浆液腺上皮发生黏液腺化生,导致分泌过多黏液潴留在支气管腔内,形成黏液栓,使呼吸道发生完全或不完全性阻塞。③支气管壁充血、水肿,淋巴细胞、浆细胞浸润。④由于反复感染和发作,炎症可累及支气管壁全层,引起管壁平滑肌束断裂、萎缩,软骨可发生变性、纤维化、钙化和骨化。

上述病变反复发作逐级向纵深发展蔓延,累及细支气管及肺泡,导致细支气管周围炎及闭塞性细支气管炎,进而引起慢性阻塞性肺气肿。由此可见,细支气管炎及细支气管周围炎是引起慢性阻塞性肺气肿的病变基础。

3.临床病理联系

由于炎症刺激支气管黏膜和黏液腺增生、功能亢进,临床上可出现咳嗽、咳痰症状。咳嗽的严重程度与炎症程度和痰量多少有关。痰一般为白色泡沫状,并发细菌感染时,咳脓性痰。因支气管黏膜炎性肿胀及黏稠渗出物附着,可导致呼吸道狭窄并在气流通过时产生干性啰音。

如小呼吸道内有稀薄渗出液，则气流通过时可产生湿性音。喘息型支气管炎患者可因支气管壁平滑肌痉挛而出现哮鸣音及呼吸急促、不能平卧。病变导致小呼吸道狭窄及阻塞时，可引起阻塞性通气障碍，出现呼气困难为主的呼吸困难。久之，使肺过度充气。

4.结局及并发症

患者如能做好病因学预防，同时又能及时有效治疗细菌感染，增强机体抵抗力，慢性支气管炎可以逐渐痊愈。但如致病因素继续存在，防治又不及时、彻底，病变可加重并导致以下并发症。

(1)慢性阻塞性肺气肿：由于慢性支气管炎导致小呼吸道狭窄和阻塞，引起呼气阻力大于吸气阻力，末梢小呼吸道和肺泡因内压增高而过度充气与扩张，形成肺气肿。

(2)慢性肺源性心脏病：由于慢性支气管炎并发阻塞性肺气肿，致肺循环阻力增大，肺动脉高压而发生肺心病。

(二)肺气肿

肺气肿是指末梢肺组织(呼吸性细支气管、肺泡管、肺泡囊和肺泡)因含气量增加而过度膨胀，并伴有肺泡间隔断裂，肺泡壁弹力组织破坏，致肺泡相互融合，肺容积增大、功能降低的一种病理状态，是支气管和肺部疾病最常见的并发症。

1.病因和发病机制

肺气肿常继发于慢性阻塞性肺疾病，尤其是慢性支气管炎。吸烟、空气污染及尘肺也是常见发病原因。其发病机制与下列因素有关。

(1)细支气管阻塞性通气障碍：慢性支气管炎时，炎症病变使细小支气管壁破坏、塌陷及纤维化，导致管壁增厚、管腔狭窄；同时黏液性渗出物增多和黏液栓形成，更加重小呼吸道通气障碍，使肺排气不畅，残气量过多。

(2)呼吸性细支气管和肺泡壁弹性降低：正常细支气管壁和肺泡壁上有弹力纤维呈放射状分布起支撑作用，并通过弹力纤维回缩力排出末梢肺组织的残余气。各种原因尤其是炎症造成弹力纤维大量破坏，使细支气管及肺泡回缩力减弱；而阻塞性通气障碍又使细支气管和肺泡长期处于高张力状态，由于弹性降低和回缩力减弱，残气量可进一步增多而引起气肿。

(3)α_1-抗胰蛋白酶水平降低：α_1-抗胰蛋白酶(α_1-AT)存于组织、体液中，是多种蛋白水解酶的抑制物，尤其能抑制炎症时中性粒细胞、巨噬细胞分泌的弹性蛋白酶。炎症时，白细胞的氧代谢产物氧自由基等能氧化 α_1-AT，使之失活，导致 α_1-AT 不能抑制弹性蛋白酶的破坏而使之增多，活性增强，从而增强对细支气管和肺泡壁弹力蛋白、IV 型胶原和糖蛋白的降解，破坏了肺组织结构，使肺泡回缩力减弱。临床资料提示，遗传性 α_1-AT 缺乏者因血清中 α_1-AT 水平极低，故肺气肿发病率较一般人高 15 倍。

以上因素综合作用，使细支气管和肺泡腔残气量不断增多，压力升高，导致细支气管扩张，肺泡破裂融合成含气的大囊泡，形成肺气肿。

2.类型及病理变化

肺气肿一般分为肺泡性和间质性两大类。肺泡性肺气肿常合并有小呼吸道的阻塞性通气障碍，故也称阻塞性肺气肿。

(1)肺泡性肺气肿：病变发生在肺腺泡内，根据其发生的部位和范围不同，又分为：①腺泡中央型肺气肿:病变累及腺泡中央的呼吸性细支气管,肺泡管和肺泡囊扩张不明显。由于呼吸性细支气管位于肺二级小叶的中央,故又称小叶中央型肺气肿。镜下见,一级或二级呼吸性细支气管呈囊状扩张。②腺泡周围型肺气肿:也称隔旁肺气肿,病变主要累及胸膜下肺组织的小叶周边部肺泡管和肺泡囊,呼吸性细支气管基本正常。镜下见,小叶周边肺泡管和肺泡囊扩张。此型不合并慢性阻塞性肺气肿。③全腺泡型肺气肿:病变累及全部腺泡,从呼吸性细支气管、肺泡管、肺泡囊至肺泡均呈弥散性扩张,一般气肿囊腔较小,但遍布整个小叶。如肺泡间隔破坏严重,气肿囊腔可融合形成直径超过 1cm 的囊泡,称囊泡性肺气肿。此型肺气肿的发生可能与先天性 α_1-AT 缺乏有关。

(2)间质性肺气肿:在肋骨骨折,胸壁穿透伤,哮喘时因剧烈咳喘使肺泡内压急剧升高,致肺泡间隔或细支气管壁破裂,空气进入小叶间隔,在小叶间隔与胸膜下形成串珠状小气泡,气体也可沿支气管和血管周围组织间隙扩展至肺门、纵隔,甚至胸部皮下形成皮下气肿。

(3)其他类型肺气肿:包括:①瘢痕旁肺气肿:是指出现在肺组织瘢痕病灶周围,由肺泡破裂形成的局限性肺气肿,其位置不恒定,大小也不一,若气肿囊腔直径超过 2cm,称肺大泡,如发生在胸膜下可引起破裂,并发生自发性气胸。②代偿性肺气肿:是指肺炎性实变病灶周围及肺叶切除后残余肺组织的肺泡代偿性过度充气。③老年性肺气肿:是指老年人由于肺组织弹性回缩力减弱使肺残气量增多而引起的肺膨胀。

肺气肿时肺的体积显著膨胀,色苍白,边缘钝圆,质软缺乏弹性,表面常有肋骨压痕,指压后,压痕不易消退。切面不同类型表现不一。镜下见肺泡扩张,肺泡间隔变薄并断裂,相邻肺泡融合形成较大囊腔。肺泡间隔内毛细血管床数量减少,管腔闭塞,间质小动脉内膜纤维增厚。细、小支气管呈慢性炎症改变。

3.临床病理联系

患者除有慢性支气管炎的咳嗽、咳痰症状外,常出现因阻塞性通气障碍而发生的呼气性呼吸困难,气促、胸闷、发绀等缺氧症状。严重肺气肿患者,由于肺泡长期膨胀,胸廓长期呈过度吸气状态,使肋骨上抬,肋间隙增宽,胸廓前后径加大,形成桶状胸。由于肺容积增大,X 线检查肺野扩大、横膈下降、透明度增高。体检语颤降低,叩诊呈过清音,心浊音界缩小或消失,呼吸音减弱,呼气延长。由于肺泡扩张或融合,肺毛细血管网可被压迫而显著减少,导致肺循环阻力增高,肺动脉压升高,右心负担加重,引起慢性肺源性心脏病。

二、慢性肺源性心脏病

慢性肺源性心脏病是指因慢性肺脏疾病或肺血管及胸廓病变引起肺循环阻力增加、肺动脉高压、右心室肥厚扩大甚或发生右心衰竭的心脏病,简称肺心病。本病在我国北方地区多见,患病率近 0.5%,常在寒冷季节发病。40 岁以上中老年人多见,且有随年龄增长发病率也随之增高的趋势。

肺心病发病的主要环节是慢性肺循环阻力增大所致的肺动脉高压。绝大多数肺心病是由肺脏疾病引起的,尤其是慢性支气管炎并发阻塞性肺气肿,发病率约占 80%～90%,其次是支气管哮喘、支气管扩张症、尘肺、慢性纤维空洞型肺结核和肺间质纤维化,少数由胸廓运动障碍性疾病引起,如严重脊柱弯曲、类风湿性脊椎炎、胸膜广泛粘连和胸廓畸形等,均可使胸廓活动受限而引起限制性通气障碍,极少数可由肺血管疾病(如原发性肺动脉高压症、肺小动脉栓塞)引起。

（一）肺部病变

除原有肺疾病（如慢性支气管炎、肺气肿、尘肺及肺间质纤维化等）病变外，肺心病时肺内的主要病变是肺小动脉的变化，表现为肌型小动脉中膜肥厚，内膜出现纵行肌束，无肌型细动脉肌化。同时，还发生肺小动脉炎、小动脉血栓形成和机化。

（二）心脏病变

以右心室病变为主，表现为右心室肥厚，心腔扩张。扩张的右心室将左心室心尖推向右后方，使心尖钝圆（即心尖主要由右心室构成）。心脏重量增加，可达850g。右心室前壁肺动脉圆锥显著膨隆。诊断右心室肥大的标准是肺动脉瓣下2cm处右心室壁肌肉厚度≥5mm（正常为3～4mm）。镜下见代偿区右心室壁心肌细胞肥大、增宽，核增大、染色深。缺氧区心肌纤维萎缩、肌质溶解、横纹消失，间质胶原纤维增生。

临床病理联系：肺心病是在原有肺疾病基础上发生的，其临床表现除有原肺疾病症状和体征外（如呼吸困难、气急、发绀），将逐渐出现右心室衰竭的症状和体征（如全身瘀血、肝脾肿大、腹水、下肢水肿、心悸及心率增快等，均属肺心病代偿失调期的症状和体征）。病情严重者，由于缺氧和二氧化碳潴留、呼吸性酸中毒等，可导致脑水肿而并发肺性脑病，出现头痛、烦躁不安、抽搐，嗜睡甚至昏迷等症状。

预防肺心病的发生主要是对引发该病的肺部疾病早期治疗和有效控制。右心衰竭多数由急性呼吸道感染致肺动脉高压所诱发，故积极治疗肺部感染是控制右心衰竭的关键。

第三节　结核病

一、概论

结核病是由结核分枝杆菌引起的一种慢性肉芽肿性疾病。以肺结核最常见，但可见于全身各器官。典型病变为结核结节形成伴有不同程度干酪样坏死。

结核病曾威胁整个世界，由于有效抗结核药物的发明和应用，由结核病引起的死亡一直呈下降趋势。20世纪80年代以来，由于艾滋病的流行和耐药菌株的出现，其发病率又趋于上升。全球现有结核患者2000万，如不控制，今后10年还将有9000万人发病。中国结核患者数位居世界第二，仅次于印度。1993年WHO宣布"全球结核病紧急状态"，1998年又重申遏制结核病刻不容缓。由此可见，控制结核病已成为全球最紧迫任务。

（一）病因和发病机制

结核病的病原菌是结核分枝杆菌，对人致病的主要是人型、牛型。结核菌主要经呼吸道传染，少数可因进食带菌食物或含菌牛奶而经消化道感染，偶见经皮肤伤口感染。

呼吸道传播是通过肺结核（主要是空洞型肺结核）患者在谈话、咳嗽和喷嚏时，从呼吸道排出大量带菌微滴，每个微滴可有1～20个细菌，带菌微滴直径小于$5\mu m$即可被吸入并到达肺泡引起感染。到达肺泡的结核杆菌趋化和吸引巨噬细胞，并为巨噬细胞吞噬。在有效细胞免疫建立以前，巨噬细胞对结核杆菌的杀伤能力很有限，结核杆菌可以在细胞内繁殖，一方面引起局部炎症,另一方面可发生全身性血源性播散,成为今后肺外结核病发生的根源。机体对结核杆菌产生特异性细胞免疫一般需 30～50 天时间。这种特异的细胞免疫在临床上表现为皮肤结核菌素试验阳性。

结核病的抗感染免疫反应和超敏反应常同时发生和相伴出现,贯穿在结核病过程中。抗感染免疫反应的出现提示机体已获得免疫力,对病原菌有杀伤作用和抵抗力。而超敏反应常引起干酪样坏死,引起局部组织结构的破坏。已经致敏的个体动员机体产生防御反应较未致敏的个体快,但组织的坏死也更明显。故机体对结核杆菌感染所作出的临床表现决定于不同的机体免疫状态。如机体状态是以抗感染免疫反应为主,则病灶局限,结核菌可被杀灭;如机体状态是以超敏反应为主,则病变将以急性渗出和组织结构破坏为主。结核病基本病变与机体的免疫状态有关。

(二)结核病的基本病理变化

结核病是一种特殊性炎症。其基本病变也具有变质、渗出和增生。由于机体的免疫反应、超敏反应和细菌的数量、毒力以及病变组织的特性不同,可表现三种不同病变类型。

见于病变早期或机体免疫力低下、细菌数量多、毒力强或超敏反应较强时。好发于肺、浆膜、滑膜及脑膜等处。表现为浆液性或浆液纤维素性炎。早期有中性粒细胞浸润,但很快为巨噬细胞所取代。在渗出液和巨噬细胞内可查见结核杆菌。当机体抵抗力增强时,可完全吸收不留痕迹,或转变为增生为主的病变,如机体抵抗力低、超敏反应剧烈或细菌数量多、毒力强时,渗出性病变可迅速发生坏死,转变为以变质为主的病变。

1.渗出为主的病变

见于机体免疫力较强、细菌数量较少、毒力较低时。由于机体对结核杆菌已有一定免疫力,病变常以增生为主,形成具有一定形态特征的结核结节。结核结节是在细胞免疫反应的基础上形成的。由上皮样细胞、朗汉斯巨细胞以及外周局部集聚的淋巴细胞和少量反应性增生的成纤维细胞构成。典型的结核结节中央有干酪样坏死。巨噬细胞吞噬结核杆菌后细胞胞体可增大逐渐转变为上皮样细胞。上皮样细胞体积变大,呈梭形或多角形,胞质丰富,淡伊红染,境界不清,细胞间常有胞质突起互相联络。核呈圆形或卵圆形,染色质少,可呈空泡状,核内有1～2个核仁。上皮样细胞的活性增加,有利于吞噬和杀灭结核杆菌。朗汉斯巨细胞是由多个上皮样细胞互相融合或一个上皮细胞核分裂而胞质不分裂形成的。朗汉斯巨细胞是一种多核巨细胞,细胞体积大,直径可达 $300\mu m$,胞质丰富,染淡伊红色,胞质突起常和上皮样细胞的胞质突起相连接,核与上皮样细胞核相似,核数由十几个到几十个不等。核排列在胞质周围呈花环状、马蹄形或密集在胞体一端。单个结核结节肉眼和 X 线片不易查见,3～4 个结节融合成较大结节时才能看到,约粟粒大小,灰白色,半透明,境界分明。有干酪样坏死时略带黄色,可微隆起于脏器表面。

2.坏死(变质)为主的病变

常见于结核杆菌数量大、毒力强,机体抵抗力低或超敏反应强烈时。上述渗出性和增生性病变也可发生干酪样坏死,也有极少数病变一开始就发生干酪样坏死。

结核坏死灶由于含脂质较多呈淡黄色,均匀细腻,质地较实,状似奶酪,故称干酪样坏死。镜下为红染无结构的颗粒状物。干酪样坏死对结核病病理诊断具有一定的意义。干酪样坏死物中大都会有一定量的结核杆菌,可成为结核病恶化进展的原因。

渗出、坏死和增生三种变化往往同时存在而以某一种改变为主,而且可以互相转化。

(三)结核病基本病理变化的转化规律

结核病的发展和结局主要取决于机体抵抗力和结核杆菌致病力之间的斗争。当机体抵抗力增强时,病变可向好的方向转化,即吸收、消散或纤维化、钙化;反之,则向坏的方向转化,即浸润进展或溶解播散。

1.转向愈合

(1)吸收、消散:是渗出性病变的主要愈合方式。当机体抵抗力增强或经治疗有效时,渗出物可通过淋巴道吸收而使病灶缩小或完全吸收、消散。X线检查时可见边缘模糊、密度不匀的云絮状阴影逐渐缩小或完全消失。临床上称为吸收好转期。

(2)纤维化、纤维包裹、钙化:增生性病变、未被完全吸收的渗出性病变以及较小的干酪样坏死灶,可被逐渐纤维化形成瘢痕而愈合。较大的干酪样坏死灶难以纤维化,病灶周围的纤维组织可增生,将干酪样坏死包裹,中央逐渐干燥浓缩,并经钙盐沉着而发生钙化。

钙化亦为临床痊愈一种指标,但钙化灶内常残留少量细菌,在一定条件下可以引起复发。病灶纤维化后,一般已无结核杆菌存活,可认为是完全愈合。X线检查可见纤维化病灶边缘清晰,密度增大,钙化病灶密度更高。临床上称硬结钙化期。

2.转向恶化

(1)浸润进展:当机体抵抗力低下,又未能得到及时治疗时,在原有病灶周围可出现渗出性病变,范围不断扩大,并继发干酪样坏死。X线检查,原病灶周围出现云絮状阴影,边缘模糊。临床上称为浸润进展期。

(2)溶解播散:是机体抵抗力进一步下降,病变不断恶化的结果。干酪样坏死发生溶解、液化后,可经体内的自然管道(如支气管、输尿管)排出,致局部形成空洞。液化的干酪样坏死物中含有大量结核杆菌,播散至其他部位后,可形成新的渗出、变质病灶。X线检查,可见病灶阴影密度深浅不一,出现透亮区及大小不等之新播散病灶阴影。临床上称为溶解播散期。此外,结核杆菌还可经淋巴道播散到淋巴结,引起结核性淋巴结炎,经血道播散到全身各处,引起全身粟粒性结核。

二、肺结核病

结核杆菌主要经呼吸道侵入人体,故肺是发生结核病最常见器官。由于初次感染和再次感染结核杆菌时机体的反应性不同,肺部病变的发生和发展亦各有其特点,故肺结核病可分为原发性和继发性两大类。

(一)原发性肺结核病

原发性肺结核病是指机体第一次受结核杆菌感染后所发生的肺结核病。多见于儿童,故又称儿童型肺结核病。偶见于从未感染过结核杆菌的青少年或成年人。由于初次感染,机体尚未形成对结核杆菌的免疫力,病变有向全身各部位播散的趋向。

1.病变特点

结核杆菌经支气管到达肺组织,最先引起的病灶称原发病灶或称Ghon's病灶。原发病灶通常只有一个,多见于通气较好的部位,即上叶下部或下叶上部靠近胸膜处,以右肺多见。病灶直径多在 1.0～1.5cm,呈灰白或灰黄色。病变开始为渗出性变化,继而中央发生干酪样坏死,周围则有结核性肉芽组织形成。由于是初次感染,机体缺乏对结核杆菌的免疫力,病变局部巨噬细胞虽能吞噬结核杆菌,但不能杀灭,结核杆菌在巨噬细胞内仍继续生存,并侵入淋巴管循淋巴流到达肺门淋巴结,引起结核性淋巴管炎和肺门干酪性淋巴结结核。肺部原发病灶、结核性淋巴管炎和肺门淋巴结结核,三者合称原发综合征,是原发性肺结核的特征性病变。X 线检查,可见肺内原发病灶和肺门淋巴结阴影,两者间有结核性淋巴管炎的条索状阴影相连,形成哑铃状阴影。

2.发展和结局

绝大多数(约 95%)原发性肺结核,由于机体免疫力逐渐增强而自然愈合。小的病灶可完全吸收或纤维化,较大的病灶可纤维包裹和钙化。这些病变常无任何自觉症状而不治自愈,但结核菌素试验阳性。有时肺内原发病灶已愈合,而肺门淋巴结结核病变仍存在,甚至继续发展蔓延到肺门附近淋巴结,引起支气管淋巴结结核。X 线检查,可见病侧肺门出现明显的淋巴结肿大阴影。经过适当治疗,此病灶可被包裹、钙化或纤维化。

少数病例因营养不良或患其他传染病(如麻疹、流感、百日咳等),使机体抵抗力下降,肺部原发病灶及肺门淋巴结结核病灶继续扩大,病灶中干酪样坏死可液化并进入血管、淋巴管和支气管引起播散。

(1)支气管播散:原发病灶不断扩大,干酪样坏死物液化,侵及连接的支气管,病灶内液化坏死物可通过支气管排出而形成空洞,含菌的干酪样坏死物可沿支气管向同侧或对侧肺叶播散,引起多数小叶性干酪样肺炎。此外,肺门]淋巴结干酪样坏死也可因淋巴结破溃而进入支气管,引起上述同样播散。但原发性肺结核经支气管播散较少见,可能儿童的支气管发育不完全、口径较小、易受压而阻塞有关。

(2)淋巴道播散:肺门淋巴结病灶内的结核杆菌,可沿引流淋巴管到达支气管分叉处、气管旁、纵隔及锁骨上、下淋巴结。如淋巴管被阻塞,也可逆流到达腹膜后、腋下和腹股沟淋巴结,引起多处淋巴结结核。颈部淋巴结常可受累而肿大,中医称"瘰疬"。病变轻者,经适当治疗可逐渐纤维化或钙化而愈合;重者可破溃穿破皮肤,形成经久不愈的窦道(俗称"老鼠疮")。

(3)血道播散:在机体免疫力低下的情况下,肺内或淋巴结内的干酪样坏死灶可侵蚀血管壁,结核菌直接进入血液或经淋巴管由胸导管入血,引起血行播散性结核病。若进入血流的菌量较少,而机体的免疫力很强,则往往不发生明显病变。

(二)继发性肺结核病

继发性肺结核病是指机体再次感染结核杆菌后所发生的肺结核病。多见于成年人,故称成人型肺结核病。其感染来源有二:

(1)外源性再感染:结核杆菌由外界再次侵入机体引起。

(2)内源性再感染:结核杆菌来自己呈静止状态的原发复合征病灶,当机体抵抗力降低时,潜伏的病灶可重新活动而发展成为继发性肺结核病。

1.病变特点

由于继发性肺结核病患者对结核杆菌已有一定免疫力和敏感性,故其病变与原发性肺结核相比较,有以下不同特点。

(1)早期病变多位于肺尖部,且以右肺多见:其机制尚未完全阐明,可能是由于直立体位时该处动脉压较低,且右肺动脉又较细长,局部血液循环较差,加之通气不畅,以致局部组织抵抗力较低,结核杆菌易于在该处繁殖有关。

(2)由于超敏反应,病变易发生干酪样坏死:且液化溶解形成空洞的机会多于原发性肺结核。同时由于机体已有一定免疫力,局部炎症反应又常以增生为主,病变容易局限化。且由于结核杆菌的繁殖被抑制,不易发生淋巴道、血道播散,故肺门淋巴结病变,全身粟粒性结核病患者较少见。

(3)病程长:随着机体免疫反应和超敏反应的相互消长,病情时好时坏,常呈波浪式起伏,有时以增生为主,有时以渗出、变质为主。肺内病变呈现新旧交杂、轻重不一,远较原发性肺结核病复杂多样。

(4)因机体已有一定免疫力,病变在肺内蔓延主要通过受累的支气管播散。

2.类型及病变

继发性肺结核的病理变化和临床表现比较复杂。根据病变特点和临床经过,可分为以下几种主要类型。

(1)局灶型肺结核:是继发性肺结核的早期病变,多位于肺尖部,右侧多见,病灶常为一个或数个,一般 0.5~1.0cm 大小。病变多数以增生为主,也可有渗出性病变和干酪样坏死,临床症状和体征常不明显。病灶常发生纤维化或钙化而愈合。X 线检查,肺尖部有单个或多个结节状阴影,境界清楚。如患者抵抗力降低时,病变可恶化发展为浸润性肺结核。

(2)浸润型肺结核:是继发性肺结核最常见的临床类型,属活动性肺结核病。多数由局灶型肺结核发展而来。病灶多位于右肺锁骨下区,故临床上又称锁骨下浸润。病变常以渗出为主,中央有干酪样坏死,周围有直径约 2~3cm 渗出性病变(即病灶周围炎)。镜下,病灶中央为干酪样坏死,病灶周围肺泡腔内充满浆液、单核细胞、淋巴细胞和少量中性粒细胞。X 线检查在锁骨下区可见边缘模糊的云雾状阴影。患者常有低热、盗汗、食欲不振、乏力等中毒症状和咳嗽、咯血。如能得到及时恰当治疗,渗出病变可在半年左右完全或部分吸收(吸收好转期);中央干酪样坏死灶可通过纤维化、纤维包裹和钙化而愈合(硬结钙化期)。如病变继续发展,干酪样坏死病灶可扩大(浸润进展期);如干酪样坏死液化溶解,液化坏死物可经支气管排出而形成急性薄壁空洞,空洞壁坏死层含有大量结核杆菌,坏死物经支气管播散可引起干酪样肺炎(溶解播散期)。急性空洞一般易愈合,适当治疗后洞壁肉芽组织增生,空洞腔可逐渐缩小、闭合,最后形成瘢痕而愈合。如空洞经久不愈,则可发展为慢性纤维空洞型肺结核。

(3)慢性纤维空洞型肺结核:为成人慢性肺结核病常见类型,多在浸润型肺结核形成急性空洞的基础上发展而来。此型病变的特点为:①肺内有一个或多个形态不规则、大小不一的厚壁空洞,多位于肺上叶。厚壁空洞最厚处达 1cm 以上。镜下见,空洞壁由三层结构组成:内层为干酪样坏死物,中层为结核性肉芽组织,外层为纤维组织。此外,空洞内还常可见有残存之梁柱状组织,多为有血栓形成并机化而闭塞的血管。②在同侧或对侧肺内常有经支气管播散引起的很多新旧不一、大小不等、病变类型不同的病灶。病变发展常自上而下,一般肺上部病变旧而重、下部病变新而较轻。③由于病程长,病变常时好时坏,反复发作,最后导致肺组织的严重破坏和广泛纤维化,胸膜增厚并与胸壁粘连,肺体积缩小、变形、变硬,称为硬化性肺结核,严重影响肺功能,甚至功能丧失。此时,由于病变处毛细血管床减少,肺循环阻力增加,肺动脉压增高,导致右心负担加重,进而引起肺源性心脏病。

此外,由于空洞和支气管相通,空洞内大量结核杆菌可随痰咳出而成为本病的传染源(开放性肺结核);若大血管被侵蚀可引起咯血;如空洞穿破肺膜,可造成气胸和脓气胸;如咽下含菌痰液,可引起肠结核。

(4)干酪样肺炎:常发生在机体抵抗力极差和对结核杆菌敏感性过高的患者。是由于大量结核杆菌经支气管播散引起,在肺内可形成广泛渗出性病变,并很快发生干酪样坏死。按病变范围可分为大叶性和小叶性干酪样肺炎。受累肺叶肿大、实变、干燥,切面淡黄色、干酪样;有时干酪样坏死液化,可形成多数边缘不整齐之急性空洞,并进一步引起肺内播散。镜下见,肺泡腔内有浆液、纤维素性渗出物,内含以巨噬细胞为主之炎细胞,并可见广泛红染无结构之干酪样坏死。临床有高热、咳嗽、呼吸困难等严重全身中毒症状,如不及时抢救,可迅速死亡(称为"奔马痨")。

(5)结核球:结核球又称结核瘤,是一种直径 2～5cm 孤立的纤维包裹性球形干酪样坏死灶。多数为单个,偶见多个,常位于肺上叶。可以由浸润型肺结核之干酪样坏死灶纤维包裹形成;也可因空洞的引流支气管被阻塞,空洞腔由于干酪样坏死物填满而形成;有时亦可由多个结核病灶融合而成。结核球是一种相对静止的病灶,临床上常无症状,可保持多年而无进展;但当机体抵抗力降低时,可恶化进展,在肺内重新播散。由于结核球有较厚的纤维膜,药物一般不易渗入发挥作用。X 片有时需与肺癌鉴别,故临床常采用手术切除。

(6)结核性胸膜炎:在原发性和继发性肺结核的各个时期均可发生。按其病变性质,可分为湿性和干性两种,以湿性多见。

1)湿性胸膜炎:又称渗出性胸膜炎。较多见,常见于 20～30 岁的青年人。大多为肺内原发病灶的结核菌播散到胸膜引起,或为结核杆菌菌体蛋白发生的超敏反应。病变为浆液纤维素性炎。渗出物中有浆液、纤维素和淋巴细胞,有时有较多红细胞。浆液渗出多时可引起胸腔积水或血性胸腔积液。临床上有胸痛及胸膜摩擦音,叩诊呈浊音,呼吸音减弱。积液过多时可压迫心脏。或致纵隔移位。一般经适当治疗 1～2 个月后可吸收。有时渗出物中纤维素较多,表现为纤维素性胸膜炎,则不易吸收而发生机化与粘连。

2)干性胸膜炎:又称增生性胸膜炎。是由肺尖下结核病灶直接蔓延至胸膜所致。常发生于肺尖部,多为局限性,病变以增生性病变为主,很少有胸腔积液。痊愈后常致局部胸膜增厚、粘连。

综上所述,原发性肺结核与继发性肺结核在多方面有不同的特征。

三、肺结核病引起血源播散性肺结核病

原发性和继发性肺结核病恶化进展时,细菌可通过血道播散引起血源性结核病。除肺结核外,肺外结核病也可引起血源性结核病。

由于肺内原发病灶、再感染病灶或肺门干酪样坏死灶,以及肺外结核病灶内的结核杆菌侵入血流或经淋巴管由胸导管入血,可引起血源播散性结核病。分以下类型:

1.急性全身粟粒性结核病

结核杆菌在短时间内一次或多次大量侵入肺静脉分支,经左心至体循环,播散至全身各器

官(如肺、肝、脾、肾、腹膜和脑膜等),引起粟粒性结核,称为急性全身粟粒性结核病。病情凶险,临床有高热、寒战、盗汗、衰竭、烦躁不安,甚至神志不清等中毒症状,肝脾肿大,并常有脑膜刺激征。各器官均可见均匀密布、大小一致、灰白或灰黄色、圆形、粟粒大小的结核病灶。镜下见,病灶常为增生性病变,有结核结节形成,偶尔出现渗出、变质为主的病变。X线检查双肺可见密度均匀、大小一致的细点状阴影。若能及时治疗,仍可愈复,少数病例可死于结核性脑膜炎。若抵抗力极差,或应用大量激素、免疫抑制药物或细胞毒药物后,可发生严重的结核性败血症,患者常迅速死亡。尸检时各器官内出现无数小坏死灶,灶内含大量结核杆菌,灶周无明显细胞反应,故有"无反应性结核病"之称。此种患者可出现类似白血病的血象,称类白血病反应。

2.慢性全身粟粒性结核病

如急性期不能及时控制而病程迁延3周以上,或病菌在较长时间内以少量反复多次进入血液,则形成慢性粟粒性结核病。病变的性质和大小均不一致,同时可见增生、坏死及渗出性病变,病程长,成人多见。

3.急性粟粒性肺结核病

是全身粟粒性结核病的一部分,有时仅局限于肺。由于肺门、纵隔、支气管旁的淋巴结干酪样坏死破入邻近大静脉(如无名静脉、颈内静脉、上腔静脉),或因含菌的淋巴液由胸导管回流,经静脉入右心,沿肺动脉播散于两肺,引起两肺急性粟粒性结核病。临床上多起病急骤,有较严重结核中毒症状。X线见两肺有散在分布、密度均匀、粟粒大小的细点阴影。

4.慢性肺粟粒性结核病

多见于成人。患者原发灶已痊愈,由肺外某器官的结核病灶内的细菌在较长时间内间歇性地入血而致病。病程较长,病变新旧、大小不一。小的如粟粒大,大的直径可达数厘米以上。病变以增生为主。

5.肺外结核

也称肺外器官结核病,多由原发性肺结核病经血道播散所致。在原发复合征期间,如有少量细菌经原发灶侵入血液,在肺外一些脏器内可形成潜伏病灶,当机体抵抗力下降时,恶化进展为肺外结核病。

四、肺外结核

(一)肠结核病

肠结核病可分为原发性和继发性。原发性肠结核病很少见,常发生于小儿,一般由饮用未经消毒、带结核杆菌的牛奶或乳制品而感染。细菌侵入肠壁,在肠黏膜形成原发性结核病灶,结核杆菌沿淋巴管到达肠系膜淋巴结,形成与原发性肺结核相似的肠原发复合征(肠原发性结核性溃疡、结核性淋巴管炎和肠系膜淋巴结结核)。绝大多数肠结核继发于活动性空洞型肺结核病,常由于咽下含大量结核杆菌的痰引起。

继发性肠结核病85%发生在回盲部,其次为升结肠。病变多见于回盲部的原因,可能是由于该段淋巴组织特别丰富,结核菌易通过淋巴组织侵入肠壁,加之肠内容物通过回盲瓣处,滞留于回肠末端时间较长,增加与结核菌接触的机会。

根据病理形态特点,肠结核病可分为两型:

1.溃疡型

较多见。结核菌首先侵入肠壁淋巴组织,形成结核结节,结节融合并发生干酪样坏死,黏膜破坏脱落形成溃疡。病变沿肠壁淋巴管向周围扩展,使溃疡逐渐扩大,由于肠壁淋巴管沿肠壁呈环形分布,故溃疡多呈半环状,其长径与肠长轴垂直。溃疡一般较浅,边缘不整齐,如鼠咬状,底部不平坦,附有干酪样坏死物,偶见溃疡深达肌层及浆膜层,但很少引起穿孔或大出血,与溃疡相对应的肠浆膜面常见纤维素渗出和结核结节形成。结核结节呈灰白色连接成串,是结核性淋巴管炎所致。临床上有慢性腹痛、腹泻、营养障碍等症状。溃疡愈合后,由于瘢痕组织收缩,可引起肠腔狭窄。一般很少发生肠出血和穿孔。

2.增生型

较少见。病变以增生为主,在肠壁内有大量结核性肉芽组织和纤维组织增生,使病变处肠壁增厚、变硬,肠腔狭窄,黏膜可有浅在溃疡和息肉形成,故也称息肉型肠结核。临床上表现为慢性不完全低位肠梗阻。右下腹可触及包块,易误诊为结肠癌。

(二)结核性腹膜炎

结核性腹膜炎多见于青少年。大多继发于溃疡型肠结核、肠系膜淋巴结结核或结核性输卵管炎,少数可因血行播散引起。本病可分为湿、干两型,但通常以混合型多见。湿型的特点是腹腔内有大量浆液纤维素性渗出液,外观草黄色,混浊或带血性,肠壁浆膜及腹膜上密布无数粟粒大小结核结节,一般无粘连。临床常有腹胀、腹痛、腹泻及中毒症状。干型较常见,其特点是腹膜除有结核结节外,尚有大量纤维素性渗出物,机化后可引起腹腔脏器特别是肠管间、大网膜、肠系膜广泛粘连,甚至引起慢性肠梗阻。腹上部可触及横行块状物,为收缩及粘连之大网膜。由于腹膜有炎性增厚,触诊时有柔韧感或橡皮样抗力。坏死严重者病灶液化可形成局限性结核性脓肿,甚至侵蚀肠壁、阴道、腹壁、形成瘘管。

(三)结核性脑膜炎

结核性脑膜炎多见于儿童。常由原发复合征血道播散引起,故常是全身粟粒性结核病的一部分。成人的肺及肺外结核晚期亦可引起血源播散导致本病。病变以脑底部最明显,在视交叉、脚间池、脑桥等处,可见多量灰黄色胶冻样混浊的渗出物积聚,偶见灰白色粟粒大结核结节。镜下见:蛛网膜下隙内有炎性渗出物,主要为浆液、纤维素、单核细胞、淋巴细胞,也可有少量中性粒细胞。部分区域可发生干酪样坏死,偶见典型的结核结节病变,严重者可累及脑皮质,引起脑膜脑炎。病程较长者常并发闭塞性血管内膜炎,从而导致循环障碍而引起多发性脑软化灶。若病程迁延,可因渗出物机化粘连而致脑积水,出现颅内压增高症状和体征,如头痛、呕吐、眼底视盘水肿和不同程度意识障碍甚至脑疝形成。

(四)泌尿生殖系统结核病

1.肾结核病

最常见于20~40岁男性,以单侧多见。多由原发性肺结核血行播散引起。病变常起始于皮髓质交界处或肾乳头。病变初为局灶性,继而发生干酪样坏死破坏肾乳头而破溃入肾盂,形成结核性空洞。随着病变在肾内继续扩大蔓延,可形成多个结核性空洞,肾组织大部分或全部被干酪样坏死物取代,仅留一空壳。由于液化的干酪样坏死物随尿下行,输尿管、膀胱可相继感染受累。临床上引起尿频、尿急、尿痛及血尿、脓尿等症状。膀胱受累后可因纤维化而容积缩小(膀胱挛缩);如病变导致输尿管口狭窄,可引起肾盂积水,或逆行感染对侧肾脏。如两侧肾脏严重受损,可导致肾功能不全。

2.生殖系统结核病

男性泌尿系统结核病常波及前列腺、精囊和附睾,以附睾结核多见,病变器官有结核结节形成和干酪样坏死。临床上附睾结核表现为附睾肿大、疼痛,与阴囊粘连,破溃后可形成经久不愈的窦道。女性以输卵管和子宫内膜结核病多见。主要经血道或淋巴道播散,亦可由邻近器官结核病直接蔓延引起。临床可引起不孕症。

(五)骨与关节结核病

骨与关节结核病多见于儿童及青少年,因骨发育旺盛时期骨内血管丰富,感染机会较多。主要由原发复合征血源播散引起。骨结核多见脊椎骨、指骨及长骨骨骺(股骨下端和胫骨上端)。关节结核以髋、膝、踝、肘等关节多见。外伤常为本病的诱因。

1.骨结核

病变起始于松质骨内的小结核病灶,病变可有两种表现:

(1)干酪样坏死型:病变部出现大量干酪样坏死和死骨形成,周围软组织发生干酪样坏死和结核性"脓肿",由于局部无红、肿、热、痛,故有寒性脓肿(冷脓肿)之称。病灶若穿破皮肤,可形成经久不愈之窦道。此型比较多见。

(2)增生型:骨组织中形成大量结核性肉芽组织,病灶内的骨小梁渐被侵蚀、吸收和消失。但无明显干酪样坏死和死骨形成。此型较少见。

脊椎结核是骨结核中最常见者,多见于第10胸椎至第2腰椎。病变始于椎体中央,常发生干酪样坏死,可破坏椎间盘及邻近椎体。由于病变椎体不能负重,可发生塌陷而被压缩成楔形,造成脊柱后凸畸形(驼背),甚至压迫脊髓,引起截瘫。液化的干酪样坏死物可穿破骨皮质,侵犯周围软组织,在局部形成结核性"脓肿"。还可沿筋膜间隙向下流注,在远隔部位形成"冷脓肿"。如腰椎结核可在腰大肌鞘膜下、腹股沟韧带下以及大腿部形成"冷脓肿";胸椎结核时脓肿可沿肋骨出现于皮下;颈椎结核时可于咽后壁出现"冷脓肿"。如穿破皮肤可形成经久不愈的窦道。

2.关节结核

多继发于骨结核,常见于髋、膝、踝、肘等关节。如膝关节结核,常由于胫骨上端或股骨下端之骨骺或干骺端先有病变,当干酪样坏死侵及关节软骨和滑膜时,则形成膝关节结核。关节结核时关节滑膜上有结核性肉芽组织形成,关节腔内有浆液、纤维素渗出。游离纤维素凝块长期互相撞击,可形成白色圆形或卵圆形小体,称为关节鼠。由于软组织水肿和慢性炎症,关节常明显肿胀。若病变累及软组织和皮肤,可穿破皮肤形成窦道。关节结核愈合后,关节腔内渗出物机化可造成关节强直而失去运动功能。

(六)淋巴结结核病

淋巴结结核病常由肺门淋巴结结核沿淋巴道播散,也可来自口腔、咽喉部结核感染灶。临床上以颈部淋巴结(中医称瘰疬)最常见,其次为支气管和肠系膜淋巴结结核。病变淋巴结常成群受累,有结核结节形成和干酪样坏死。淋巴结逐渐肿大,当病变累及淋巴结周围组织时,淋巴结可互相粘连,形成包块。淋巴结结核干酪样坏死物液化后可穿破皮肤,形成多处经久不愈的窦道。

第四节 肺部恶性肿瘤

根据 TNM 分类,除原位癌及其他类型早期肺癌外,Ⅰ期和Ⅱ期肺癌均可手术治疗,属中期肺癌;Ⅲ期及Ⅳ期肺癌,因癌组织直接蔓延至邻近组织,或发生纵隔淋巴结等转移,或经血路有远距离转移不能手术治疗,则属晚期肺癌。

TNM 分期:临床上,根据 TNM 分类的不同情况,中、晚期肺癌可分为 4 期,即:

0 期:Tis(原位癌)。

Ⅰ期:包括ⅠA 期($T_1N_0M_0$)、ⅠB 期($T_2N_0M_0$)。

Ⅱ期:包括ⅡA 期($T_1N_1M_0$)、ⅡB 期($T_2N_1M_0$、$T_3N_0M_0$)。

Ⅲ期:包括ⅢA 期(T_1,$T_2N_2M_0$、T_3N_1,N_2M_0)、ⅢB 期(任何 TN_3M_0、T_4任何 NM_0)。

Ⅳ期:任何 T 任何 NM_1。

中、晚期肺癌无论大体形态还是组织学类型,基本上是相同的。

一、肺癌的大体类型

(一)按肿瘤发生的部位

肺癌可分为中央型和外周型两型。

1.中央型

主要是鳞癌、小细胞癌、大细胞癌和类癌;少部分腺癌也可是中央型。

2.外周型

主要是细支气管肺泡癌、腺癌,也有少部分鳞癌、小细胞癌、大细胞癌和类癌为外周型。大多表现为孤立的瘤结节,大小不等,也有多结节者。

(二)按肿瘤的大体形态

可把肺癌分为 4 型。

1.支气管内息肉样型

少见,主要是鳞癌及涎腺型癌,癌组织在支气管腔内呈息肉状生长,致支气管腔扩大,将其堵塞,而支气管外的扩散较轻微。中央型类癌也可向支气管腔内突出,呈息肉状生长。腺癌及肺母细胞瘤在支气管内生长呈息肉状者较少见。

2.结节型

多为外周型肺癌,一般呈球形,直径小于 5cm,与周围肺组织分界清楚。有时亦可为多结节型,可见于腺癌、细支气管肺泡癌和周围型类癌。

3.巨块型

较多见,且多为中央型。癌块较大,直径超过 5cm,以鳞癌为多,常伴有明显坏死,有的可形成空洞;小细胞癌亦常围绕大支气管形成巨块。

4.弥散型

癌组织在肺实质内弥散性生长,可累及一叶的大部或两叶,使组织发生实变。在影像学上,犹如大叶性肺炎,与周围肺组织之间无明显分界。此型一般为细支气管肺泡癌。

二、肺癌的组织学类型

一般情况下,根据光镜观察所见,即可确定肺癌的组织学类型,并不困难。但当癌组织分化特征不明显,光镜观察难以准确判断其组织学类型时,常需借助于免疫组化及电镜观察,明确诊断。

本章主要讨论来自支气管表面上皮的癌——具有腺、鳞分化的癌。

此种癌具有腺、鳞分化特征,包括鳞癌、腺癌、腺鳞癌及其他呈腺、鳞分化表型的癌。

(一)鳞状细胞癌

鳞状细胞癌是具有鳞状上皮分化特征的一种癌。它是肺癌中最多见的一种,约占肺癌的40%,98%患者与吸烟有密切关系,且80%为男性。在18%的鳞癌组织发现有HPV。鳞癌多为中央型,外周型远较中央型者少见。

1.中央型鳞癌

发生在段支气管及次段大支气管,因其常累及大呼吸道,故脱落的癌细胞从痰液中较其他癌易于发现。肿瘤常较大,在X线胸片或CT上,多为肺门或其周围的肿块。

(1)大体:从支气管内息肉样包块到肺实质巨大包块,大小、形态各异。肿块常呈灰白色或浅黄色,角化明显者则较干燥而呈片屑状,坏死、出血常见。1/3病例见有空洞,并可发生继发性感染,或有脓肿形成。如间质有明显的纤维组织增生则质较硬。

(2)光镜:诊断鳞癌的依据是癌组织有角化现象及细胞间桥存在。角化可为癌巢内形成角化珠,或为单个细胞的角化,即胞质内有角蛋白形成,呈强嗜酸性。这两种表现是鳞癌的分化特征,也是判定鳞癌分化程度的依据。

如癌组织有较广泛的分化特征,即角化明显,有癌珠形成,细胞间桥甚显著,则为分化好的;如癌组织中很少角化细胞,或仅见灶性不甚明显的癌细胞巢内角化显著细胞间桥,则为分化差的;居二者之间者为中分化鳞癌。

鳞状细胞癌常呈大小不等的癌细胞巢浸润生长,其周围间质可纤维组织增生,伴有急性或慢性炎细胞浸润。典型的癌巢愈往中心细胞胞质亦愈丰富,角化及细胞间桥愈明显,而外周细胞较小。其胞核多呈圆形、卵圆形,可深染,有时核仁明显,核膜染色质浓集。角化细胞的核形奇异、浓染而失去其结构。在角化碎片间常见急性炎症及异物巨细胞反应。在癌细胞巢中心常见有空腔。有些鳞状细胞可呈嗜酸性细胞样,是与其在超微结构上有丰富的线粒体有关。有些分化差的鳞癌,癌细胞可显示明显的黏着不良,可伴有多量炎细胞浸润。有的癌组织即使呈鳞状细胞样,但如缺乏上述分化特征,则不能诊断为鳞癌。如癌细胞较大,可诊断为大细胞癌。在典型鳞癌中,有时见有稀少的黏液空泡,不能将其视为腺癌的成分。如要诊断为腺鳞癌,腺体成分应超过10%。

(3)免疫组化:诊断鳞癌一般不需要进行免疫组织化学,如果需要,鳞癌细胞对高分子量角蛋白CK5/6、34βE12、EMA及包壳素呈阳性反应。

(4)电镜:癌细胞间有桥粒连接,并可见张力微丝附着,有的癌细胞间可见丝状伪足,胞质内有张力微丝存在。癌细胞分化愈好,桥粒与张力微丝数量愈多,发育愈好,反之,则数量少,且发育不充分。据电镜观察,鳞癌中有约49%伴有神经内分泌分化,即在鳞癌组织中见有少数含神经分泌颗粒的瘤细胞,与鳞癌细胞有桥粒相连接,或在同一个癌细胞内同时见有张力微丝束及神经分泌颗粒存在。这种鳞癌可称为鳞癌伴神经内分泌分化。

2.外周型鳞癌

发生自肺外周部的小支气管,甚至位于胸膜下,癌组织在肺实质内呈结节状。其组织形态特征不同于中央型鳞癌。

光镜:癌组在肺实质内浸润生长,而不损害气道,故在癌细胞巢中或其间常见残存的肺泡,肺泡上皮呈立方状,呈腺泡样结构(注意不要把此种现象误为腺鳞癌),有的癌组织也可从间质侵入肺泡腔内生长,可见鳞癌细胞巢几乎被肺泡上皮完全包绕的现象,十分少见。

3.鳞癌的变异型

(1)梭形细胞鳞癌:鳞癌组织有时可见梭形癌细胞,但完全由梭形鳞状细胞构成的癌较少见。此癌为鳞癌的一种特殊类型。

1)光镜:癌组织完全由梭形鳞状细胞构成,或由介于鳞状细胞和梭形细胞之间的过渡形细胞构成,或无明确的鳞癌分化特征,或可见不明显的角化细胞及细胞间桥,但癌组织与间质分界尚清楚。本质上它是一种分化差的鳞癌,电镜下梭形癌细胞具有鳞癌的分化特征。

2)免疫组化:梭形细胞 CK、EMA(+),vim、actin、desmin、CEA(-)。

(2)透明细胞鳞癌:在鳞癌组织中,透明细胞灶并不少见。有很小比例的鳞癌,癌组织主要或全部由透明细胞构成,但也具有呈鳞癌分化特征的少量癌组织,可见二者相互移行形成癌细胞巢。

鉴别诊断:此癌应注意与肺的透明细胞癌相鉴别,后者呈实性团块,分化差,透明细胞癌核的异型性较著,且无鳞癌分化的特征。

(3)小细胞鳞癌:这是一种分化差的鳞癌,癌细胞较小,核浆比例增大,胞质较少,但仍保持非小细胞癌的形态特征,核染色质呈粗颗粒状或泡状,有的癌细胞可见明显核仁。与小细胞癌的不同点是,癌细胞巢与其周围发育成熟的纤维性间质分界清楚,癌巢中心可见鳞状细胞分化灶,坏死不常见。

鉴别诊断:在诊断为小细胞鳞癌之前,应排除复合性小细胞癌/鳞癌的可能,这是鳞癌与真正的小细胞癌的混合。小细胞鳞癌缺乏小细胞癌核的特征性,具有粗颗粒状或泡状染色质及较明显的核仁,细胞境界较清楚,并可见角化。免疫组化及电镜观察有助于把二者区分开来。复合性小细胞癌神经内分泌标记呈阳性,而小细胞鳞癌阴性;在超微结构上,复合性小细胞癌既可见神经分泌颗粒,又可见含有张力微丝束的鳞癌细胞。而小细胞鳞癌的超微结构与一般鳞癌者类似,细胞内仅见张力微丝,而无神经内分泌颗粒。

(4)基底样鳞癌:此型鳞癌的特点是癌组织具有基底样癌的特征,即癌细胞巢周边的细胞呈明显的栅栏状排列,胞质较少,核深染,而位于癌巢中心的细胞则具有较丰富的胞质,并有明显的角化现象。

(二)基底细胞癌

此癌亦名基底样癌,较少见,多为中央型。

1.中央型

发生在大支气管,在支气管腔内呈外生性生长,堵塞管腔,并向管壁外浸润生长。

(1)光镜:癌细胞较小,呈立方状或梭形,呈实性分叶状或相互吻合的小梁状;核染色质中等,核仁不明显,核分裂象多见;癌巢中心可见凝固性坏死,其周边部癌细胞呈栅状排列,十分明显。

(2)免疫组化:AE1/AE3、CK7/CK6 大多数阳性,CEA、CK7、TTF1 亦有少数阳性表达者。

2.外周型

更为罕见,文献中尚未见报道。从小支气管发生的外周型基底细胞癌,癌组织在肺实质内浸润性生长,呈结节状,分界清楚。

(1)光镜:清楚地看到小支气管上皮下基底细胞增生、癌变现象。癌组织形态除具有基底细胞癌的特征呈相互吻合的不规则片块、小梁状外,癌巢周边部细胞亦呈栅栏状排列。此外,尚见与外周型鳞癌的相似之处,即在基底细胞癌巢内,亦见有许多残存的肺泡,肺泡上皮呈立方状或扁平,清楚可见,有的腔内尚可见尘埃细胞。

(2)免疫组化:癌细胞的免疫表型与支气管上皮的基底细胞类似,对低分子量角蛋白大多呈阳性表达,而对高分子量角蛋白亦可呈阳性反应。

(3)电镜:癌细胞间有小桥粒连接,并附有短的张力微丝,胞质内张力微丝不常见。

(三)腺癌

腺癌约占肺癌的 20%,在女性较男性多见。它的发生与吸烟亦有关,但较其他类型的肺癌为少。大多发生在肺外周部,它是外周型肺癌中最多见的类型,约占外周型癌的 60%。大多数腺癌在手术切除时已累及脏层胸膜。有时小的隐匿性腺癌可伴有广泛转移,或累及胸膜形成巨块。腺癌亦可为中央型,或甚至位于支气管内。

(1)大体:腺癌常位于胸膜下,为境界清楚的包块,其上的胸膜常纤维化增厚或呈皱纹状。腺癌的大小悬殊,可从小至 1cm 到大至占据一整叶。切面呈灰白色,有时呈分叶状,中央常有瘢痕形成,并有炭末沉着,可称之为"骄林溃疡"。坏死、出血常见。如癌组织有大量黏液分泌,则质软呈黏液样。如间质纤维组织增生明显则质较硬。肺腺癌如邻近胸膜,可侵及胸膜并可广泛种植,致胸膜明显增厚,而类似恶性间皮瘤,可称为假间皮瘤性癌。

(2)光镜:诊断腺癌的依据是癌组织有腺样分化的特征,表现为癌细胞形成分化成熟的管状、腺泡状,或有柱状细胞内衬的乳头状结构,或有黏液分泌。腺癌分化好者,上述分化特征明显。分化差者,上述分化特征不明显,多出现实性区,可见细胞内黏液,或仅见小灶性腺样结构,腺癌的间质常有明显的促纤维形成反应,成纤维细胞增生显著瘢痕癌时,间质纤维化更为明显,有大片瘢痕形成。有的腺骄林溃疡中可有大量淋巴细胞浸润。

根据腺癌的细胞、组织结构特征,可分为以下 6 种亚型。

1.腺泡性腺癌

在腺癌中最常见,占 40%。共同的特点是癌组织呈腺泡状或小管状。根据癌组织的分化程度,可分为 3 级,与其预后相关。

(1)光镜:癌组织分化好者由大小不等的腺泡状或小管状结构构成,其上皮细胞常为立方状或柱状细胞,有的可产生黏液,胞核圆形或卵圆形,大小较一致,可见小核仁及分裂象,胞质中等。腺管腔内有的可见蛋白性分泌物。腺管之间有多少不等的纤维性间质,其中有少量淋巴细胞浸润。

中分化者部分呈腺管状,核呈中度异型性,排列不整齐,多有明显核仁。有的腺管上皮细胞增多呈复层,或有的几乎呈实性巢,仅见一个或多个小腔,间质纤细,富于血管。有的间质中可见大量淋巴细胞和浆细胞浸润。

分化差者主要由实性巢构成,其中可伴有含黏液的癌细胞,并可见少数或偶见腺泡状结构的癌组织。

(2)预后:分化好者预后较好,5 年存活率为 16%~22%,分化差者预后较差。

2.乳头状腺癌及伴微乳头结构的肺腺癌(MPPAC)

(1)乳头状腺癌:真正的乳头状腺癌少见,男性较女性多,平均年龄 64.5 岁,多为孤立结节,平均直径 4.1cm,亦可多发。诊断时 45%病例已有淋巴结转移。

1)光镜:癌组织主要由高柱状或立方状上皮细胞形成较大的乳头状腺管构成,大小、形状极不等,可有或无黏液产生。突出的组织形态特征是含有纤维血管轴心的乳头,亦可再分支,乳头表面被覆的癌细胞异型性显著,胞核较大呈泡状,含有明显核仁。此癌的纤维性间质一般较少,其间常有淋巴细胞浸润,有的可见砂粒体。

2)鉴别诊断:需与乳头状型细支气管肺泡癌鉴别,后者保持肺泡基本结构,而非大的腺管,虽也有乳头状突起,但表面衬覆上皮为肺泡上皮,而非柱状或立方状腺上皮。免疫组化亦有助于鉴别诊断。

3)预后:均较细支气管肺泡癌差。

(2)伴微乳头结构的肺腺癌(MPPAC):其组织学表现为无纤维血管轴心的微乳头簇漂浮在肺泡腔或密集的纤维间隙中,常见淋巴结转移,是一种独特类型的肺腺癌,且预后较差。

1)光镜:组织形态学上表现为无纤维血管轴心的微乳头簇[微乳头(MPP)],漂浮在肺泡腔或小乳头密集在纤细的纤维间隙中;另外一个变异型表现为无血管轴心小乳头漂浮在衬覆肿瘤细胞的腔内。单纯的浸润性微乳头癌很少见,常见与其他组织学类型的腺癌混合存在,可出现在几乎所有亚型的肺腺癌中。MPP 在肿瘤中所占比例从 1%~90%不等,有研究按微乳头所占比例进行分组:无 MPP,局灶 MPP,中等量 MPP 以及广泛 MPP,各学者划分的比例不一致。

2)诊断及鉴别诊断:诊断要点:①具有特征性的微乳头结构(经典型 MPP,即无纤维血管轴心的细胞簇漂浮在肺泡腔或密集在纤维间隙中),微乳头状结构需与乳头状腺癌中的真乳头鉴别,真乳头结构的定义为被覆单层或多层的腺上皮,中心为纤维血管组织的结构;而 MPP 表现为小的缺乏纤维血管轴心的微乳头簇,免疫组织化学染色显示 CD34/CD31 阴性;②变异型是指相似的微乳头漂浮在衬覆肿瘤细胞的腔内,类似细支气管肺泡癌;③因 MPP 易侵犯淋巴管或小静脉,常见淋巴结转移,故 MPP 在肿瘤中所占比例只要>5%就应在病理诊断中提出来;④MPP 可以出现在几乎所有肺腺癌亚型中;⑤免疫组织化学特点:肿瘤细胞巢团、微乳头表面(面向间质侧)EMA、E-cadherin、β-catenin 呈阳性表达,此外,MPPAC 需与原发于乳腺、膀胱、卵巢或涎腺的浸润性微乳头状癌转移至肺相鉴别,原发于肺的 IMPCa 免疫组化染色显示 TTF1⁺,CK7⁺,CK20⁻;若 CK7⁻,CK20⁺,则支持结直肠来源的 IMPCa;若 CK7⁺,CK20⁺,则支持尿路上皮来源的 IMPCa;虽然 BRST-2 在乳腺及涎腺的 IMPCa 均为(+),但ER、PR 几乎仅在乳腺中呈阳性表达;卵巢的 IMPCa WT-1(+)。

3)治疗及预后:微乳头为主型的腺癌预后差,即使早期诊断仍然预后不良。对于 MPPAC 首选的治疗方案还有待于今后的研究。由于这种类型的癌常见淋巴结转移,淋巴管及静脉瘤栓密切相关,具有高度侵袭性,故仅靠手术切除肿瘤明显是不够的。手术及综合性的放、化疗及靶向治疗有助于延长患者的生存期。

3.黏液性(胶样)腺癌

(1)大体:肿瘤可见于胸膜下,呈分叶状结节,切面呈胶样,黄白色。

(2)光镜:癌组织由极度扩大的肺泡腔隙构成,腔内充满大量黏液,形成黏液湖。分化好的柱状黏液性上皮衬附在增厚的纤维性肺泡壁上。黏液细胞也可形成大小、形状不等的腺样结构,腺管上皮细胞呈柱状,胞质较透亮,核位于基底部,有的含有黏液。有的见分化良好的癌细胞漂浮在黏液池中。

(3)免疫组化:除一般腺癌标记外,癌组织对 CDX-2 及 MUC2 呈阳性表达。

4.印戒细胞腺癌

此癌多发生在大支气管,诊断时首先要排除转移性,特别是来自胃肠道的转移性印戒细胞腺癌。

(1)光镜:癌组织呈实性团块状,由分化好、胞质充满黏液的印戒细胞构成,常在支气管软骨附近的间质浸润。根据免疫表型,此癌可分为肠型及肺型印戒细胞腺癌 2 类,需借助免疫组化来区分,肠型印戒细胞腺癌较常见,而肺型较少见。

(2)免疫组化:肠型印戒细胞腺癌,CK20、CDX-2、MUC2 呈阳性表达,预后好;而肺型上述 3 种抗体均为(一),则表达 TTF-1 及 CK7,预后差。

5.实性黏液细胞腺癌

(1)光镜:癌组织由分化不等的黏液细胞构成,形成较大的实性团块或癌巢,很少或几乎不形成腺管,间质为中等量纤维组织,将其分隔,与肺组织分界清楚。癌细胞分化好者呈印戒状,核较小偏位,胞质内充满黏液,呈半透明状,PAS 染色呈强阳性;分化较差者,细胞较小,核居中央,胞质内含有黏液不明显;分化中等者,细胞中等大小,核居中或稍偏位。这些癌细胞相互过渡,无明显分界。核分裂象不多见。

(2)电镜:癌细胞胞核奇形,呈蟹足状,胞质内细胞器少,含有大量不同发育阶段的黏液颗粒。成熟的黏液颗粒,大小不等,中等电子密度,可有或无膜包绕。小颗粒可融合为大颗粒。有时可见黏液颗粒从胞质内穿过细胞膜向细胞外排出的现象。

6.透明细胞腺癌

肺的透明细胞腺癌极罕见,在日常病理工作中很难见到。诊断时须除外转移性肾透明细胞癌的可能。

(1)光镜:癌组织位于肺实质,几乎全由立方状、砥柱状透明细胞构成,有明确的腺管形成,腔内充满红染的分泌物;癌细胞核圆形,大小一致,位于基底部,胞质透明,可见核分裂象。间质较少。

(2)免疫组化:癌组织 CK18(+)、CK7 部分(+)、CK5(一)、NSE(一)。

7.分泌性腺癌

分泌性腺癌较少见,WHO肺癌分类中尚无此型腺癌。癌组织的主要成分与分泌性乳腺癌相似。

(1)光镜:在呈腺样结构或实性巢的癌组织中,许多癌细胞的胞质内见有大小不等呈嗜酸性的分泌小球,呈圆形均质状,亦可位于细胞外。PAS 染色,分泌小球呈强阳性。

(2)免疫组化:瘤细胞 CEA 呈阳性,而分泌小球呈阴性。

(3)电镜:癌细胞内的分泌小球位于细胞间或细胞内微腔内,呈均质状。微腔表面见有微绒毛。

8.混合性腺癌

在常规工作中,除可见单纯的上述各种类型的腺癌外,由上述各型腺癌中的任何两种或两种以上的成分构成者亦较为常见,按单一的组织形态类型诊断较困难。如腺癌以某一种组织结构为主,占其肿瘤组织成分的 70%~80% 时,则以占主要成分的癌组织来命名;如果几种结构的癌组织之间难以区分主次,即可诊断为混合性腺癌,并按所占比例依次注明包括的各种腺癌成分。如混合性腺癌,包括乳头状腺癌及印戒细胞腺癌。

(1)免疫组化:对腺癌的诊断,一般无需进行免疫组化染色,因在光镜下基本上都能作出明确诊断。除非在某些情况下,如鉴别原发性和转移性腺癌,原发性肺腺癌和恶性间皮瘤。肺腺癌对 CK7、AE1/AE3、EMA、35βH11、HMFG-2、CEA、Leu-M1 及分泌成分呈阳性反应;甲状腺转录因子 TTF-1、E-cadherin 亦可阳性,有的可共同表达角蛋白及波形蛋白,对鉴别诊断有一定价值。

转移性腺癌可表达器官特异性标记,如甲状球蛋白(TG)、前列腺特异性抗原(PSA)、前列腺酸性磷酸酶(PAP)及绒毛素,对鉴别转移性甲状腺癌、前列腺癌及胃肠道腺癌有一定帮助。恶性间皮瘤新近也有一些间皮相关抗原问世,如 MS-2761、AMAD-2、thrombomodulin、calretinin 及 N-cadherin 等,在恶性上皮型间皮瘤呈阳性反应,有助于鉴别诊断。

(2)电镜:观察腺癌的主要特征是,癌细胞间及细胞内有微腔形成,其表面有微绒毛;癌细胞胞质内见黏液颗粒,为低电子密度、不透明或呈絮状的黏液物质,被一层清楚的膜包绕;不少腺癌具有 Clara 细胞的分化特征,即在癌细胞胞质内含有嗜锇性致密颗粒。腺癌细胞间可见连接复合体,也可有桥粒连接,但较鳞癌少。分化差的腺癌,要识别上述各种特征较困难,应注意识别其中间型细胞。少数腺癌亦可伴有神经内分泌分化,即在少数癌细胞胞质内,尚可见神经分泌颗粒。

(四)腺鳞癌

腺鳞癌是指在同一个肿瘤内有明确的腺癌和鳞癌两种成分并存,其中的一种成分最少要占整个肿瘤的 10%。故腺鳞癌的诊断应建立在对手术切除标本进行全面检查的基础上。如果在鳞癌组织中偶见含有产生黏液的细胞巢,或在腺癌组织中含有小的鳞状分化灶,均不能诊断为腺鳞癌,则应按其主要成分来命名。光镜下诊断的腺鳞癌并不多见,约占肺癌的 2%,大多数患者有吸烟史。

1.大体

腺鳞癌大多位于外周部,且常伴有瘢痕形成。

2.光镜

腺鳞癌含有明确的腺癌及鳞癌两种成分,二者的比例各异,或一种占优势,或二者比例相等。其组织形态特征如在鳞癌及腺癌中所述,二者均可表现为分化好的、中分化的和分化差的,但两种成分的分化程度并非一致,而是相互组合。两种成分可相互分开而无联系,或相互混杂在一起。此外,有的尚可见大细胞癌的成分,间质如同鳞癌或腺癌,可有炎细胞浸润。有学者报道,腺鳞癌的间质中可见细胞外嗜酸性物质沉着,类似淀粉样物质。电镜观察显示,此物质不是淀粉样物质,而具有基底膜样物质及胶原的特征。

3.电镜

观察发现,肺的腺鳞癌特别是在分化差的癌中远比光镜诊断者为多,可达近20%。电镜下,发现癌细胞具有分别向腺癌或鳞癌分化的超微结构特征,也可在同一个癌细胞内见有两种分化特征。

4.免疫组化

与鳞癌和腺癌两种成分表达者相同。

5.鉴别诊断

包括鳞癌、腺癌伴有上皮鳞化及高度恶性分化差的黏液表皮样癌。主要是后者与具有分化差成分的腺鳞癌的鉴别。黏液表皮样癌发生在近侧大支气管内,呈外生性,突入腔内,由表皮样细胞及黏液细胞杂乱混合构成,呈不规则片块,或有腔隙形成,杯状细胞通常散布在细胞巢内,而不形成腺管,亦无单个细胞的角化及鳞状细胞珠形成。而腺鳞癌多位于外周部,可见角化或细胞间桥。

(五)大细胞癌

大细胞癌亦可称为大细胞未分化癌,它是一种由具有大核、核仁明显、胞质丰富、境界清楚的大细胞构成的癌。它不具有鳞癌、腺癌或小细胞癌的任何形态学特征,即光镜下癌细胞大,未见有任何特异性分化特征时,始可诊断为大细胞癌。

1.临床表现

它约占肺癌的10%～20%,大约50%发生在大支气管。几乎所有患者均为吸烟者,平均年龄近60岁。影像学上大细胞癌可为中央型或外周型。

2.大体

肿瘤通常较大,直径一般大于3cm,坏死广泛且常见。可侵及胸膜及其邻近的组织。

3.光镜

癌组织常呈紧密分布的实性团或片块,或弥散分布呈大片,无腺、鳞分化特征。癌细胞较大,胞质中等或丰富、淡染,或呈颗粒状,或略透亮;核呈圆形、卵圆形或不规则形,有的呈多形性,染色质呈泡状或细颗粒状,核分裂象易见。有的可出现局灶性巨细胞,其胞核可比静止期淋巴细胞大3～4倍。大细胞癌组织坏死常见,且较广泛,而间质较少。有的大细胞癌可能见少数黏液阳性的细胞。如经黏液染色并淀粉酶消化后,见有丰富的产生黏液的细胞,则应诊断为实性腺癌伴黏液形成。

4.免疫组化

AE1/AE3几乎全部阳性,EMA70%阳性,35βH11近70%阳性。部分病例亦可表达EMA、CEA、CK7及vim。

免疫组化及电镜观察:大细胞癌的分化表型并无特征性,大多表现为腺分化,也可为鳞分化。有少数大细胞癌具有腺、鳞、神经内分泌三相分化表型。如有的表现为神经内分泌分化占优势,可称为大细胞神经内分泌癌,将其归入神经内分泌癌。故从分化表型上看,大细胞癌在一定意义上是一种混杂类型);在另一种意义上,它是一种暂时的类型。

5.大细胞癌的变异型

(1)透明细胞癌:肺原发性透明细胞癌极罕见,故在诊断此癌时,应先排除来自肾、甲状腺及涎腺等的转移性透明细胞癌。另外,因在肺鳞癌、腺癌中有的可出现局灶性透明细胞癌,不能诊断为透明细胞癌,只有当透明细胞占癌组织的 50% 以上,又无腺、鳞分化特征时,始可诊断为透明细胞癌。

1)光镜:由透明细胞构成的癌组织占优势成分,常呈实性片块,癌细胞较大,呈多角形,境界清楚,胞质呈透明状,或呈泡沫状,核较大,异型性明显,形状不规则,核仁显著,可见分裂象。组织化学染色证实,癌细胞内常含糖原,也可不含糖原,无黏液。

2)电镜:透明细胞癌无特征性超微结构,大多具有腺癌或鳞癌的分化表型特征,有的为未分化性大细胞癌。

(2)巨细胞癌:此癌罕见,大多位于肺外周部,也可为中央型。患者为吸烟者。当确诊时,多形成巨块,大者可达 15cm,并广泛侵袭和转移。此癌具有向胃肠道转移的倾向。

1)光镜:癌细胞巨大,多形性明显,除单核、双核及多核奇异形瘤巨细胞外,大多呈多角形,或相互结合成小巢,或结合不良,松散分布,犹如肉瘤。无论单核还是多核癌细胞均含有一个或多个核仁,偶见核内包涵体。癌细胞之间,常见有大量炎细胞浸润,除淋巴细胞外,尤以中性粒细胞为著。有的癌细胞质内充满中性粒细胞,称之为中性粒细胞侵入癌细胞。有些病例,可见有腺样分化灶或类似绒癌的结构。在 30%～40% 的病例,可伴有梭形细胞癌成分。

2)免疫组化:与大细胞癌类似,癌细胞通常显示 AE1/AE3、CAM5.2 阳性,有的波形蛋白亦阳性,EMA 偶尔阳性。

3)电镜:巨细胞癌特征性的超微结构是癌细胞有丰富的线粒体,涡旋状张力微丝样纤维及多对中心粒。有些病例与大细胞癌一样,亦可显示腺分化或鳞分化特征,以腺样分化者为多。

有学者发现数例巨细胞癌无论在免疫组化还是超微结构上,均显示神经内分泌分化特征,可称之为巨细胞神经内分泌癌,将其从巨细胞癌中分出,归为神经内分泌癌的第 5 型。

(3)梭形细胞癌:单纯的梭形细胞癌非常少见,但它常见于构成多形性癌的成分之一。它和多形性癌具有相同的侵袭行为。

1)光镜:癌组织主要为梭形细胞成分,具有肉瘤样生长方式,主间质分界不清,常与非肿瘤性结缔组织成分混合癌细胞常具有明显的多形性,可见异常分裂象。如肿瘤组织中尚含有鳞癌、腺癌、巨细胞癌或大细胞癌成分,则应诊断为多形性癌。

2)免疫组化:梭形细胞成分 CK 呈阳性表达,如角蛋白呈阴性,则难以与肉瘤区分,应做其他免疫组化,进一步明确诊断。

(4)多形性癌:此癌是一种分化差的癌,癌组织可由多种类型的癌混合构成,其中常见的是梭形细胞癌和(或)巨细胞癌成分,至少占癌组织的 10% 以上;而大细胞癌灶亦较常见,亦常伴有鳞癌或腺癌成分。

1)免疫组化:梭形细胞成分如显示上皮性标记 keratin、EMA 阳性,可证实为癌分化,如为阴性,则需与癌肉瘤鉴别。

2)鉴别诊断:免疫组化及电镜观察,有助于把多形性癌和癌肉瘤区别开来。癌肉瘤的上皮成分无论是鳞癌、腺癌还是大细胞癌,上皮性标记呈阳性表达,而梭形细胞成分上皮性标记阴性,vimentin 呈阳性。如含有其他异质性恶性成分如骨、软骨、横纹肌等,诊断为癌肉瘤更无问题。

(六)淋巴上皮瘤样癌

此癌在多方面与发生在鼻咽部的淋巴上皮癌相同,在肺较罕见,但有报道,在远东地区较多见。肿瘤多位于肺实质内。有人在癌组织的石蜡切片上,用原位杂交技术检测 EBER,癌细胞显示强的核信号,提示 EBV 在此型肺癌的发病中可能起作用。

1.光镜

癌的组织形态与鼻咽部淋巴上皮癌完全相同。癌细胞大,胞质中等量,核呈泡状,核仁十分明显,形成大小不等的片块或呈巢。这些未分化的癌细胞巢无腺、鳞分化特征,被有多量淋巴细胞、浆细胞浸润的纤维性间质包绕,癌巢内亦有淋巴细胞浸润。

2.免疫组化

AE1/AE3、高分子量角蛋白大部阳性表达,低分子量角蛋白、CK7、EMA、Vim 少部分阳性,NSE、CgA、Syn 少数细胞呈阳性表达。

第四章 循环系统疾病病理诊断

第一节 基本病变

如果不专门指明心肌细胞,一般所称的心肌系指心壁以肌肉为主的构成部分,包括心肌细胞、间质、神经纤维和小血管等。一系列心肌细胞有规则的组合系统称为心肌纤维。心肌细胞是横纹肌的一种,胞浆内有大量排列有序的肌原纤维,其基本收缩单位是肌节,它与骨骼肌的区别在于心肌细胞的核位于细胞的中心,细胞间端一端以闰盘相连,侧一侧以少量胶原纤维连接。心脏传导系统的细胞也是心肌细胞,但它的肌原纤维明显稀少,而糖原含量丰富。

心肌细胞的分化和完善是个逐渐演变的过程,初始阶段细胞圆形,胞浆内出现由粗、细肌丝组合有序,且附着在 Z 带物上,构成雏形肌节,发育的较早阶段其排列方向较不一致,随着生长进程,细胞逐渐变长,出现特化性的闰盘,相互连接,细胞内的雏形肌节也逐趋成熟,方向也随着一致起来,并沿细胞的长轴排列成为完整的肌节。这是个同向分化和组合的成熟过程,它的中断将影响心肌的工作效率。发育不完善的心肌细胞称为心肌样细胞,它不仅要有与心肌细胞相同的化学组分,还必须具备雏形肌节,但这种细胞不一定有特异性的细胞间连接。在细胞间连接上有肌节附着的才可认定为闰盘。

一、心肌细胞肥大和萎缩

心肌细胞肥大是适应心脏收缩功能增强要求的形态表现,而萎缩是收缩功能减退的表现,因此心肌细胞形态学上的增大可以是病理性改变,也可能是适应性改变,其鉴别要考虑职业、性别特点。形态学方面判断心肌细胞是否肥大,一要看细胞的体积,二要看形态,尤其细胞核的形态。心脏不同部位的心肌大小不全相同,左心室的心肌细胞的平均直径最大,在 $13\sim20\mu m$(细胞长约 $100\mu m$),右心室次之,心房肌最小。肥大心肌细胞的核一般染色较深,细胞核的形状较不规则,常有分支,形如分叉的鹿角,尤其在横切片面上肌原纤维粗大,常呈不规则的颗粒状。而心肌细胞的萎缩当然体积较小,肌原纤维纤细,胞浆内核的两端常有脂褐素堆积,萎缩心肌细胞的周围一般有平行,但不甚致密的纤维增多。

心肌细胞直径的测定应取细胞核水平的正切横断面。在心肌的血液供应和营养状态良好条件下的心肌细胞肥大,细胞的平均直径增至 $40\mu m$ 以上也不一定伴有心肌细胞的变性或萎缩。一般部分心肌细胞肥大的同时或多或少伴有一些散在或灶状分布的心肌细胞变性或萎缩区,并有间质纤维增生。因此,病理状态下的心肌细胞肥大虽也是代偿表现,但总伴有程度不一的心肌萎缩出现。

心肌肥厚是指心壁的增厚,其包括心肌细胞数的增多、心肌细胞肥大和间质增生等在内的综合表现,因此心肌肥厚与心肌细胞肥大的科学含义并不相同。

二、心肌细胞变性和心肌脂肪浸润

1.空泡变性

是一类形态上心肌细胞内出现空泡的变性。因变性的程度不一,且不同阶段的表现会有差异,因此不同阶段的变性有不同的名称,如颗粒变性(混浊肿胀)、空泡变性和水样变性等,但其微观病变都以线粒体肿胀、肌浆网扩张、细胞内水肿为基本表现。颗粒变性是心肌细胞内肌原纤维间出现较多的嗜伊红颗粒,横纹模糊,细胞体积增大,但细胞核基本正常。变性进一步发展时,肿胀加剧,出现线粒体嵴断裂、溶解,形成空泡,称为空泡变性,如伴有较重的细胞内水肿,就成为水样变性。变性多见于缺血、缺氧、感染、中毒和代谢障碍等。

2.脂肪性变

是指心肌细胞内出现大小不等脂滴的病损,分散在肌原纤维间,脂滴通常比较细小,但大的直径可达 $2\sim10\mu m$。脂肪性变在石蜡切片上也呈空泡状。以甲醛固定的组织,要用冷冻切片,脂肪染色或用锇酸固定等才能使脂滴显现。脂肪性变多见于急性感染、中毒、缺血和缺氧等。

3.心肌脂肪浸润

是一类与心肌细胞脂肪性变不同的病理形态改变,是指心肌细胞间脂肪组织的超常增加。正常心脏的脂肪组织主要分布在心外膜层,并随冠状血管和(或)神经纤维深入心壁的浅肌层,这种表现称为脂肪嵌入,是心壁脂肪的正常分布表现。一般右心室心肌间可见少量脂肪组织,左心室心肌间极少出现,但随着年龄的增长而增加。如脂肪细胞成团出现在心肌间,或近心内膜处,一般是病理性的脂肪浸润,多见于心壁肌的萎缩、发育异常和某些特殊类型的心肌病,如致心律失常性心肌病等。

4.黏液性变(嗜碱性变)

是心肌细胞的一类非特异性改变,多见于心室肌细胞内,往往散在分布。嗜碱性物呈浅蓝色,颗粒状,也有呈深蓝染的不规则团块,初期常聚于核周,分布在肌原纤维间,PAS 染色呈阳性反应,不能被淀粉酶消化,甲苯胺蓝染色呈异染性,一般认为它是糖代谢的不溶性产物。黏液性变可见于正常人,尤其高龄者,有时也能见于非原发于心脏的患者,如甲状腺功能低下、黏液水肿、心肌肥大等。

三、心肌细胞的凋亡和坏死

心肌细胞的死亡有两种方式,一种是按预定进程的自然死亡,这是一种细胞衰老后的死亡,通称为凋亡;另一种是细胞受到生物、物理、化学等因素伤害后或细胞内在性代谢障碍造成的死亡,称为坏死。

凋亡:是机体生长发育、细胞分化和病理状态中一种由基因调控的细胞主动死亡过程。许多情况下细胞凋亡亦称为程序化细胞死亡(PCD)。其实细胞凋亡与 PCD 既有联系,又有区别。一般来说,细胞凋亡只是一个形态学概念,而 PCD 是一个功能上的概念,且不是所有的PCD 都表现出细胞凋亡的形态学特征。作为形态学过程,细胞的凋亡形态也可见于 PCD 之外的病理状态中,如超负荷引起的心肌细胞死亡等。凋亡细胞的特征是细胞失去水分,胞浆浓缩,细胞缩小,变得干瘪、皱缩,失去与邻近细胞的连接,内质网扩张成泡并与细胞膜融合,胞核浓集,染色质凝集在核膜旁,最后裂解成碎块,而溶酶体不破裂,线粒体无大的变化。最后细胞膜内陷,分割和包裹形成含各种细胞成分,表面形成有完整膜结构的小泡,这种小泡就是凋亡小体。凋亡细胞一般呈散在分布,周围无炎症反应和其他次级损伤,这些都可与坏死相区别。与在体形态不同,培养细胞的凋亡常不单纯地表现为固缩,而常伴有次级损伤。坏死(亦称为胀亡)是相对于凋亡的细胞死亡表现,是病理状态下的死亡表现,根据其光学显微形态,坏死可分为凝固性坏死和液化性坏死。

凝固性坏死多见于心肌梗死的中心区,细胞内水肿不明显,早期心肌细胞的嗜伊红色和肌原维的嗜 PTAH 均增强,肌原纤维极度收缩,变短,出现间断性断裂,形成粗细不一的不规则横纹,称为收缩带。透射电子显微镜观察表明,收缩带是肌节超过生理限度的过度收缩,出现间断性断裂,并集聚成团的形态现象,因此更正确地说,应该称其为"断裂凝聚带"。这种现象多见于心肌缺血后的再灌注区。具这种形态的坏死又称为收缩带坏死。

液化性坏死表现为心肌细胞肿胀,肌原纤维和细胞器广泛溶解、消失,细胞内极度空化,甚至只有核和胞膜的存留,整个心肌细胞犹如一个空鞘。同时细胞周围出现纤维增生、变粗,形成网架。最后核消失,网架塌陷,形成替代性纤维瘢痕。液化性坏死多见于心肌梗死的心内膜下区、血管周围和有些心肌病。在克山病,尤其是亚急性克山病心脏,此种病变非常广泛、严重。

凋亡与坏死的鉴别诊断坏死的特点是细胞肿胀,然后发生细胞破裂,引起炎症反应,凋亡则与坏死不同,它不累及其周围的邻近细胞,凋亡过程通常比较迅速,先是凋亡细胞与邻近细胞分离,并失去正常形态而变圆,然后出现凋亡的特征性变化,没有炎症反应,整个过程自始至终只需几分钟。小范围坏死的早期在形态上有时不容易与凋亡区分,最好配合应用组织化学技术等,从多角度加以鉴别。

标记 DNA 断裂产物 3′－羟基末端的 TUNEL 和 ISNT 是当前较常用的组织化学技术。TUNEL 是用终末脱氧核糖核苷酸转移酶(TdT)介导的原位缺口末端标记技术,ISNT 是用 DNA 聚合酶催化的原位缺口转移末端标记技术。TUNEL 标记法近来已成为鉴定和定量凋亡细胞的方法,但因断裂 DNA 标记的影响因素较多,因此用 TdT 末端标记必须同时设阳性和阴性对照才能使结果可靠。TUNEL 敏感性高,检测凋亡和总死亡细胞优于 ISNT,但不能区别晚期凋亡细胞和坏死。

四、心肌的纤维化、硬化和瘢痕

心脏局部胶原纤维增多,多分布在心肌细胞间或心内膜下区称为心肌纤维化,纤维一般呈零散分布或在心肌间平行方向排列,有的心肌纤维化区内可见萎缩的心肌细胞混杂其中。心脏的较大范围纤维化称为心肌硬化,硬化的心脏外观较僵硬。血管的纤维化往往导致管壁硬化,管腔缩窄或闭塞。

心肌细胞的再生能力极差,故心肌坏死区最常见的组织修复形式是瘢痕形成,即坏死组织完全为胶原纤维所取代,纤维排列不规则,常有呈辐射状伸展的邻近心肌细胞间的表现。陈旧的瘢痕组织较致密,其胶原纤维可发生玻璃样变性,或钙盐沉着。

五、细胞内或细胞外物的过量堆积

一般是病理性表现,较常见的有脂褐素、糖原、淀粉样物和钙盐的堆积等。

脂褐素是心肌细胞肌红蛋白代谢的终产物,被吞噬后形成残余溶酶体堆积在心肌细胞核的两极,为棕黄色颗粒,是细胞衰老的标志。

糖原是心肌细胞内固有的能源物质,传导纤维及幼年时心肌细胞内的含量丰富,由于一般的固定和处理均能溶解糖原,因此 HE 切片上出现空隙,如用纯酒精或专门的固定液,PAS 染色或用透射电镜均能显示出粗大的糖原颗粒,如过度堆积则是病态表现。

淀粉样物是一种蛋白质,在常规 HE 染色时呈伊红色,陈旧者略带蓝色,有异染性,用刚果红染色显深红色,在偏振镜下呈现出绿色光斑。淀粉样物在心脏易堆积在心内膜、血管壁及纤维组织间,常是全身性代谢障碍堆积的局部表现。

钙内流进入心肌细胞后常堆积在线粒体内,形成粗大高电子密度颗粒,有时这种颗粒中心密度低于外周,是心肌细胞损伤后钙过负的表现。

六、血栓和死后血凝块

生活状态下,血液在血管或心腔内凝结成的固体物称为血栓。血栓的形成与血管壁的损伤、血流轴流的破坏等有关。血栓的形成始于血液细胞成分离开血流轴心,血小板在管壁集聚、解体,连同析出的纤维素构成血栓的初始部分,呈灰白色,一般称其为白色血栓,也有叫其为血小板栓、血栓头。在白色血栓的基础上随着纤维素的进一步析出、在表面集聚,相互交织构成海绵状网架,架孔内网络了血流中的血细胞,其中有大量红细胞,故血栓的这部分呈红色,网架的表面如反复地有血小板吸附和纤维素的沉积就会形成灰红相间的大血栓,此种血栓称为混合血栓。在血栓形成过程中,因血小板层受血流冲刷影响而呈屈曲的波浪状,形如被海浪冲刷过的沙滩。静脉内的血栓,一旦原生血栓阻塞了管腔,使血流停迟而形成凝血块,血栓的这一部分称为副生血栓、红色血栓或血栓尾。如纤维素在微血管内析出,能阻塞微血管,这样的纤维素性血栓只有在显微镜下才能看到,故称微血栓,多见于弥散性血管内凝血。这种血栓在 HE 切片上呈红色透明的均质状,因此又可叫透明血栓。

死亡后的血液凝固与血栓形成的过程和机制不同,前者因受重力作用,血液成分逐渐沉降,由于不同类型血细胞的沉降速度不同,所以血凝块中不同类型的血细胞呈分层状分布,红细胞最重,居最下层,呈紫红色,其上分别为白细胞、血小板、纤维素和蛋白质,呈淡黄色,这一部分又称为鸡脂样凝块。死亡后血凝块除上述分层特征外,血凝块表面光滑,与血管壁和心壁没有牢固的连接,更不会有被海浪冲刷过的沙滩样形态。鸡脂样凝块最易见于右心腔,除左心室扩张外,由于心脏尸僵,左室腔内极少有死后血凝块。

七、死后自溶性改变和处理失当的人为性改变

死亡后心脏不能再获得氧和能源物质,最先出现的是心脏的挛缩,把心室腔内存留的血液挤入动脉,这是心肌在缺血、缺氧条件下的心肌挛缩和过度收缩的综合表现,这种现象称为心脏尸僵或“石样心”。心脏的死后挛缩在较健康的心脏较为明显,而有心力衰竭者,死后的挛缩反而不明显,如扩张性心肌患者。死后心肌自溶的形态表现类似于颗粒变性,且两者难于区别,所以外检材料应及时固定。在电子显微镜下,心肌自溶也会出现肌原纤维的过度收缩,肌节的断裂。尸检材料上看到的“心肌断裂”一般是闰盘非特化区的裂开,没有炎症反应,表明它发生于濒死阶段,不是生前病变,可能是心肌濒死阶段的钙离子大量内流,才造成闰盘的开裂,加之肌原纤维的挛缩,促成心肌断裂。濒死阶段的时限不一,死后自溶性改变的进程也不一致。

处理失当的人为性改变多见于外检样品采取时的组织挤压、不及时固定和制片过程中的干涸,造成组织变形、染色失当等。其次是固定剂选用不当,以致有些病理物质不能显示。

在实际工作中我们无论进行大体标本的肉眼观察,还是切片标本的显微镜下观察,所见到的病理表现往往是比较复合的,尤其在一种病损与另一种病损的交错存在时,需要仔细区分和辨认。

第二节 心肌炎

心肌炎是指心肌的局限性或弥散性急性或慢性炎症病变,可分为感染性和非感染性两大类。前者因细菌、病毒、螺旋体、立克次体、真菌、原虫、蠕虫等感染所致,后者包括过敏或变态反应等免疫性心肌炎,如风湿病,以及理化因素或药物所致的反应性心肌炎等。由病毒感染所致的心肌炎,病程在3个月以内者称为急性病毒性心肌炎。

一、病毒性心肌炎

大多数已知病毒,如脊髓灰质炎病毒、流感病毒、腺病毒、水痘病毒、流行性腮腺炎病毒、传染性单核细胞增多症病毒、巨细胞病毒、麻疹病毒、风疹病毒、传染性肝炎病毒、淋巴细胞脉络丛脑膜炎病毒、流行性脑炎病毒以及艾滋病病毒等都能引起不同程度的心肌间质炎,但主要是柯萨奇B病毒和埃可病毒。

病毒性心肌炎有的只是病毒感染损伤的一部分,有的则定位于心脏。成年人病毒性心肌炎的临床表现大多较新生儿和儿童病毒性心肌炎轻,急性期死亡率低,大部分病例预后良好。

重症病毒性心肌炎的病理表现为间质性心肌炎。急性期有心脏扩大,心壁苍白、柔软,间质水肿,间质和小血管周围有淋巴细胞、单核细胞为主的炎细胞浸润,伴有心肌细胞变性、坏死。慢性期表现为间质纤维化,主要集中在肌束间和小血管周围,并有延伸至心内膜,也可有散在的小瘢痕。

病毒性心肌炎无论临床表现,还是病理形态均没有特异性,因此确定诊断比较困难,临床上血清病毒滴度升高4倍以上有重要的诊断价值,心肌活检虽可认定病变性质,但用活检标本分离病毒的阳性率不高,近年来有用原位核酸杂交(PCR)或聚合酶链反应－单链构象多态性分析(PCR－SSCP)检测DNA或RNA的,有较高的阳性率。

二、细菌性心肌炎

一般是其他部位细菌感染的并发症状,如急性咽喉炎、扁桃体炎、白喉、肺炎流行性脑脊髓膜炎、细菌性心内膜炎等都能引起心肌炎。细菌性心肌炎也是间质性心肌炎。心肌间质、血管周围均可有成片或灶状炎细胞浸润。炎细胞的类型和浸润的广泛程度随感染细菌种类而异,有的甚至形成小脓肿,一般类型的炎细胞以单核细胞和淋巴细胞为主。并发于急性咽喉炎的等重症者,常有明显的心肌细胞变性、坏死和间质水肿。白喉性心肌炎的心肌细胞脂肪性变较突出,分布弥散,脂滴粗大,坏死心肌细胞形成粗大颗粒或团块,周围有巨噬细胞、单核细胞浸润。结核性心肌炎一般是血液播散或结核性心包炎、心外膜炎的直接扩散,病损部有特征性的结核结节。细菌性心肌炎的愈合一般都经肉芽形成瘢痕。

三、真菌性心肌炎

这种心肌炎一般是真菌感染累及心肌的结果,原发于心肌的极少。多见于长期使用抗生素、肾上腺类固醇皮质激素以及免疫抑制剂者。早期炎症病灶也散在分布于心肌间,进而可扩展和融合。菌种的不同,炎症灶的表现可有差别,有的出血、坏死突出,而炎症反应较轻,有的表现为以中性多形核白细胞为主的浸润,伴有组织坏死,脓肿形成。急性期病灶一般较易找到菌丝。菌种以念珠菌、曲菌、毛霉菌等较多见。慢性期有巨噬细胞反应和肉芽肿形成,甚至出现多核巨细胞,呈结核结节样形态,但其坏死不如结核彻底,也找不到结核菌,这是主要鉴别点。

四、药物和毒物性心肌炎

多种药物能对心肌造成损伤。基本有两种形式,一是药物或毒物对心肌的直接毒害作用,二是心肌对药物过敏引起的损伤。药物对心肌的直接毒害作用有明显累加和剂量依赖效应关系,可称为中毒性心肌炎。心肌对药物过敏引起的损伤在用药物后迅速发生,呈过敏性表现,故称为过敏性心肌炎。

中毒性心肌炎的心肌炎症是药物毒害造成心肌坏死的反应,而不是对药物本身的反应。心肌坏死一般呈灶性,有时只有 $1\sim2$ 个细胞,但在病损区有坏死心肌、炎症肉芽,到纤维化的愈合瘢痕同时并存。炎细胞以多形核细胞为主,也可有巨噬细胞,但嗜酸性粒细胞较少见。锑、砷、依米丁、氟尿嘧啶、锂以及吩噻嗪等制剂能引起心肌大片坏死。此外,白喉毒素、嗜铬细胞瘤分泌的儿茶酚胺长期作用,或口服苯异丙胺也能引起心肌坏死,出现炎症。

过敏性心肌炎也是间质性心肌炎,表现为心肌间和小血管周围有嗜酸性粒细胞、淋巴细胞和浆细胞浸润,尤其以嗜酸性粒细胞较突出,但心肌细胞变性、坏死较轻,停药后炎症可自行消退,甚至不留明显纤维化。过敏性心肌炎常出现血管炎和血管周围炎,但病变细胞纤维素样坏死较少见。

能致心肌损伤的常见化学物品简述如下:

一氧化碳:一氧化碳与血红蛋白结合所形成的碳氧血红蛋白,使丧失运输氧能力,导致组织严重缺氧。心肌对缺氧十分敏感,中毒早期有心肌细胞变性和间质出血、水肿;晚期则常引起心内膜下乳头肌灶性坏死。此外,心外膜和心内膜下多见斑片状出血。

氧:氧是保证心脏高效能工作所必需,环境中氧含量随海拔增高而降低。在海拔 $5000\sim5500$ 米处的氧分压约为海平面地区的 $1/2$。急性缺氧所致的心肌损伤主要表现为心肌细胞坏死;慢性缺氧所致的心肌损伤主要表现为心肌细胞变性、萎缩、代偿性肥大和间质纤维化。然而血氧含量过高也会引起心脏输出量和心肌收缩力的降低,造成氧中毒。氧过量可发生在高空飞行、深水潜水和医疗等所有使用供氧呼吸器的场合。氧中毒会导致肺动脉高压和肺源性心脏病,出现右心室肥厚和心力衰竭,原因是过量的氧既能直接抑制心肌功能,减少冠脉血流,又能使肺因氧中毒而致弥散性肺泡损伤和肺纤维化,肺动脉和体循环高压。氧中毒同样可造成心肌坏死。

酒精:长期大量饮酒可致心脏肥大、心肌脂肪变和纤维化,此病称为酒精中毒性心肌病,或酒精性心肌病。其发病机制尚不甚清楚。电镜下可见心肌细胞线粒体肿胀,嵴破坏,脂褐素增多,胞浆内脂滴明显增多。

二硫化碳:二硫化碳引起的心血管系统损伤多见于长期低浓度接触者(50mg/m³左右)。主要病损为动脉硬化,其形态改变类似于动脉粥样硬化。二硫化碳引起动脉硬化的原因,有人认为与它能引起高胆固醇血症有关;也有研究表明它能与胰岛素结合形成复合物而降低其活性,产生化学性糖尿病有关。最常见的病损部位为脑动脉、肾动脉和心血管系。主要表现为视网膜血管硬化,且易出血和发生小动脉瘤;肾脏病变为动脉毛细血管的透明性变,其病理形态类似于 Kimmelstiel—Wilson 型肾小球硬化症。心脏方面经流行病学研究,表明长期接触低浓度二硫化碳者,冠心病死亡率高于非接触者。病损可发生在一个部位或多个部位,同一患者不同部位的病损程度亦不相同。

铅:慢性铅中毒可使人过早发生动脉粥样硬化,也能引起血压升高和心肌肥大,有的甚至引起冠状动脉痉挛,发生"铅性心绞痛"。在临床上表现为心绞痛、心力衰竭、心电图 T 波和 S—T 段异常。形态上有心肌细胞坏死,肌原纤维分离,肌浆网扩张和线粒体肿胀等。

硒:硒的缺乏可使家畜发生白肌病,我国东北和西北地区也有这种以骨骼肌和心肌变性坏死为主的地方性缺硒病。心肌病变主要为凝固性坏死,或溶解性坏死,呈灶状或大片分布在心内膜下区。硒是谷胱甘肽过氧化物酶的组成部分,它是一种自由基清除剂。一些研究表明克山病的发病与缺硒有一定的关系。此外,硒对机体的影响也受一些地球化学因素的制约,如摄入过多的硫酸盐可降低动物对硒的利用;铜和锌的过量也能促进动物缺硒病的发生等。但硒的过量也可致病,硒中毒的心脏病变为心内膜和外膜下出血,心肌坏死,炎细胞浸润,心肌纤维化和瘢痕形成等。

钴:钴是维生素 B₁₂的组成成分,是一种必需的微量元素。钴缺乏可引起小红细胞性贫血。1965～1966 年间,加拿大魁北克等地在长期大量饮用啤酒的人中爆发一种心肌病,认为与钴中毒有关。其主要表现为呼吸困难、发绀、心跳加快,并有严重心力衰竭、心脏增大,部分病例心腔有附壁血栓。镜下见心肌呈弥散性变性,间质水肿和灶性纤维化。钴对心肌损伤的机制不十分清楚。一些研究表明,病因可能是多因素的,除钴的作用外,如食物中缺乏蛋白质、硫胺素、镁等必需营养物质的缺少可能有关。过多摄入酒精也可与钴起协同作用。

真菌毒素:蒽环类抗生素如柔红霉素和多柔比星(阿霉素),是一类用于治疗癌症的抗生素,常能引起扩张型心肌病。用药后数分钟即可产生心肌细胞核仁崩解。多柔比星的急性作用包括低血压、心动过速和心律失常。慢性病变包括心脏扩大、心肌细胞变性和萎缩,伴有间质水肿和纤维化。另外,霉烂玉米等的串珠镰刀菌毒素也可损害心肌。急性期表现为心肌水样变性、灶性肌溶解和坏死,进而出现心肌纤维化。

五、原虫性心肌炎

引起本病的主要有枯氏锥虫病(Chagas 病)和弓形虫病。

Chagas 病是全身性疾病,但主要侵犯心脏,急性期锥虫在心肌细胞内繁殖,形成包囊,细胞膜完整。锥虫的虫体圆形或卵圆形,直径约 1.5 纳米,核卵圆。当包囊破裂,心肌坏死后出现灶性或弥散性淋巴细胞、浆细胞和嗜酸性粒细胞浸润,但这时已找不到锥虫。慢性期表现为心脏扩张、心尖部变薄,形成室壁瘤,有灶性或弥散性间质纤维化。少部分病例有肉芽肿形成,并出现多核巨细胞。

弓形虫病也常累及心肌,急性期弓形虫在心肌细胞内繁殖,破坏心肌细胞,并出现淋巴细胞、单核细胞、浆细胞和嗜酸性粒细胞浸润。弓形虫呈卵圆形或新月形,长约 $3.4\sim4.3\mu m$,宽约 $1.3\sim1.7\mu m$,其核径几乎等于虫体的宽度。慢性期也表现为灶性或弥散性间质纤维化,心肌细胞肥大,心腔扩张,但此时已不易找到弓形虫,类似扩张型心肌病的外形。在器官移植、AIDS 晚期和用免疫抑制者可再现活动性心肌炎。

六、肉芽肿型心肌炎

本型心肌炎以心肌的炎症区内出现巨细胞,并有肉芽肿形成为特征,有肉样瘤病(结节病)和巨细胞型心肌炎两种类型。

肉样瘤病是累及全身的肉芽肿性疾病,在心脏的表现是小动脉和小血管周围散在由淋巴细胞、单核细胞、类上皮细胞和朗汉斯巨细胞组成的结核样结节,心肌间质纤维化明显,有的坏死灶内可见星状体或绍曼小体。星状体呈嗜酸性,中心有小而色深,呈放射状排列的芒刺状体。绍曼小体呈球形,表现为同心圆层状排列的钙化小体。肉样瘤病虽常见星状体,但非特有,星状体有时也可见于巨细胞型心肌炎。与结核不同的是结节病无干酪坏死,也找不到结核杆菌,但单纯的形态学手段有时也难以鉴别,而用 PCR 技术检测结核杆菌 DNA 会有较大帮助。

巨细胞型心肌炎是一类心肌间质炎症中有巨细胞,并形成肉芽肿的心肌炎,病灶直径约 2mm 或更大,散在或弥散分布于左室壁和室间隔,肉眼可见呈灰黄色或暗红色小点,镜下见病灶内有淋巴细胞、巨噬细胞、浆细胞和嗜酸性粒细胞等,中心有坏死,但不是典型的干酪性坏死,巨细胞在坏死的周围,有呈典型的朗汉斯巨细胞形态,有具多核巨细胞形状,也有肌源性巨细胞的某些迹象。

七、心肌炎的鉴别诊断

不同类型的心肌炎虽各有不同的病理形态表现,但它们的形态差异主要表现在急性阶段,在慢性期病损修复后均呈纤维瘢痕,因此心肌炎的病理形态学鉴别诊断主要依据急性期的表现。

(1)严格地说心肌炎和心肌的炎症性反应是两类性质不同的病理现象,例如心肌变性、心肌梗死的坏死心肌清除过程中会有炎症反应,尤其小灶性梗死时难与呈大灶性表现的心肌炎区别,但小灶性梗死毕竟呈与冠状动脉相关的区域性分布。

(2)全身性白细胞增多的一些疾病,心肌间质或心脏的小血管,尤其毛细血管内常有白细胞增多,如寄生虫感染的嗜酸性粒细胞增多,白血病等都可以在心肌间质有散在或小灶性集聚,但这种浸润一般不伴有心肌坏死。另外,心肌间质内的散在个别炎细胞,尤其淋巴细胞可见于心脏,不一定是病理性表现。

除外了全身性白细胞增多疾病和心肌炎症性反应,也就肯定了心肌炎症病变是真正的心肌炎了,至于是哪一种心肌炎,还要根据心肌炎症病灶的病理形态特征加以鉴别。

心肌炎和心肌炎症性反应与炎细胞的关系:①中性粒细胞可见于:早期病毒性心肌炎,细菌感染,细菌毒素损伤,真菌感染,梗死心肌的清除;②淋巴细胞可见于:病毒性心肌炎,立克次体感染,原虫感染,血管胶原病,药物反应,结节病,移植排斥反应,原因不明;③嗜酸性细胞可见于:寄生虫感染,嗜酸性细胞增多症,药物过敏,Wegener 肉芽肿,原因不明;④巨细胞可见于:结节病,过敏,Wegener 肉芽肿,血管胶原病,风湿性炎,类风湿性炎,感染性肉芽肿,异物肉芽肿,原因不明。

(3)细菌性心肌炎和真菌性心肌炎的急性期坏死病灶内一般都可以找到病原微生物,这有助于诊断的确立。

第三节 心肌病

对心肌病的认识有许多历史性的演变,其定义和分类现在还在不断完善之中,现已有把心肌病定义为一组由于基因缺陷、心肌细胞损伤、心肌组织浸润等使心肌直接受累的疾病,临床表现为心脏增大、心律失常,最后发生心力衰竭的疾病。最初归纳在心肌病范畴的疾病较多,全身或肺血管疾病、孤立的心包病以及结性或传导系统疾病外,任何心室肌结构或功能异常都归属于心肌病。能引起心肌疾病的病因有许多,最常见的有四类,因缺血性心脏病、瓣膜性心脏病、代谢紊乱、药物或毒物损伤等造成的,它们的病因比较清楚,称为特异性心肌疾病;一些原因不十分清楚,以前称为原发性心肌病或特发性心肌病,现已统称它为心肌病;另一类有地域性分布的心肌病,病因也不明,我国称它为克山病,其实它的分布不只限于黑龙江省的克山县,而较密集地分布在从黑龙江省到云南省的斜线地区。

20 世纪中叶开始已除外了先天发育畸形、瓣膜病、冠心病引起的心肌病损。按病因是否明确分为原发性心肌病或原因不明的心肌病和继发性心肌病或特异性心肌病。随着对心肌疾病病因学和发病机制研究的深入,表明心肌病与特异性心肌疾病的差别已不十分明确,但对这些疾病的划分意见还不十分统一。从病理角度看,心肌病的心肌病变有原生于心肌本身的,有包括继发于系统性疾病或心脏本身心肌以外病损的。前一含义是狭义的,仅指心肌自身的疾病;而后一的心肌病是广义的,指包括所有累及心肌的病损。

一、WHO/ISFC 工作组关于心肌病的定义和分类意见

早期心肌病的分类差别较大,同病异名常有出现,1995 年 WHO/ISFC(世界卫生组织/国际心脏病学会联合会)作了重新定义:原发性心肌病包括扩张型、肥厚型、限制型、致心律失常性右心室心肌病和不定型五类,特异性心肌病包括缺血性心肌病、瓣膜性心肌病、高血压性心肌病、炎症性心肌病、代谢性心肌病、围生期心肌病及系统性疾病、神经肌肉性疾病以及过敏性和中毒等所致的心肌病。这个分类虽然得到广泛认可,但不全面反映出心肌病最新研究成果,所以美国心脏协会(AHA)2006 年提出了新的定义和分类。把心肌病定义为一组表现多样的心脏伴有机械和(或)电功能障碍,有心壁肥厚或心腔扩张等的心肌疾病,分为原发性和继发性两类。这一分类引进了分子生物学和电生理诊断手段,不再把心功能不全作为定义心肌病的必要条件,不再把瓣膜病、高血压、冠心病等引起的心肌病变称为心肌病,也放弃了缺血性心肌病的名称,而把一般形态学手段不显示出组织结构变化,却可引起致命电活动活动异常的离子通道病归入心肌病范畴。由于当前大多数医院的诊断手段还没能达到这一分类的要求,因此这个标准还未被普遍采用。鉴于现在心肌病的临床诊断主要还是根据心室的形态和功能来认

定,为此 2007 年欧洲心脏病学会又提出了新的标准,按心室的形态和功能把心肌病分为肥厚型、扩张型、限制型、致心律失常性右心室心肌病和不定型五型。每一型都有遗传性和非遗传性、病因明确和不明确的区分,不再采用原发性和继发性。

二、心肌病病理

我国至今还没有自己的国家标准,采用的基本是 1995 年 WHO/ISFC 标准,近年来参考 2007 年欧洲心脏病学会提出的新的标准进行了完善,结合我国目前情况,在特异性心肌疾病中高血压性心肌病和炎症性心肌病的命名暂不采纳。把心肌病定义为有心功能障碍的心肌疾病,包括扩张型心肌病、肥厚型心肌病、限制型心肌病和致心律失常性右心室心肌病和不定型心肌病等。

病理诊断方面还没有建立独立的专用诊断标准,目前病理分类只是在上述临床分型的基础上对各型心肌病的形态特征进行了细化。从病理学角度考虑,心肌病的分类至少要包括病因、病变和功能改变三方面,可是现阶段许多心肌病的具体病因不明,只是粗略地划分为遗传性和非遗传性。形态方面只是按形态表现的类型,划分为肥厚型心肌病、扩张型心肌病;按心脏收缩功能区分出限制型心肌病;按电生理功能划分出致心律失常性右心室心肌病等。所以从病理学角度看,目前定义的心肌病只是一组有相似表现的一类疾病,不是有独有病因的单一疾病。

(一)扩张型心肌病(DCM)

以左心室或双心室扩张并伴收缩功能受损为特征。可以是特发性、家族性/遗传性、病毒性和(或)免疫性、酒精性/中毒性,或虽伴有已知的心血管疾病,但其心肌功能失调程度不能用异常负荷状况或心肌缺血损伤程度来解释的。本病常表现为进行性心力衰竭、心律失常、血栓栓塞、猝死。

本病的病理形态特点是心脏重量增加,全心性心腔扩大,而心壁变薄。心腔扩大的形态标志是除腔径增加外,肌小梁变细、变薄,紧贴心壁,肌小梁间常有附壁血栓,尤以心尖部最易出现。心内膜有灶性或弥散增厚,但其厚度一般不超过 3mm。心肌细胞有程度不一的变性和肥大,间质纤维增生,间有慢性炎细胞浸润。心肌的超微结构只显变性等非特异性改变。

从进行的心脏移植的受体心脏的病理表现看,扩张型心肌病的病理表现比较多样,主要表现为心肌广泛变性、间质纤维化等,病损的分布一般在侧壁和侧后壁较密集,有的伴小梁肥大,除心肌的不同形式变性外,有些病例的心壁存在发育不良表现,如心壁外层肌发育较差、较薄,有的心肌被成束的纤维和(或)脂肪替代。有发育不良表现的病例一般在较年轻时就有病症。这可能与心壁外层对心脏的收缩功能起着至关重要的作用有关,在存在心壁结构不良的状态下,附加其他夹杂致病因素的作用下更易造成伤害,而表现出心脏扩张。

因扩张型心肌病是一组病因不同,却有相似临床表现的疾病,不同病因的扩张型心肌病的晚期无明显特征,鉴别相当困难,要结合临床表现,参考 PCR 等检查,才有可能得出接近实际的诊断。

(二)肥厚型心肌病(HCD)

以左心室和(或)右心室壁肥厚为特征,常为不对称肥厚并累及室间隔。典型者左室容量正常或下降,常有收缩期压力阶差。有家族史者多为常染色体显性遗传,细肌丝收缩蛋白基因突变可致病。常发生心律失常和早发猝死。

本病在病理形态方面的特征性表现是心脏重量增加、心室壁增厚、左心室腔明显变小，而无心瓣口和流出道的狭窄。心室壁的增厚有全室均衡的，但多数是不均衡的局部性增厚，多位于室间隔的上部，也有在前、后壁的，室间隔的厚度甚至达心室壁的 2 倍以上。心壁的肥厚部分有的与附近心壁间的过渡比较缓慢，而有的比较突然，呈瘤样突出，这时要与心脏肌瘤鉴别。许多病例也有右心室壁增厚，通常累及流出道前壁。左室间隔上部，主动脉瓣下区心内膜常明显增厚，甚至厚达数毫米，与其对应的二尖瓣前叶也有增厚。心肌排列有奇特的显微形态表现，心肌细胞失去长方外形，也不按尾－尾相接方式联系，而绕纤维胶原中心无序地排列，心肌细胞间亦有纤维间隔，心肌细胞内的肌原纤维排列也失去同向性。有的肌间夹杂纤维，脂肪替代，这也反映出本病的心壁发育异常特性。肥厚型心肌病的这种心肌细胞区域性排列紊乱虽较特殊，但非特有，偶尔亦见于正常心肌。心肌的超微结构有的除显示细胞肥大外，有的在同一细胞内出现肌原纤维从 Z 带呈辐射状排列。肌间外径 $200\sim400\mu m$ 的动脉内、中膜平滑肌增生，排列无序，管腔狭窄，呈结构不良表现。

(三)限制型心肌病(RCM)

以单侧或双侧心室充盈受限和容量下降为特征，但收缩功能和室壁厚度正常或接近正常。能导致心室充盈受限和容量下降的主要有三类病症：①左心室心肌为原发性病损，心内膜、心室腔容积和收缩功能正常，而充盈明显受限，左心房充盈压和肺动脉压随右心室肥厚的发展而升高，这类又称为肌源性限制型心肌病；②因心内膜病损而致的舒张受限，如心内膜纤维弹力增生症；③因心内膜心肌炎、血栓机化等导致的心内膜增厚，使舒张和充盈受限，如心内膜心肌纤维化等。这类病症可为特发性的，也可伴发于其他疾病(如淀粉样变、嗜伊红细胞增多的心内膜心肌疾病等)，其中又可分为伴有嗜伊红细胞增多症和无嗜伊红细胞增多症两类，前者主要包括心内膜心肌纤维化和 Loffer 心内膜心肌炎，后者只因灶性或弥散心肌间质纤维化，而使充盈功能受限，但无明显心内膜纤维化。这类疾病中有些病因已经清楚而归入特异性心肌病系列中，按世界卫生组织及国际心脏病学会联合会(WHO/ISFC)工作组的建议，目前只有心内膜心肌纤维化和 Loffer 心内膜心肌炎还在"原发型心肌病"系列中。

心内膜心肌纤维化(EMF)病因至今不明，主要发生在潮湿热带地区，多见于非洲、拉丁美洲、东南亚和印度等，我国云南、广东、广西和浙江等地也有散发病例。心内膜心肌纤维化心脏外形和重量变化不大，双侧心内膜纤维化、明显增厚，尤以左心室更突出。心内膜纤维化主要位于心尖部，但可向心底部蔓延，乳头肌、肉柱被埋在其中，二尖瓣后叶常与心壁粘连。纤维化组织致密，常有玻璃样变、钙化。纤维化常延伸至邻近的心肌层，并有淋巴细胞。早期有嗜伊红细胞浸润。Loffer 心内膜心肌炎多见于温带地区，它的晚期病理形态与心内膜心肌纤维化有许多相似之处，但早期本病有明显的嗜伊红细胞浸润和附壁血栓形成。

(四)致心律失常性心肌病(ACM)

指心室肌逐渐被纤维脂肪组织取代，因此很长一段时间本病被称为"脂肪心"。早期表现为心壁出现区域性脂肪组织替代，晚期可累及整个右心室和部分左心室，但累及室间隔的相对较少。病变主要在右心室的称为致心律失常性右心室心肌病(ARVC)，本病常有家族发病表现，与闰盘的桥粒蛋白异常有关，呈常染色体显性遗传，不完全外显，也有隐性型，常发生心律失常,尤其青年患者,易发生猝死。Thiene 根据病理组织形态表现把本病分为脂肪瘤型和纤维脂肪瘤型,前者表现为右室漏斗部或整个右心室扩张;后者表现为三尖瓣后叶下方的后壁、心尖部或(和)漏斗部呈瘤样膨出。

本病的实质是心室壁发育不良,故被称为右心室发育不良症(RVD),不少患者在尸体解剖后才被认定,其主要表现为右心室扩张,心壁薄,心壁肌被纤维和脂肪组织取代。病损多见于右心室壁,尤其流出道部,纤维组织间有成团或散在心肌细胞,也可有淋巴细胞等慢性炎细胞浸润,部分病例出现心内膜和心外膜下纤维化。部分病例有附壁血栓。随着年龄增长,心壁脂肪和纤维组织也增多,尤以妇女突出。如出生时即有右心室壁心肌被纤维替代,称为 Uhl病,从病理学角度看它只是 ACM 的一类特型。因本病多发于右心室,故一般称其为致心律失常性右心室心肌病,其实左心室也常有累及,只是没有右心室突出。主要累及左心室的,有称其为"致心律失常性左心室室壁瘤"或"致心律失常性左心室发育不良",是否归入本病尚有分歧,但从其病理实质看两者是相似的,都应归属于心肌病范畴。

(五)不定型的心肌病

包括一些不完全符合上述任何一组的心肌病(如纤维弹性组织增生症、心室肌致密化不全型心肌病、收缩功能不全,但心室仅略扩张者、线粒体病等)。

心室肌致密化不全型心肌病是一类型被认识不久的心肌病,主要表现为心壁内层的肌小梁有大范围或区域性增多,呈海绵状结构,间隙深陷,其间有时出现附壁血栓。病变多见于左心室,部分同时累及右心室,但只累及右心室极少,病变位于心尖、侧壁和后壁者多,在心底部的极少。心脏的形成经历了从实心的心索到管状的心管,再经管壁的节段性外层增殖、内层吸收,使心壁增厚、管腔扩大,完成心室等的一系列形态演变。在此过程中,心壁的内层吸收是通过细胞凋亡来实现的,如出现中断或吸收不全,就会有心壁内层的肌小梁过多,呈海绵样结构,构成本病的形态特征。心壁的变薄不是发育不全的必有表现,有少部分是心力衰竭的后果。

三、特异性心肌疾病

指伴有特异性心脏病或特异性系统性疾病的心肌疾病,如缺血性心肌病、瓣膜性心肌病、高血压性心肌病、炎症性心肌病、代谢性心肌病、全身系统疾病、肌萎缩、神经肌肉性疾病、过敏性和中毒性反应、围生期心肌病等,本病均有相应的系统性疾病。

(一)酒精性心肌病

多见于长期过量饮酒者,其心脏的病理形态表现类同于扩张型心肌病。

(二)围生期心肌病

是一种以左心室扩张、心力衰竭的扩张型心肌病,多发生在妊娠后 3 个月和产后 6 个月间。

(三)心内膜纤维弹力增生症(EFE)

是一类心内膜以纤维弹力增生导致的心内膜增厚的病变,既有原发的,也有继发的。其病理组织学特征表现为心内膜呈白色半透明状,纤维呈平行排列,无炎症表现。原发者常伴有其他先天病损,如主动脉瓣和二尖瓣狭窄、冠状动脉发育不全、左心室发育不良或扩张。另一类心内膜纤维弹力增生见于婴儿,有心脏扩张和心力衰竭,容易引起猝死。

(四)心脏淀粉样物沉积、血色病、弥散性心肌细胞周围纤维增生等

常导致心脏的充盈功能受限,形态表现为心脏不大,心内膜不增厚,无附壁血栓,以前归入肌源性限制型心肌病。心脏淀粉样变病以心肌细胞外有淀粉样物沉积为特征。淀粉样物是一种无定形、嗜伊红着色的蛋白复合物,与碘的反应和淀粉相似,故名淀粉样物。早期淀粉样物呈纤细的索条围绕心肌细胞或呈小灶分布于血管壁、心内膜或心肌间质、心脏传导系统、瓣膜、心外膜、心壁小动脉、静脉、毛细血管、脂肪组织、神经组织等均可受累。严重者心肌被大量淀粉样物分隔,心肌细胞萎缩。在 HE 染色切片上淀粉样物呈均质淡红色,能被刚果红染成橙红色,对甲基紫有异染性反应呈红色,用硫黄素 T 染色能产生黄色荧光。透射电镜见淀粉样物分布在心肌细胞周围,细丝状,不分支,直径 8~13nm。

(五)糖原沉积病

是常染色体隐性遗传病,表现为糖原降解酶障碍,使糖原在细胞内堆积。左右糖原在心脏堆积的是Ⅱ、Ⅲ和Ⅳ型糖原降解酶,其中Ⅱ型能引起糖原在心脏大量堆积,使室壁变厚,心腔变小,室间隔的厚度与室壁厚度不协调。组织学检查表明心肌内有大量糖原,肌原纤维稀少。Ⅱ型糖原沉积病又称庞佩(Pompe)病,多见于婴儿,用骨骼肌活检组织检测,如 α 糖苷酶缺乏便可确定诊断。

四、克山病

克山病是一种地方性心肌病,我国主要分布在从东北大兴安岭、小兴安岭向西南楚雄地区走行的宽带状地域内,其主要病变是心肌多发灶性变性、坏死和瘢痕形成。临床上根据心功能状态和发病的急缓分为急型、亚急型、慢型和潜在型。急型起病急剧。亚急型发病较急型稍慢,主要发生在小儿,尤以 2~5 岁多见。慢型可由急型、亚急型或潜在型转化而来,主要临床表现为慢性心力衰竭。潜在型是最轻型的克山病,心功能良好。

克山病的心脏形态表现为重量增加,心腔明显扩张,呈球形或扁桃形。心内膜散在斑块状增厚,肌小梁扁平,肉柱间的隐窝间常有附壁血栓。心肌病变呈灶性,沿冠状动脉分支走行以簇状和葡萄状分布或包围血管以套袖状分布。心肌的变性有颗粒变性、脂肪变性及空泡变性。坏死有凝固性坏死和液化性坏死,心肌坏死溶解后间质保留,呈网络状空架,并逐渐移行于瘢痕。变性坏死过程的炎症反应一般不明显,病灶局部可见心肌间质细胞、巨噬细胞、嗜酸性粒细胞及淋巴细胞。心内、外膜除邻近心肌急剧坏死处有限局性炎症反应外,无明显炎细胞浸润。电镜观察虽可见线粒体肿胀、增生,嵴和肌原纤维破坏等心肌变性改变,提示心肌的氧化、还原代谢系统有损伤,但无特异的形态表现。

克山病四个类型的病理特点是急型以变性坏死为主,心内膜下心肌细胞的肌原纤维大量断裂、凝聚和钙盐沉着;亚急型多见于小儿,一般以坏死后空架及早期疏松瘢痕为主,病变广泛,呈典型的围血管分布;慢型以陈旧瘢痕为主,新、老病变并存,伴有心肌细胞肥大;潜在型以心肌间散在纤维瘢痕为主。

克山病经多年来病区的生活条件改善和积极防治,现在新发和慢性病例已较少见,散发病例的病理形态改变与扩张型心肌病极难区别。

五、心肌病的鉴别诊断

心肌病目前采用的诊断名主要是按心脏的功能和形态来认定,不同型的心肌病实际上不

是单一病因疾病,而是多病因的一类有相似表现的疾病,所以它的鉴别诊断首先要区分出特异性心肌病和传统意义上的原发性心肌病,前者病因比较明确,而后者较不明确,但其中有些疾病经过深入研究,病因逐渐清楚,例如扩张型心肌病有些是由病毒性心肌炎转化而来,克山病的病因虽也不明确,但有较大的地区性分布倾向。因此心肌病的诊断和鉴别诊断是个逐一排除过程,只有除外了特异性心肌病才考虑进入原发性心肌病的鉴别。

一般而言肥厚型心肌病的心壁致密层均有增厚,但要鉴别是真性肥厚,还是假性肥厚;扩张型心肌病的心壁外层变薄,有广泛变性或发育不完善的表现,肌小梁有的变细,扁平,但也有代偿性肥大的;限制型心肌病的心壁厚度在正常范围,但其心膜往往有弥散性纤维化,或心肌间质纤维化;致密化不全的心壁厚度有略增厚或稍薄的,但心壁的致密层一般变性不明显,而小梁层则明显增厚的;致心律失常性右心室心肌病的心壁肌均有纤维脂肪替代区,灶性的也是分布范围较大的。

有些心肌病因伴有心肌变性而出现炎症反应,但一般来说心肌病的炎症反应程度轻于感染导致的心肌炎,且以慢性炎为主,尤其淋巴细胞,炎症区无明显心肌细胞坏死迹象。

在原发性心肌病系列中,一般病损是全心性的,但也有不少只呈区域性表现,如一些类型的肥厚型心肌病和心室发育不良症,淀粉样变、慢性高血压和年龄相关的室间隔肥厚、主动脉狭窄、高收缩状态、Ⅱ型糖原沉积病以及母亲患有糖尿病的新生儿等可以产生不对称性室间隔肥厚的疾患。有把心肌排列紊乱作为肥厚型心肌病的特征性形态表现,但这是相对的,在有些先天性心脏病的心肌不但有区域性的成组心肌细胞排列无序,甚至在显微和亚显微水平也有肌原纤维的无序化表现。

总之,心肌病的鉴别诊断最好要结合心脏的大体形态表现,对活检材料也要紧密结合临床资料,以判断心脏表现是原发的还是继发的,是炎症性的,还是非炎症性的,在此基础上再进行类型和病种诊断。

第四节　心内膜病和心内膜心肌活检

一、心内膜病

心内膜系指被覆在心腔表面的纤维内皮层,它与心脏连接的大血管内膜延续,也与心瓣膜的表面延续和融合。只累及心内膜的原发病损不多,多数由心肌病损延及或与瓣膜病损并存。心内膜的原发病损或主要表现在心内膜的疾病以心内膜纤维弹力增生症、淀粉样变以及心脏黏液瘤最为常见。

(一)心内膜纤维弹力增生症(EFE)

是较常见的一种原发性心内膜疾病,多见于 6 个月以内的婴儿,临床表现为心脏扩大和充血性心力衰竭。病理形态表现为心脏圆钝,左心室内膜呈弥散性增厚,乳白色,厚者可达数毫米,表面光滑。显微镜检查见心内膜主要由胶原纤维和弹性纤维构成,纤维层致密呈平行排列,但无明显炎症表现。除左室外,也有累及其他心腔的。有的病例在增厚的心内膜近旁有心肌间质炎。

心内膜的纤维性增厚有些是继发的,像心腔的过度扩张、高血压等均可伴发弥散性心内膜纤维或纤维弹力性增厚,它与炎症性瘢痕不同,其区别在于后者的纤维排列紊乱,而有无伴随变性不是最主要的。

另一类继发的心内膜的纤维性增厚是局部的,多数是心内膜反应性增生的后果,如血流的冲击、心壁长期遭瓣叶的拍打、心内膜下心肌梗死区的表面、附壁血栓的机化等。

(二)感染性心内膜炎

是心内膜因感染病原微生物引起的心内膜炎症病变的总称,已知的病原微生物有细菌、真菌、病毒、衣原体、立克次体等。感染性心内膜炎往往与瓣膜的感染性病变同时并存,而心内膜病变往往只是它在心内膜的表现,如果病损延伸累及大血管内膜就成为血管内膜炎。感染性心内膜炎的特点是病损部有较大的赘生物形成,其间可找见细菌、真菌等微生物。赘生物的质地极脆,易脱落,造成远距离败血性栓塞。感染性心内膜炎病变有较大的组织腐蚀性,能引起瓣叶的穿孔或膨胀瘤的形成。在心内膜活检材料,上能看到的病变只是感染性心内膜炎的部分表现,有些可能是不典型的,要确定诊断需有炎性表现。感染性心内膜炎的临床表现,许多征象是由心瓣膜的损伤引起的,感染性心内膜炎的瓣膜病理见瓣膜病部分。

(三)淀粉样变性

常为全身病变的一部分,用心肌活检能检测到心内膜有淀粉样物,一般都有心肌的淀粉样变性。其病理形态表现请参阅心肌病部分。

(四)黏液瘤

多发自心内膜,多数突入心腔内生长,以蒂与心壁相连,瘤与心壁间常有鲜明的弹力纤维层分隔。

(五)其他

有些类型的心内膜病变往往与心肌病变并存,心内膜病变只是心肌心内膜疾病在心内膜部分的表现,像风湿性心肌心内膜炎、心肌淀粉样变性以及心内膜心肌炎等。观察到有这样形态特征的病变,只表明有心内膜病变和心肌病变存在,但单从形态仍难以确定心内膜病变和心肌病变间的因果关系。

二、心内膜心肌活检

心脏的外检病理材料除手术时切除组织外,另一来源是心内膜心肌活检(EMB)。导管式活检钳自1962年临床用于心内膜心肌活检采取以来,几经改进,现已成为一种较安全、简便的心肌活检技术。它能不经开胸就直接采取心内膜和心壁内层心肌组织进行病理学检查,为临床提供心肌和心内膜疾病的病理诊断和病变的分级资料等,尤其在心脏移植后的排斥监察方面有独到的作用,因此心肌活检术已成为心脏移植后的常规检测手段之一。我国大陆地区1981年开始用于临床,目前许多医疗单位已掌握了这一技术,为心内膜疾病、心肌炎、心肌病以及心脏移植后的排斥监察等积累了许多病理形态资料。

心内膜心肌活检组织都较新鲜,可除外许多一般病理检验的死后变化的假象性病损现象,并且随着电子显微镜、免疫技术、组织化学和细胞化学技术等在病理领域的应用,心内膜心肌活检不但可以检出一些疾病的早期病变和特征性病理改变,而且还能使有些特征性物质的检出和在组织或细胞内的定位成为可能。

(一)心内膜心肌活检的适应证和局限性

心内膜心肌活检样品多数从右心室的室间隔部采取,少数从左心室采取,组织一般包括心内膜及其邻近的心肌,心肌活检一般不能采取瓣叶、腱索和心壁较深部的组织,另外,活检组织的采取数毕竟有限,因此呈弥散分布的病变易于检出,相反呈不均匀分布的灶性病变,尤其对小灶性散在分布病变的检出率相对较低。现在比较公认的适应证有:①心脏排斥反应的监测和进行分级;②心肌药物性损伤等的监测和进行分级;③某些有特征性形态改变的心内膜心肌病的确诊,如心内膜心肌纤维化、心内膜纤维弹力增生症、心肌淀粉样变和心肌肉样瘤病等;④限制型心肌病和缩窄性心包炎的鉴别;⑤继发性心肌病,如储积性心肌病的诊断;⑥心肌组织的生化、组织化学、形态分析、药理学、免疫学和病原学等的测定和分析。

(二)活检样品的采集和处理

不同类型的心内膜和心肌疾病的病损范围不尽相同,同一疾病的不同阶段亦有不同的病理形态表现,因此活检标本采取的部位和时期对能否取得有病理诊断价值的样本至关重要,故心肌活检的采取部位应根据临床和影像资料等有目的地选择。样本采取数量随病变弥散程度而异,病灶分散者要适当多取,一般以 4～6 块为宜,每块约 3mm×2mm×2mm。组织采取时要轻,要快,避免挤压、牵拉等,以免造成形态假象。

采取的组织要及时固定,固定液体的选择要根据疾病的种类和检查目的决定。为一般目的,光镜可用 10％中性甲醛溶液,电镜可用 0.1mol/L 二甲胂酸钠缓冲的 2％～4％甲醛、2％～2.5％戊二醛,或二者的混合液固定,为显示糖原要用纯酒精固定,脂类的显示最好用冷冻切片。年龄、病种和病期的不同,心肌组织的含水量和间质量亦常有不同,因此制片时的脱水速度、透明等操作均要适度,以免过度收缩。获得良好的组织学和超薄切片是确保病理图像清晰,也是正确判读的必要条件。组织化学、细胞化学检测须有相应条件的对照。作为初筛和一般诊断目的,HE、PTAH 和 Masson 三色染色已经足够。根据初步观察再决定进一步措施,如根据需要再作 PAS、刚果红、细菌染色,其他免疫组织化学等。

(三)诊断和鉴别诊断

心内膜心肌活检组织一般较少,也较小,易造成观察范围的局限性,尤其心肌、心内膜病变不是呈弥散性分布者,更加大了心肌活检病理诊断的难度,另外,由于操作原因易出现挤压、凝血块、出血和急性肌凝性改变等假象,为此,心肌活检的病理诊断要更加注意形态辨认,严格区别病损与假象,才能确切判别病损的部位、类型和程度,是做出正确诊断的基础。组织挤压、凝血块、出血和急性肌凝等改变虽然有些是假象,但要与真正的病损做鉴别,确定是否为自然病损要参看心肌和间质是否有伴随病损。诊断和鉴别诊断的进行关键在于基本病变的辨认和假象排除。

炎细胞:炎细胞有中性多形核白细胞、淋巴细胞、浆细胞和嗜酸性粒细胞等,但不同类型炎细胞的出现频率随心肌炎的种类和病损期的不同而异。急性炎症多伴有心肌细胞变性或坏死,细胞和间质水肿,而慢性炎症常有间质纤维化。急性炎症可呈灶性或弥散分布,也可合并脉管炎或微栓。炎细胞虽多见于心肌炎,但亦可见于心肌病,不过心肌病的炎细胞以慢性炎细胞为主,并伴间质纤维化。

细胞肥大:以心肌细胞体积增大和核变形为特征,肥大可呈灶性或弥散,过度肥大者常伴有细胞的变性表现和相继的间质变化。心肌细胞肥大既可见于心肌病,亦可见于心肌炎等。心肌病的肥大,其细胞的核浆比常大于心肌炎,心肌细胞的无序排列虽常见于肥厚型心肌病,但小范围的心肌细胞排列紊乱亦可见于其他病因的心肌损伤区内。

纤维化和瘢痕纤维化系指心肌细胞间的纤维细胞或胶原、弹力纤维增多。轻者只有心肌细胞间纤维量增多,重者则可将心肌细胞分隔、包绕,有的伴有心肌细胞萎缩。瘢痕的纤维排列常无序,分布不规则。对心脏移植用心肌活检监察排斥反应时,多次活检后取到心肌瘢痕或瘢痕样组织时要仔细鉴别,以排除上次活检部位的组织修复表现。心内膜的纤维化有原发的,也有继发的,后者可见于心腔的长时间扩张、血栓机化,慢性缺血等。

心肌细胞的变性和坏死:急性炎症常累及心肌,引起细胞损伤,表现为细胞内水肿、线粒体肿胀,甚至坏死等;慢性炎症的心肌细胞损伤一般较不明显,但有纤维化区心肌可有萎缩;心肌病的心肌细胞变性以慢性营养不良性变或原因不明的嗜碱性变等为主,重度纤维化区亦可见萎缩心肌。

脂肪浸润:右心室壁心肌细胞间出现脂肪细胞是心壁的年龄性改变,但左心室壁出现脂肪细胞较少,如有较多的脂肪细胞出现或在近心内膜处的心肌间出现往往是病理性的。心壁的局部有脂肪细胞浸润或被纤维组织取代常见于致心律失常性心肌病。心肌细胞脂肪性变和心肌脂肪浸润是两个不同的病理形态概念,前者是心肌细胞内出现脂肪颗粒的一种变性病变。

冠状小动脉炎心肌炎或心肌病不是恒有冠状小血管的病损,但重症心肌炎可有血管炎。

总之,在光学和电子显微镜水平认定心肌、心内膜病变并不十分困难,但要确定是否为病变,是哪一类病变,有时会有困难。关键在于有些疾病没有特征性的病理形态表现,因此诊断和鉴别诊断要密切结合临床、影像资料,综合考虑。

第五节 心脏移植、人工瓣膜和支架置入病理

随着心脏外科技术的提高,医用生物材料的发展,心脏移植、冠状动脉旁路、人工瓣膜、人工血管以及支架置入等已成为心脏病治疗领域中日益采用的有效手段。这些方面的病理诊断问题已成为心血管病领域诊断病理要探讨的新任务。

一、心脏移植病理

心脏移植现已用于许多终末期心脏病的治疗,如扩张型心肌病、缺血性心脏病、瓣膜性心脏病、肥厚型心肌病、心脏肿瘤以及难治性心律失常等。移植心脏(供体心脏)的病理损伤主要表现在移植处理过程中造成的缺血-再灌注损伤和受体对移植心脏的排斥性反应。

(一)缺血-再灌注损伤

移植心脏从采取到移植完成虽都有一定的心肌保护措施,但都不可避免地要经历一段或长或短的缺血、缺氧过程,而移植完成后要给心脏血液供应(再灌注)。在此过程中造成的损伤就是缺血-再灌注损伤,这种损伤虽然起自供体心脏的采取和移植手术完成后的再灌注阶段,但它的损伤效应要存在到手术完成后的相当一段时间,以数小时到数天不等,视损伤的程度而

异,轻微的损伤是可恢复的,而严重的损伤都以心肌坏死、瘢痕形成为结局。

心肌缺血性损伤在未获得再灌注时,它的形态表现与急性心肌梗死相似,最初只有心肌细胞的嗜伊红性增强,但在获得再灌注后其状态出现剧烈的变化,即细胞水肿、核染色质边聚、线粒体肿胀、肌原纤维断裂凝聚等,血管毛细血管内皮极度肿胀,胞浆稀疏,管腔几乎闭塞。其形态表现雷同于心肌梗死的改变。

(二)排斥性反应

根据排斥反应的出现时间和反应的模式,一般区分为急性排斥反应和慢性排斥反应两类。急性排斥反应表现在心肌细胞间炎细胞浸润或(和)伴有心肌坏死,慢性排斥反应主要表现为冠状动脉病损,感染,以及淋巴细胞的增殖等。

急性排斥反应多见于移植术后的第一年内,表现为心脏充血而呈暗红色,心肌间质水肿,因浸润而显肿胀,质地变硬,伴有心包纤维索性炎及近心内膜区心肌出血。显微镜下见有心肌间质炎症,并有心肌细胞坏死。严重者伴有血管炎,内皮细胞肿胀,内膜表面有血小板及纤维素沉着,小动脉中层坏死、水肿。排斥反应的轻重程度主要反映在心肌间质炎症浸润程度和与其相伴随的心肌坏死程度。轻度反应者只有心内膜或(和)心肌间质水肿,血管周围出现淋巴细胞;中度反应时心肌间质和血管周围有成堆炎细胞浸润,伴有心肌坏死;重度反应时出现炎细胞大量浸润,且有中性粒细胞、嗜伊红细胞等,伴有心肌坏死,血管壁受损,有微血栓形成,间质出血。心脏移植后急性排斥反应的病理形态发展过程表明排斥反应开始阶段主要为心肌间质水肿,小血管周围有淋巴细胞浸润,随着反应加剧才出现心肌细胞变性和坏死,有中性粒细胞和嗜伊红细胞等炎细胞浸润,更剧烈时有血管的纤维素样变性和坏死等。

慢性排斥反应一般出现于心脏移植3个月以后,表现为冠状动脉内膜淋巴细胞浸润(内膜炎),继后平滑肌细胞在内膜增殖使动脉壁增厚,管腔狭窄,细胞外脂质和钙盐沉着,呈现出典型的动脉粥样硬化形态,但这种动脉粥样硬化性变常较弥散,能累及大、中和小动脉;感染是移植心脏的另一表现,且是主要的死亡原因之一,由于免疫系统的抑制,除细菌外可有病毒、真菌及原虫等感染;此外,心脏移植者易出现淋巴增生性疾患,尤其是淋巴瘤。

二、人工瓣膜置入病理

人工心脏瓣膜是一类经过人工加工制作而成的心脏瓣膜,用于替代病损的自然心脏瓣膜,完成相当于自然心脏瓣膜的功能,在形态结构上并不要求与自然瓣膜完全相同。人工瓣膜的结构尽管不全相同,但仍包括瓣环和瓣叶两个基本部分。瓣环用于支持瓣叶,其外周作为置入的缝合缘,内缘为血流的通道;瓣叶为一种能确保血液单向流动、随心脏周期活动的活瓣,血流向前时自动开启,在血液反流时自动关闭。目前各种人工瓣膜所用的材料不全相同,瓣叶用生物材料制作的称为生物瓣,而用非生物材料制作的统称为机械瓣。用同种或异种主动脉瓣经过加工制作成的心脏瓣膜代用品,虽然其结构和功能方面与天然的心脏瓣膜相似,但仍归属于人工心脏瓣膜范畴。

人工心脏瓣膜的临床应用,国外始于1960年,我国机械瓣的临床始于1965年,生物瓣始于1976年。几十年内我国接受人工心脏瓣膜置换的病例已数以千计,随着瓣膜制作技术和外科手术技术的改进,瓣膜的使用寿命、手术并发症等方面,近年来都有很大的进步。

各类人工心脏瓣膜的临床使用情况,各国在不同时期虽略有不同。一般来说,机械瓣相对耐用,而生物瓣术后无需长期抗凝,但各类人工心脏瓣膜的总体流体动力学性能相差不大,更因机械瓣和生物瓣各有一些无法相互取代的特点,故目前这两类瓣仍受到同样重视。

人工瓣膜置换术后最常见的病损主要有感染性心内膜炎、瓣周损坏和瓣周漏、血栓形成、瓣口的异物嵌顿、瓣的磨蚀等。就生物瓣而言,远期损坏主要是瓣叶的变性、钙化和纤维组织过度生长等致使撕裂或(和)硬化。

人工心脏瓣膜的损坏原因,在围术期与远期不全相同,围术期以瓣的感染、瓣周损坏、血栓形成等较为常见,而远期则以瓣环和瓣叶本身的损坏为主。

瓣的感染与术中或术后各种感染导致的病原菌侵入有关,术前心内膜炎、术后纵隔和肺部感染均易引发人工瓣的感染。20 世纪 70 年代以前,菌种以葡萄球菌最常见,近年来真菌感染的比例明显上升,达 50% 以上,革兰氏阴性杆菌的比例也有升高。有多种病菌合并感染者。

瓣周损坏和瓣周漏的发生与瓣的感染及瓣膜固着部组织的结构状态有关,感染性心内膜炎是一种对组织有较强腐蚀性的病变,能使组织变脆,缝线脱落等;另一个主要原因是原瓣周组织比较脆弱,或有程度不一的变性,使缝线不能有效地固着,造成撕脱,引起瓣周漏。瓣周漏形成的关闭不全程度取决于瓣周漏的范围。

人工瓣的血栓形成与瓣膜的种类和性能、手术创伤以及术后抗凝不足密切相关。它也与所用材料、加工精度(表面光洁度)、瓣膜的设计、总体流体动力学性能以及术后的抗凝措施是否积极、恰当以及置换瓣的位置等有关。人工瓣膜中,生物瓣的血栓形成发生率明显低于机械瓣。由于三尖瓣位于两个低压心腔之间,血流对机械瓣施加的驱动力远较高压的左心室为低,因此,尽管术后长期抗凝治疗,使凝血酶原活动度保持适度水平,有时仍不足以完全预防血小板的聚集和血栓形成,导致卡瓣。故有人认为,除非三尖瓣病变的严重,无法修补或成形的,才考虑进行瓣膜置换术,替换瓣膜以选用生物瓣较适当。

瓣口的异物嵌顿多见于机械瓣,异物可以是血栓、残留的腱索以及缝线等。腱索或缝线的嵌顿往往使瓣叶不能完全关闭,但也有因嵌顿使瓣口不能开启而猝死的。机械瓣的关闭不全也有因纤维组织过度地生长到瓣叶或瓣环上使瓣不能严密开闭,这与因血栓而使瓣失功的过程一样,一般时间较长,有进行性心功能衰退的表现。

瓣叶的变性和破损是生物瓣的重要损坏原因之一。生物瓣材料主要由纤维组织组成,它所含的弹力纤维抗变性能力虽远大于胶原纤维,可惜现在的许多生物瓣材料中主要含胶原纤维,所以它的变性是影响生物瓣使用寿命的主要因素。据阜外心血管病医院置入体内 1.9~21.5 年的 119 个牛心包生物瓣的病理观察,远期损坏的主要原因,多数是瓣的撕裂和穿孔,它们的微观病理又与胶原纤维变性有关,变性处胶原纤维松散,其间有纤维素样物堆积,变性较甚处,胶原纤维裂解成颗粒状。超微结构见变性胶原纤维最初仅有横纹消失,电子密度增强,进而肿胀增粗,并断裂成长短不一的高电子密度团块状物,有的呈纤维素样结构。变性纤维内有钙盐沉着。瓣叶变性最初多为散在、偶见,以置入体内 4 年以上者逐渐增多,且密集成区。变性以瓣叶与瓣架交界区及瓣叶基部区较为常见。钙化常与胶原纤维的变性相伴随,肉眼可见者多为置入体内 4~5 年以上者。变性是瓣叶撕裂、穿孔和钙化的基础病变。瓣叶的撕裂和穿孔均与胶原纤维的变性有关,是长期置入体内牛心包生物瓣的主要损毁原因。瓣膜的早期撕裂与瓣叶和支架脚处应力集中密切相关,撕裂多数由缝合线孔扩大而成,其边缘区虽也有散在胶原纤维变性,但早期撕裂主要是机械力作用的结果。只有植入体内时间较长者,撕裂缘有较明显的纤维变性区,可见胶原纤维变性,可造成瓣叶局部薄弱,使瓣叶易于撕裂,而瓣叶的应力集中亦可加速局部变性,加速撕裂的出现,故撕裂常出现在瓣叶与瓣架脚的连接处,只有变性较为弥散者才有瓣叶缘的其他部位和瓣叶基部的穿孔。撕裂瓣叶在相邻的两瓣叶者较多,且相邻两叶的撕裂口长度常不等。这可能与一瓣叶撕裂后造成瓣的关闭不全反而减轻了相邻一叶的张力有关。

钙化是生物瓣损坏的另一个重要原因,其基础病变亦是瓣叶材料的胶原纤维变性。钙化先是散在、亚细胞的,这时一般不影响瓣叶的柔韧性,不为肉眼所见,只有当瓣叶有较多的钙盐沉积时,才有瓣叶的变硬,并造成瓣叶表面的粗糙,或细小颗粒的出现。弥散性钙化是瓣叶变硬的主要原因,这时瓣叶常不能充分开启,单纯钙化者常致瓣口狭窄。

导致瓣口不能充分开启的另一个原因是瓣叶表面的纤维组织过度覆盖,造成瓣叶硬化。我们之所以称其为过度纤维覆盖是因为经戊二醛处理过的牛心包组织相容性较小,纤维组织不易沿其表面生长,在牛心包生物瓣,瓣架表面的纤维组织常仅延及瓣叶近支架处的 1～2mm。但有的瓣膜纤维生长到瓣叶的基部,达瓣叶面积的 1/3 或以上。这种瓣的瓣叶明显变硬,使不能充分开启。可见瓣叶与瓣架交界处的纤维生长有加强瓣叶牢固度的有利方面,但过度生长也会有碍其正常开启。总之要提高牛心包生物瓣的耐用性,改进瓣膜的结构,提高瓣叶材瓣的抗钙化和抗耐疲劳性能外,探讨瓣叶材料的组织相容性、自然变性的进程以及病损与体液因素间的关系等都值得重视。

机械瓣的磨蚀是决定机械瓣使用寿命的重要因素之一,因瓣膜材料多较耐用,瓣叶磨蚀而失功者极少,但也有因瓣架折断而使瓣膜失功者,所以机械瓣的这方面威胁远远小于血栓形成,另外,瓣周围的纤维组织也会沿瓣的表面生长,致瓣叶活动不灵活,甚至导致关闭不完全等。

总之,对生物瓣关键在于有效地控制组织变性,以防止瓣的撕裂、穿孔和钙化;而对机械瓣在于防止血栓形成和移植部位的炎症等导致的瓣周漏。

三、冠状动脉旁路移植血管病理

冠状动脉旁路移植血管有大隐静脉、乳内动脉以及胃网膜动脉等,这些血管在高血流和高血压状态下,血管壁会发生一些变化,有些是为适应改变了的环境,但有些变化则可导致移植血管的损伤,是病理性的。移植血管的内皮细胞损伤可引起血小板的黏附,释放平滑肌细胞有丝分裂因子,或因静脉暴露在动脉压而导致纤维肌性增生。纤维肌性增生一般始于术后 3 天以内,多数患者在 1 个月内达到稳定状态。少数患者可因发生严重的内膜增生而致管腔闭塞。同一患者的同一静脉,病损程度在不同的节段不全相同。严重者,病损部中膜可缺失而被纤维化组织替代。一周内死亡的患者有的可见中膜的坏死。移植静脉的早期纤维肌性增生常无粥样病变,但一些年后可有粥样病变发生,因此它是一种时间相关的现象,泡沫细胞弥散积聚在无内皮细胞的最表层,散在斑块分布在分支结扎处。随着时间的推移,内膜破坏处被泡沫细胞、内皮细胞、胶原纤维和纤维素性血栓覆盖。最后移植静脉被脂质和血栓堵塞。有些临床资料表明,高脂血症和高密度脂蛋白正常水平的降低可加速移植静脉粥样病变的发展。研究还表明,乳内动脉的看粥样硬化病损的能力大于静脉。

四、冠状动脉内支架置入病理

为预防 PTCA 后冠状动脉急性闭塞,常在冠状动脉内置入支架。支架有多种,有不同的结构,用不同的材料,如按支架置入后在体内存留的持续时间的久暂,分为可吸收支架和不可吸收支架,前者一般用高分子化合物造成,后者用金属材料造成。支架在体内的不良反应早期有血栓形成,后期与冠状动脉间的关系主要体现在组织相容性、支架对动脉壁的机械性压迫以及支架部组织增生引起再狭窄等。

(一)血栓形成和内皮化

不能内皮化是支架置入后是否能发挥应有作用的必要条件,支架表面过分光滑、支架与血管壁间有残留间隙以及支架部有血栓形成都能阻止内皮化的完成。支架与血管壁间有残留间隙是促使支架部血栓形成,使内皮化不能的原因,因此放置支架应有适当的扩展,使与血管壁密切接触。一旦支架部有血栓形成,常导致支架部闭塞,其后期将出现机化再通。支架表面适量的纤维素附着对内皮化的进行是必要的,但过度则不利。

(二)组织不相容性表现

支架附近的血管壁有纤维增生物、慢性炎细胞浸润,较重者出现巨噬细胞。支架附近的血管壁组织的坏死是较严重的组织不相容性表现,现在临床应用支架的严重组织不相容性损伤已较少见。

(三)支架对动脉壁的机械性压迫作用

如上所述为使支架与血管壁密切接触,支架应有适当的扩展,但过度的扩展能造成血管壁的压迫性萎缩,管壁重构,支架部中膜变薄,外膜纤维增生,有的内弹力板甚至移到支架腔内。

(四)支架部的组织增生

主要表现为内膜增生,其病理过程与 PTCA 后再狭窄相似,管腔狭窄可为同心性或略带偏心性。支架部的增生性管腔狭窄应与支架部的血栓机化再通相鉴别,机化血栓再通区早期有血栓和炎症肉芽,后期常有含铁血黄素,多窦状腔隙。

血管是个有弹性的器官,在体时腔内有血压支撑,处在扩展状态,但在进行病理检查时都已处在解压后的回缩状态,此时的管径和腔面积都已小于在体状态。尤其当血管腔内放置了支架或血管壁因病损而变硬时,病理检查时看到的这部分血管段,往往觉得病损部血管比无病损部血管粗大,其实是支架部血管或血管壁因病损而变硬部丧失弹性回缩能力的表现,另外,血管是个管状器官,对它的形态测量应尽量取正切横断面,否则倾切度越大,其长径越是增大,如不做必要的校正,测量数据难以代表真实情况,如无校正手段,不如只取短径测量更接近实际。对于血管内放射治疗后端段狭窄的真伪鉴别也是同样的道理。

第六节 冠状动脉粥样硬化和冠心病

一、冠状动脉疾病

(一)冠状动脉

冠状动脉是肌型动脉,由内膜、中膜和外膜组成。内膜与中膜间有内弹性膜;中膜与外膜间有外弹性膜。冠状动脉从主动脉发出,它的起始部分中膜仍有较多的弹性纤维,其后才过渡到中膜以平滑肌为主要成分的肌型动脉。冠状动脉的心表部分多数在心外膜的脂肪组织内,只有极少数进入肌间后再返回心外膜的(覆盖在冠状动脉部分的心肌称为肌桥)。冠状动脉进入心肌层后,大分支几乎垂直地在心肌间穿行,随着发出的分支增多,中膜平滑肌的层数减少,直径大约在 $50\mu m$ 左右移行为微动脉,并与心肌组织融为一体,构成为心肌的微循环网络体系。

内膜是冠状动脉最内层的结构,表面有内皮细胞被覆,构成冠状动脉的腔面。内皮下为疏松结缔组织,有散在的成纤维细胞和弹性纤维,以及少量平滑肌细胞。

内皮细胞大小较一致,扁平形,宽 $10\sim15\mu m$,长 $25\sim50\mu m$,厚度为 $1\mu m$ 左右,细胞核所在部位略隆起,厚度增加。冠状动脉的内皮细胞排列紧密,呈铺路石样分布,其长轴与血流方向平行,但在血管的分叉部位,内皮细胞的排列不太规则。从内皮细胞的超微结构看,可分为游离面和基底面。游离面有微绒毛突起,基底面有基膜,含有细丝状或均质状的胶原蛋白。内皮细胞的基膜可与邻近细胞的基膜互相融合。内皮细胞的基膜除有支持、固定作用外,近年来的研究认为它还有分子筛的作用,穿过内皮的白细胞、颗粒状物质以及经血管壁扩散出来的较大物质均可被阻挡。内皮细胞间有紧密连接和缝隙连接。紧密连接多在内皮细胞的近血管腔面。内皮细胞的胞质中有一种大小相近,直径 $60\sim70$ 纳米的质膜小泡,尤以毛细血管的内皮细胞较为多见,有人认为它可能是一种膜性储备装置,用于毛细血管的突然扩大或延长窗孔、细胞内或细胞间缝隙或孔道的形成,也用于形成穿内皮性管、内皮的微绒毛和皱襞等;但多数认为小泡的主要功能是运输大分子物质,是内皮细胞中的一种运载工具。不过也有研究表明质膜小泡的成分与质膜不完全相同。此外,内皮细胞内还可见 W-P 小体和微丝等。

内弹性膜位于内膜与中膜间,由密集的弹性纤维组成。在较大的冠状动脉,弹性膜用苏木素-伊红染色就能清晰显示,但较小的冠状动脉,要用专门显示弹性纤维的染色才能看见。在离体动脉的切片上,弹性膜呈曲折的线状,这是动脉离体后回缩的表现。内弹性膜虽形似一完整的膜,但在超微结构上存在着窗孔。

中膜主要由 $10\sim40$ 层平滑肌细胞组成,多数呈同心螺旋状排列,但也有纵行和斜行的。肌细胞有基膜和网状纤维包绕,并有弹性纤维穿插其间。中膜层没有成纤维细胞,中膜层的结缔组织纤维和蛋白多糖由平滑肌生成。

动脉中膜的平滑肌细胞在动脉粥样硬化的形态发生中有重要作用。平滑肌细胞对各种刺激(如高血压的物理性刺激、血脂浸润的化学性刺激)有很活跃的反应能力。在各种因素的刺激下,可使平滑肌细胞移入内膜并增殖。平滑肌细胞产生的胶原纤维、弹性纤维和基质可使内膜局部增厚,造成增生。在动脉粥样硬化形成过程中,平滑肌细胞的形态发生明显变化,表现为肌丝逐渐减少,细胞器逐渐增多。

中膜与外膜间的外弹性膜组成和功能与内弹性膜相似。但它较内弹性膜薄,且断续,尤以小动脉较为明显。

外膜是动脉的最外层,较厚,它的外侧部较疏松,内侧部较致密。随着管径变小,外膜逐渐变薄,细小的冠状动脉此层极薄或缺如。外膜层含有胶原纤维束和弹性纤维。纤维大多纵行或螺旋形排列,其间散在成纤维细胞、脂肪细胞和少许纵行的平滑肌。此外,还有营养血管、淋巴管和神经。

动脉的弹性纤维具有使扩张血管回缩的能力,胶原纤维起张力、支持作用,并将各有关成分连接在一起。

冠状动脉的结构随年龄改变而异,尤其以内膜的改变最为明显。血管由胚胎的间充质演化而来,间充质细胞先形成内皮细胞,排列成索状,发展成为中空的管后,其周围的间充质分化为管壁的平滑肌和结缔组织。在胎儿4个月时,动脉已形成三层结构,开始内膜只有内皮和一层内弹性膜,中膜为平滑肌,外膜比中膜厚,由结缔组织构成。此后,内弹性膜增厚,中膜平滑肌增多,外膜相对变薄。出生后继续分化,一般到20岁左右发育才基本完成。

冠状动脉的年龄性改变以内膜最为明显,且改变还与地区、饮食习惯以及冠状动脉的部位等有关。高血压和冠心病的高发区内膜随年龄增厚的程度大于低发区。据北京地区102例意外死亡年轻人冠状动脉的观察表明,内膜的增厚随年龄增长而增加,增厚程度男大于女,增厚速度依次为左冠状动脉前降支、右冠状动脉和左旋支。15～19岁的内膜平均厚度为中膜的0.9倍,35～39岁平均为1.4倍。20～24岁间内膜增厚速度及平均年递增率较快,25～34岁间较平稳,男性35～39岁、女性30～34岁再出现增厚高峰。增厚可为同心性或偏心性。除细胞成分外,增厚的内膜中,胶原纤维明显增加,尤以Ⅰ型和Ⅲ型胶原更为突出。肌内冠状动脉弹性膜的年龄性改变不如心外膜的大冠状动脉明显。

血管壁的结构受机械、代谢等改变影响较大,它与其他器官相比,易发生损耗和衰老性变化,但血管壁结构的生理性衰老变化和动脉硬化的病理性变化往往不易区分,一般认为结构变化超过该年龄的变化标准时,则有理由认为是病理现象。

(二)冠状动脉粥样硬化

冠状动脉粥样硬化是指动脉内膜的类脂质沉积,平滑肌细胞增生,泡沫细胞形成,纤维组织及黏多糖等基质增多形成的病变,使动脉壁变硬。由于动脉粥样硬化病变的脂质沉积部,表面呈"糜粥样"外貌,故名动脉粥样硬化。动脉粥样硬化与动脉硬化(arteriosclerosis)是两种不同的病理概念,虽也有把动脉硬化概括为所有的动脉硬化性病变的,并认为动脉粥样硬化只是其中的一类,但现在一般所称的动脉硬化只是指小动脉中层平滑肌肥厚,继而发生纤维化和玻璃样变等的病变。

冠状动脉粥样硬化病变发生部,早期常因局限性内皮细胞剥脱,或内皮细胞损伤,致使血小板在损伤部附着,细胞通透性增加,血浆脂质侵入内皮下,随着单核细胞浸润和中膜单核细胞增生并进入内膜,间质蛋白聚糖增多,单核细胞吞噬脂质,形成泡沫样细胞,发展成动脉粥样硬化病变。随着脂质在内皮下沉积,就发展成粥样硬化病变。病损由脂点、脂纹等发展成粥样硬化病变是一连续过程,按病变的特征可分为脂纹、纤维斑块、粥样斑块和斑块的复合病变等,脂纹是分布在动脉内膜针头大小的黄色斑点或宽1～2mm、长短不等的黄色条纹,不隆起或微隆起于内膜表面。用苏丹染色,脂纹呈红色,故脂纹又称嗜苏丹病变。在主动脉,脂纹的长轴常与血流方向平行,冠状动脉的脂纹多呈小圆形、椭圆形或带形环绕管腔分布,多见于各主干的近端。脂纹在新生儿时就已可见,我国6352例心脏冠状动脉标本中,0～9岁的脂纹检出率为2.43%,以后随年龄的增长而增多,30～39岁的检出率为16.11%,50岁以后减少,50～89岁的检出率在11.32%～13.16%,90岁以上未见。

脂纹内有含脂滴的细胞,这种细胞体积较大,胞浆内含有无数微小空泡,使细胞呈泡沫状,故称其为泡沫细胞。较轻的脂纹病变只见于内膜的浅层,而病变较重者可遍及内膜各层。泡沫细胞有来源于单核细胞的巨噬细胞(Mφ),也有来源于平滑肌细胞(SMC)。平滑肌细胞源性的泡沫细胞一般呈弥散分布,在胞质内可找到肌丝、致密体和基膜等平滑肌细胞的固有结构,脂滴有融合成大滴的倾向;巨噬细胞源性的泡沫细胞表面有指状突起,胞质内常有溶酶体,多见于内膜浅层,中膜次之,较多时可聚集成堆。除泡沫细胞外,脂纹中的细胞还可有合成型平滑肌细胞、淋巴细胞、单核细胞和肥大细胞等。细胞外基质中有含硫酸软骨素和硫酸皮肤素的蛋白聚糖颗粒,偶有钙化小体。细胞外脂质的含量随病变的进展而增多。

研究证明并非所有的脂纹都发展成纤维斑块,只有一小部分成为纤维斑块,故一般认为脂纹是一种可逆性病变。随病变的进展,脂纹中由于平滑肌细胞的逐渐增多,并穿插在泡沫细胞间,形成纤维脂质性病变。脂纹增厚,其表面可有内皮细胞脱落,导致其下方的巨噬细胞暴露和血小板微栓形成。

纤维斑块为隆起于内膜表面的灰黄色斑块,由脂纹演变而来。在纤维脂质性病变中,随着平滑肌细胞的增多,产生大量细胞外基质、胶原纤维和弹性纤维等,最后表面形成纤维帽。由于斑块表层纤维帽中胶原纤维增加及玻璃样变,使斑块呈瓷白色。成熟纤维斑块表面光滑,但有内皮脱落的表面可有微血栓形成。斑块中泡沫细胞的坏死释放出的溶酶体酶可进一步引起内膜层细胞的损伤和坏死,释放出富含胆固醇的脂质,形成脂质池。脂质池的周围可有巨噬细胞、淋巴细胞和多核巨细胞等,包围并吞食细胞外脂质。坏死泡沫细胞的释放物可引起异物肉芽肿形成,它是继发性的炎症反应。这种病理过程的进一步发展还可演变成粥样斑块。

粥样斑块是发展成熟的粥样硬化病变,这种病变亦称粥样瘤。粥样斑块均明显隆起于内膜表面,灰黄色,大小不等,一般约 0.3～1.5cm,如相互融合可形成较大的斑块。斑块表面有一层瓷白色的纤维帽,深部包含大量黄色的粥糜样物质形成的坏死中心。纤维帽中含有平滑肌细胞、胶原纤维、弹性纤维、蛋白聚糖等结缔组织成分以及细胞外脂质。纤维帽和坏死中心间有许多泡沫细胞。坏死中心有大量包括胆固醇结晶和坏死细胞碎片等,有的还有多少不一的钙盐沉积。粥样斑块的底部和两侧有肉芽组织及少量泡沫细胞和淋巴细胞浸润。粥样斑块的病损常不只局限于内膜层,严重者斑块底部常有中膜萎缩变薄,外膜有结缔组织增生、淋巴细胞浸润以及新生毛细血管等炎症肉芽反应。

斑块的复合病变系指在粥样斑块的基础上发生斑块出血、破溃形成溃疡、血栓形成或发生钙化等。粥样斑块边缘的薄壁新生血管在血流剪切力的作用下发生破裂时,造成动脉壁内或斑块内出血,如形成血肿,可使斑块表面更加隆起,血肿机化后,出血部有含铁血黄素沉积。粥样斑块破裂后可并发血栓形成,排出的粥样物进入血流可造成胆固醇栓塞,破溃处可形成溃疡。斑块的出血、破溃和血栓形成的发生如较迅速,使斑块急剧增大,造成冠状动脉腔变小,甚至完全闭塞。由此可见,粥样斑块是一种很不稳定的病理状态,它既可以纤维化或钙化后,成为纤维性斑块,也可以合并出血、破溃和血栓形成后成为复合病变,引起多种多样的病理现象和临床表现。有研究表明,不稳定性心绞痛与粥样斑块的关系较为密切,而纤维斑块相对稳定,它与稳定性心绞痛的关系较大。

近来有些研究者把动脉粥样硬化病变分成Ⅰ～Ⅵ型,Ⅰ型病变为初始阶段,动脉内膜含有较多的脂蛋白,巨噬细胞增多,并有少数散在巨噬细胞源性泡沫细胞形成。Ⅱ型病变即脂纹病变,有几层巨噬细胞源性泡沫细胞和平滑肌源性泡沫细胞。Ⅲ型病变是一种前粥样化病变,表现在脂纹病变中有细小细胞外脂质和脂质颗粒集聚。Ⅳ型病变表现为细胞外脂质进一步集聚、增多和融合,细胞坏死形成碎片,造成大量的粥样物的堆积,成为粥样化病变。Ⅴ型病变分成a、b和c三个亚型,a型即粥样斑块,或纤维粥样斑块;b型即钙化斑块;c型即纤维斑块,主要由纤维结缔组织构成。Ⅵ型系指在粥样斑块基础上合并溃疡、出血或血栓形成等造成的复合病变。

冠状动脉粥样硬化斑块多见于心外膜的大冠状动脉,好发于前降支的上、中 1/3 和右冠状动脉的中 1/3,其次为左旋支。后降支比较少见。左冠状动脉主干的病变常在晚期才有较严重的粥样硬化性狭窄。心肌间的小冠状动脉很少发生粥样硬化。粥样硬化斑块可以使单支狭窄或闭塞,也可以造成多支狭窄或闭塞。粥样硬化斑块有呈节段性、局限性分布,也有广泛分布于一或多支动脉。有研究对 100 例冠心病心脏尸检标本的 645 个斑块的分布和形态观察,发现斑块自起始部至末梢沿管壁呈螺旋状或不规则分布,其成因可能与冠状动脉的分支等引起血流动力学的改变有关。斑块以偏心性分布的较多;呈同心性分布的较少。偏心分布者中,冠状动脉的近心肌侧,病变常较对侧轻。冠状动脉的同心性狭窄和偏心性狭窄的临床影响不一,病变较严重时,同心性狭窄动脉的管壁完全僵硬,失去活动能力;而偏心性狭窄者,管壁平滑肌还有程度不一的活动能力,狭窄腔的弧壁由正常动脉壁构成的比例愈多,它的作用愈大。有研究表明,管腔面积减少大于 75% 的狭窄,如狭窄腔的弧壁由正常动脉壁构成部分大于16%,血管平滑肌的状态对血流仍有显著的影响。

冠状动脉的粥样硬化病变因受管壁的限制,早期斑块的横断面呈新月形,随着斑块的增大,管腔越来越小,甚至闭塞。如不发生斑块出血、破溃或血栓形成等,管腔的缩小是渐进性的,狭窄部的断面仍呈圆形或近圆形。冠状动脉狭窄以管腔面积的缩小程度来度量,一般分成四级,Ⅰ级为管腔面积缩小 1%～25%;Ⅱ级缩小 26%～50%;Ⅲ级缩小 51%～75%;Ⅳ级缩小 76%～100%。据研究,一般Ⅰ～Ⅱ级粥样硬化并不引起明显的冠状动脉血流量减少;Ⅲ级以上的狭窄与冠心病间的关系较为密切。

冠状动脉狭窄程度以管腔面积缩小程度来分级是合理的,因为在压力一定时血流量与管腔的横断面积成正比,但这种分级的确切断定,在病理切片上要以内弹力膜为界限来划定面积,这对临床来说显然是不可能的,冠状动脉造影得到的是冠状动脉的管腔直径,难于断定内膜的厚度。用动脉管腔直径减少程度来判断狭窄程度,虽然只是动脉相邻段间的相对狭窄程度,但临床可以测量到,即直径减少在 0.87 以内为Ⅰ级;减少在 0.87 到 0.71 之间为Ⅱ级;减少在 0.71 到 0.50 之间为Ⅲ级;减少到 0.50 以下为Ⅳ级。这种方法虽不能断定内膜的增厚程度,但能方便地确定冠状动脉相邻部位狭窄程度。用病理形态学方法来测定狭窄程度,虽然可以确切地度量出内膜的增厚和管腔的狭窄程度,但用一般的办法测量,得到的数据与在体生活状态也有较大的差距,因血管是个中空的器官,生活状态下腔内有血液充盈,在离体的病理标本上,血管腔内的血液已经流失,因管壁的弹性回缩,管腔容积已经小于生活状态,因此用一般的测量办法来判断狭窄程度仍不能完全反映出真实的在体状态。我们用离体血管仿真形态计量技术来校正因弹性回缩、斜切以及制样收缩等引起的误差,研究表明正常血管的腔面积离体状态与在体状态间的差为 20%～30%。对有病变的动脉来说,动脉硬化程度越重,弹性越差,离体与在体间的计量数据差别反而越小,因此,用一般的测量办法确定的狭窄程度普遍重于生活状态下的实际狭窄程度,尤其狭窄程度较轻时。故较精确的形态测量应当用离体血管仿真形态计量技术。

二、冠状动脉粥样硬化性心脏病

动脉粥样硬化造成的冠状动脉管腔狭窄,能使冠状动脉供血不足和心肌缺血,并引起心脏病变,所以由冠状动脉粥样硬化所致的心脏病常称为冠状动脉粥样硬化性心脏病(简称冠心病)。除动脉粥样硬化外,还有些少见的冠状动脉病也可以引起冠状动脉供血不足和心肌缺血,它们对心脏所造成的病变在临床上表现十分相似,所以临床上把所有由冠状动脉病变或供血不足引起的心脏病统称为冠状动脉性心脏病,也称为缺血性心脏病。但因动脉粥样硬化是冠状动脉疾病中最常见的病因,故通常所称的冠状动脉性或缺血性心脏病,即指冠状动脉粥样硬化性心脏病。

冠状动脉粥样硬化造成的管腔狭窄,因狭窄的程度、分布部位、发展的速度以及病变的伴随病损等的不同,引起的心肌缺血性损伤在类别、进程等方面也表现不同。如缺血严重、进程急剧,常造成急性心肌梗死等急性损伤;而进程缓慢的心肌缺血,常造成心肌纤维化等的心脏慢性损害。

(一)急性心肌梗死

冠状动脉供血不足造成心脏的一些部位急性死亡称为急性心肌梗死。心肌细胞在急性缺血时发生一系列的代谢、功能和形态改变,首先因氧分压的降低,心肌细胞改有氧代谢为无氧酵解,糖原消耗,细胞内酸性物质堆积,随着高能化合物的储存和合成减少,心脏的收缩能力明显减弱,最终导致心肌细胞的结构破坏而成为不可逆损伤。不同种系动物、同一心脏的不同部位,心肌对缺血的耐受性有较大的差异,这不仅与不同种系动物心肌细胞的生物学特性有关,也与不同心脏、不同部位的冠状动脉侧支循环血流的丰富程度密切相关,例如豚鼠有丰富的侧支循环血流,几乎不会发生心肌梗死,家猪则要 1 小时才形成不可逆损伤,而犬需要 6 小时才发生坏死,人则处于二者之间。根据实验研究,在常温下,大鼠心脏从完全缺血到停止跳动为 6～8 分钟,但心脏不可逆转期约在完全缺血后的 20～40 分钟,可见心肌的死亡要经历一个从可逆损伤到不可逆损伤的发展过程,在可逆损伤阶段,心脏如能恢复血液供应,心脏的功能也可得到恢复;同时从中还可以看出,心肌细胞内的高能化合物先是用于维持细胞的结构完整,有富余时才供心肌细胞进行收缩和舒张活动,只有在低于某一极限水平时,才导致结构的破坏,引起死亡。至于这个极限水平的值,随动物的种系、心脏的状态以及部位等而异,例如龟和胎儿的心脏对缺血较为耐受,在同一心脏的各部分对缺血耐受性亦不完全相同,心房较心室耐受,右室较左室耐受,心脏的间质较心肌耐受。另外,由于心壁的血液供应内膜侧和外膜侧存在差异,内膜侧和乳头肌较易损伤。

心肌梗死的性质属于贫血性梗死,急性期梗死区呈现心壁苍白,失掉收缩能力,如梗死区的范围较大,收缩时心壁出现反向运动;梗死区的心内膜一般或多或少会有些炎症反应,因此梗死区的心腔可有血栓形成;由于病损范围和侧支循环发育程度等的不同,梗死区各部表现不完全相同,一般梗死中心区坏死较彻底,而周围区常夹杂少数未坏死心肌或损伤心肌;梗死区的组织修复一般由边缘区逐步向中心区推进;有时梗死区可受周围非梗死区心肌的牵拉和心肌本身的坏死,使血管破裂出血,使梗死区心壁呈现花斑状纹理。

在细胞水平上,急性损伤细胞的形态改变最先表现为细胞水肿、糖原颗粒减少、肌浆网和横管扩张;线粒体肿胀、基质疏松、嵴断裂、空泡化和有粗大高电子密度颗粒等;核常染色质密度减低,异染色质密度增高并密集于核膜旁;心肌细胞的收缩装置——肌原纤维先是表现为过度收缩,进而凝聚成团,最后断裂成大小不一的肌原纤维团块,形成断裂凝聚带(亦有称为收缩带),致使心肌细胞完全丧失收缩能力。心肌细胞这种形式的死亡,病理学上称为凝固性坏死或收缩带性坏死。在形态上心肌细胞膜结构和收缩装置的破坏是不可逆损伤的形态标志。有些研究表明缺血可促进心肌细胞凋亡,但急性心肌梗死时凝固性坏死是主要形式。除凝固性坏死外,有时还能看到另一种心肌细胞的坏死形态,细胞表现为肿胀和空泡化,肌原纤维减少或消失,但细胞核仍存在,线粒体酶仍有活性。这种形态称为肌细胞溶解,多见于心内膜下、血管和大片坏死区的周围。

急性心肌梗死心肌的光学显微镜形态,最先表现为心肌细胞的嗜伊红性增强,进而肌原纤维对磷钨酸-苏木素(PTAH)的嗜色能力逐渐减退,最后碎裂成收缩带或颗粒状物。急性心肌梗死部的炎细胞浸润始于梗死后 6 小时左右,3 天时达到高峰,并开始有纤维细胞和毛细血管生长,形成肉芽组织,7~10 天后转变成瘢痕组织,演变成陈旧性心肌梗死。急性心肌梗死的完全修复需 1~3 个月的时间。

(二)早期急性心肌梗死的形态识别

早期急性心肌梗死的确切形态认定,在苏木素-伊红染色(HE)切片上要能看到心肌的坏死、肌原纤维收缩带的出现和炎细胞浸润等才较肯定。对临床病理材料而言要在急性心肌梗死发生后 6 小时左右才能达到。用苏木素-碱性复红-苦味酸(HBFP)染色虽可以显示早期缺血性损伤的心肌,嗜碱性复红心肌的损伤还处在可复阶段,心肌细胞坏死后,它的嗜复红性就会丧失,因此用 HBFP 法只能认定心肌是否有过缺血,而比较肯定的识别最好还是要用磷钨酸-苏木素染色(PTAH),看肌原纤维的结构是否有破坏;对猝死病例用 HBFP 来判断是否为急性心肌梗死,要密切结合临床材料才能判断。急性梗死心肌束的变细、屈曲形成波纹状外貌,称为"波纹状变"。心肌束的波纹状改变也可作为急性心肌梗死早期的特征性形态改变,但它只出现在心肌梗死范围较小的病例,波纹状变的心肌是死亡心肌失去收缩能力后,被周围健康心肌牵拉伸展的结果;与部分性心肌梗死不同,全心性缺血或短时间内猝死的病例,一般看不到心肌束的波纹状改变。心肌断裂一般不作为判断心肌梗死的形态依据,据我们的研究,死后的心肌牵缩也可造成心肌断裂形态的出现,也就是说心肌断裂可以在死后形成。

急性梗死的早期,心肌是否得到再灌流,形态表现极不相同。处于可逆阶段的缺血心肌,获得血流后在代谢、功能和形态等方面都能得到恢复,恢复所需的时间随心肌损伤程度而异;但已处于不可逆损伤阶段的心肌,再获得血流后心肌细胞的形态会出现急剧的变化,在极短的时间内显示出细胞肿胀、核溶解、肌原纤维解体以及肌酸磷酸激酶急速释放等损伤形态和代谢改变,这种改变称为再灌注损伤;与此相反,处于不可逆损伤阶段心肌如不再获得血流,它的损伤性改变发展十分缓慢,在 5~6 小时内其形态不易与未损伤心肌区别。因此,心肌梗死区的不同部位,形态表现不全相同。

(三)急性心肌梗死与冠状动脉斑块结构的关系

急性心肌梗死的发生与冠状动脉斑块的结构变化有较大的关系,斑块的出血、破裂、血栓形成或斑块表面的血栓形成均可造成冠状动脉的急性阻塞。冠状动脉痉挛在心肌梗死中的作用在临床和实验研究中已经确认,但对它的病理形态标志看法还不一致,有人认为内膜的环形隆起是痉挛的痕迹。研究表明,冠状动脉痉挛多发生在偏心性的斑块部位;而同心性斑块部的动脉中膜常有萎缩,斑块僵硬,失去收缩能力。

(四)心肌梗死的病理类型

由于心壁的血液供应自心外膜向心内膜进行,心内膜为供应的末梢部分,急性心肌梗死往往先由心内膜下开始,逐渐扩展到中层和外膜层,因紧靠心内膜的几层心肌细胞可直接从心腔获取营养,因此梗死早期,紧靠心内膜的几层心肌细胞还能存活,但随着心内膜的反应性增厚,这几层心肌细胞终因得不到必要的生存条件,经纤维化后融入慢性化的梗死病灶中。心肌梗死仅限于心内膜下称为心内膜下心肌梗死或非透壁性心肌梗死;梗死范围超过心壁厚度的1/2以上的,称为透壁性心肌梗死。心肌梗死的部位和范围不同对心脏伤害的程度不全相同,有只限于心内膜下,也有心内膜下合并透壁性心肌梗死等多种表现。有资料表明心肌梗死范围超过左室或双室心壁的40%易产生心源性休克。

区域性透壁性心肌梗死系指局限于部分心壁的透壁性心肌梗死。在病理方面有研究表明,透壁性心肌梗死中约90%的病例有冠状动脉的完全阻塞,其中3/4有斑块的破裂。阻塞的形成多数与斑块表面损伤有关,而与斑块深部损伤的关系较小,血栓的初始部都是血小板性的,其后继续部位才是混合性的。

区域性内膜下心肌梗死系指部分心室壁的内膜下区的心肌梗死,在人的心肌梗死中并不少见,尤其在伴有不稳定性心绞痛或缺血性猝死的患者。病理研究表明与透壁性心肌梗死不同,所在区动脉的新近破裂斑块和动脉完全闭塞不多,其表现与临床非 Q 波型心肌梗死的冠状动脉造影结果相似。梗死区有处于不同阶段的坏死灶。

弥散性心内膜下心肌梗死可见于无任何结构性冠状动脉的阻塞和全面性心肌灌注低下。有研究表明心内膜下区的心肌与心外膜下区相比,每克心肌的耗氧量要多 20%左右,且有较高的静息血流,因此内膜下区易产生乳酸盐,在缺血状态下更易促成坏死。主动脉舒张压明显降低时,不仅会引起冠状动脉灌注压的降低,还会造成舒张期缩短和左室舒张压的升高,导致进入心内膜下区总血流量的减少,作为冠状动脉供血末梢区的乳头肌中心是最容易受损伤部位。除冠状动脉供血原因外,弥散性心内膜下心肌梗死还可见于一氧化碳中毒、长时间的低血糖、糖尿病引起的小动脉病变、高胆固醇血症以及心源性休克等。

除上述呈区域性分布的透壁性心肌梗死和非透壁性心内膜下心肌梗死外,还有一类弥散性分布的灶性心肌梗死(小灶性心肌梗死),这种类型的心肌梗死,单个坏死区不大,散在分布,不连成片,但常有多个坏死区同时存在。小灶性心肌梗死以心内膜下区和大梗死区周围较为多见。小灶性心肌梗死除冠状动脉供血不足原因外,低氧、低血压均可引起。在左心室肥厚者,即使无冠状动脉的血流减少或低氧血症,也可有小灶性心肌梗死发生,这可能与心肌细胞肥大时,氧和营养物质的弥散距离增加有关。另外,医源性或自身性的血液儿茶酚胺浓度增高,如用大剂量的正性肌力药物和嗜铬细胞瘤等都可引起小灶性心肌坏死。由于小灶性心肌梗死的多病因性,因此对小灶性心肌梗死的病理诊断要仔细鉴别。小灶性心肌梗死的形态识别一般并不困难,但要对其病因的认定比较困难,因为它没有明显的特征性形态,很大程度上要结合病史和临床表现。

(五)右心室心肌梗死

右心室心肌梗死大多数合并于左心室梗死,或由左心室心肌梗死扩展而来,其检出率为9%~43%,单独的右心室心肌梗死较为少见,其检出率为1%~2%。右心室心肌梗死的病理形态,与左心室心肌梗死基本相同,但发生心脏破裂和室壁瘤的极为少见,因右室壁较薄,单纯的心内膜下心肌梗死也极少见。右室乳头肌梗死和合并右心房梗死病例,虽也不多,但有过报道。

(六)陈旧性心肌梗死

急性心肌梗死组织经过炎症反应,坏死心肌逐渐被清除,同时梗死组织被结缔组织替代,形成以瘢痕为主的陈旧性心肌梗死。因急性心肌梗死的具体状态不同,陈旧性心肌梗死的表现亦不全相同,有大片连在一起,有散在分布,有贯穿整个心壁,有只散在于心内膜下。一般瘢痕组织质地致密,灰白色,较不规则,其周围与心肌间常无清晰的界线,两者间的组织成分常有相互交织,这有别于纤维性肿瘤。如瘢痕组织占心壁厚度的一半以上称为陈旧性透壁性心肌梗死。陈旧性心肌梗死的纤维组织可合并玻璃样变性和钙化。瘢痕组织对心肌正常的心电活动及电传导均有影响,因此陈旧性心肌梗死常伴有不同程度的心律失常,严重者可导致死亡。

(七)慢性心肌缺血

心脏的弥散性或局部性慢性缺血,常引起慢性心肌缺血。这是一种不同于心肌梗死的病理状态,慢性心肌缺血过程不是心肌的急性坏死性改变过程,而是一种渐进性的营养不良过程,表现为心肌细胞萎缩和变性,肌原纤维稀少,而心肌细胞周围胶原纤维增加,肌间很少见炎细胞浸润。慢性心肌缺血导致的心肌纤维化不同于心肌间的小瘢痕,心肌纤维化组织的纤维与心肌呈平行排列,其间有时可见残留的心肌细胞间隔;而心肌梗死后形成的小瘢痕区,纤维排列较不规则,周围有纤维伸入心肌间,呈放射状分布。慢性心肌缺血既可独立分布于心肌间,也有在心肌梗死区的周围。慢性缺血区内,除萎缩心肌外,还可见肥大心肌细胞。慢性缺血区内的心肌细胞肥大也是代偿表现。冠状动脉狭窄引起的慢性心肌缺血常以左心室壁内层近心内膜处较明显。

(八)常见并发症

心肌梗死的范围和部位不同,对心脏的伤害程度亦不同,最常见的并发症有室壁瘤形成、心脏破裂、乳头肌断裂和引起严重心律失常等。

1.室壁瘤

较大范围的急性心肌梗死后,梗死心肌组织不但失去收缩能力,且心室收缩时在腔内压力的作用下使心壁被动地逐渐形成囊状或半球状,向外膨出,心壁变薄,成为室壁瘤。室壁瘤在心肌梗死并发症中的检出率为15%~20%,80%好发于左室前壁、侧壁、心尖和正后壁;右心室壁也可形成室壁瘤,但极为少见。室壁瘤多数为单发,但同时有两个以上的。急性室壁瘤的瘤壁不硬,能随心脏的收缩而膨隆,与心壁的非梗死区呈反向运动,急性室壁瘤经炎症修复而瘢痕化后可发展成为慢性室壁瘤,这时瘤壁被纤维结缔组织替代,有的还伴有钙化,瘤壁变硬,失去运动能力,如无血栓,瘤的内壁可十分光滑。室壁瘤的囊腔内有血栓形成的,内壁较粗糙,反向运动减弱;而瘤的外壁或多或少会因炎症反应而与心包纤维性粘连。急性室壁瘤可发生破裂引起心脏压塞;外壁与心包有纤维性粘连的室壁瘤破裂则形成假性室壁瘤,即瘤的外壁由纤维性增厚的心包构成。如室壁瘤的基部伤及乳头肌的根部,常导致乳头肌功能不全,造成二尖瓣的关闭不全和心力衰竭等。

2.心脏破裂

多发生于急性透壁性心肌梗死,其检出率为 5%～10%。心脏破裂好发于左心室前壁和侧壁的近心尖部,少数在室间隔形成穿孔。破裂口大多在梗死区的中部,少数在梗死与正常区的交界处。破裂口一般呈纵行,内、外口间以迂曲的窦道相连接,长 1～3cm,破裂口周围心肌常有出血。

3.乳头肌梗死

多发生在左心室的乳头肌,单独的乳头肌梗死较少见,多数伴有乳头肌基部相应部位的心肌梗死。梗死可累及整个乳头肌,较大范围的左心室侧壁室壁瘤常累及前、后两组乳头肌。急性或慢性乳头肌梗死和慢性缺血均可导致乳头肌功能不全,急性乳头肌梗死还可发生断裂,断裂多见于乳头肌尖端近腱索处,断裂常致二尖瓣急性关闭不全、急性左心衰竭和急性肺水肿等。

4.心律失常

心肌梗死急性期窦房结的功能不全较为常见,房性心律失常以功能失调为主,真正的结构损伤少见。原因为窦房结相关动脉阻塞和窦房结及其周围心房肌的梗死均不多见。急性心肌梗死时的房室传导功能障碍多合并于后壁梗死,有因房室结动脉阻塞,影响血液供应;有因传导束附近心肌梗死,影响中心纤维体、室间隔上部等。与此相反,前壁梗死常影响左右束支的传导。另一类心律失常的发生与缺血后的再灌注有关,实验研究表明心律失常在心肌在缺血后心跳即将停止时和再灌注后心跳即将开始时最易出现。

第七节　心脏瓣膜病

不同地区、不同时期心脏瓣膜病的病谱有所不同。先前心脏瓣膜病以风湿性和感染性瓣膜炎较多,但随着生活环境的改善,抗生素的应用以及人口年龄结构等的改变,近年来瓣膜的变性和老化性病损等有所增多,然而现阶段风湿性心脏瓣膜病仍是我国的常见病之一。

心脏瓣膜及其周围组织病变累及瓣膜的结构或功能者均属瓣膜病。主、肺动脉瓣的瓣上和瓣下狭窄虽不是瓣膜本身结构的病变,但其临床征象酷似瓣膜病,所以也归入心瓣膜病范畴来讨论。

一、心脏瓣膜病的病理诊断要素

相同病因心脏瓣膜病的好发部位和病理形态等方面的表现不全相同,因此心脏瓣膜病的病理诊断至少要考虑病损部位、病因以及瓣功能损伤的类别和严重程度等。

(一)病变部位

心脏有四组瓣膜,分别介于心房与心室和心室与大动脉之间,前者称为房室瓣(包括二尖瓣和三尖瓣),后者称为主、肺动脉瓣(包括主动脉瓣和肺动脉瓣)。病变只损害单独一个瓣膜者称为单瓣膜病,同时损害两个或两个以上瓣膜者称为联合瓣膜病或多瓣膜病。主动脉和肺动脉瓣由纤维结缔组织的瓣环和瓣叶组成,主要承受心脏舒张时的主、肺动脉内压力;房室瓣的组成除瓣环和瓣叶外,还有腱索及乳头肌,主要承受心脏收缩时的心室内压力。心瓣膜的受压不同,瓣膜的易损性亦不同,二尖瓣和主动脉瓣最易受损。在结构上主动脉瓣环和二尖瓣环的基部有直接的连接共同组成部分,这部分两瓣共用,故有些如变性、感染性病损常同时累及两瓣或从一瓣延伸至另一瓣。

(二)病变的性质

起始于心瓣膜本身的为原发病变,由其他部位的病损累及瓣膜者为继发病变。瓣膜发育异常、理化、生物因子、外伤性伤害以及肿瘤等都可成为瓣膜病的病因。因心脏或一些瓣膜的病变导致另一些瓣膜的血流动力学性或湍流性损伤是最常见的瓣膜继发病。一般,瓣膜的继发病变都以瓣缘的增厚和卷曲为特征,有的还伴有相应部位心壁的喷射(冲击)性心内膜增厚。瓣膜病按病因和病变性质分类有多种,一般先把心瓣膜病分成风湿性和非风湿性两大类,然后再细分;也有先分成先天性和获得性两大类,然后再细分的。

(三)瓣膜的功能障碍类别

心瓣膜是保证心脏收缩时血液定向流动的阀门。瓣口的狭窄,使血流不畅;关闭时瓣叶不能完全对合,可致关闭不全血液反流。这是心瓣膜功能障碍的两种主要类型。瓣膜变形所致的血流动力学改变,对心脏和肺的影响取决于病变的部位、性质和程度等。瓣口狭窄的结果是心脏排血受阻,致使狭窄口远端供血不足,出现晕厥、心绞痛或呼吸困难等临床表现;而狭窄口的近端有血流淤滞,造成肺瘀血,或肝、脾瘀血等。瓣口狭窄时心脏的代偿表现为等容型功能增高,心脏能适应的最大负荷取决于心肌可发展的最大张力,心脏功能不全仅发生在心肌的功能储备完全动用以后。瓣膜关闭不全的结果是舒张时血流从瓣口反流,使进入心腔的血量增加,其代偿以等张型功能增高为主,它以心脏收缩功能相对轻微增加为特征,心脏可能适应的最大负荷并不取决于心脏的膨胀性,而取决于心肌张力的发展,故心力衰竭发生在心肌储备力完全动用以前,是心肌储备无力动用的结果。

据上述影响心脏瓣膜病的诸因素分析,可知心瓣膜病的诊断最好要综合病损部位、病因以及瓣功能损伤的类别和严重程度等来确定。有些瓣膜病,在某些阶段,单纯根据病损组织的病理形态较难确定病因,尤其一些外检病例,单从病理形态很难确定病因,只能给出像慢性瓣膜炎、瓣组织黏液性变之类的纯形态学诊断时,更要参考详细的临床材料才能做出接近实际的病因分析。有鉴于此,瓣膜病的病理诊断一定要密切结合临床表现、大体和显微镜形态等来综合确定。

二、不同病因心脏瓣膜病的病理特征

心脏瓣膜病的病因,有的已经确定,有的至今仍不明确。对病因尚不明确的,目前还暂仍统称其为原发性或特发性心瓣膜病,已知病因的有以下几大类。

1.发育异常

这是心脏发育过程中,心内膜垫发育不完善或畸变造成的瓣膜病。瓣膜缺陷或畸形程度不一,有的比较单一,有的累及一个以上瓣膜,甚至合并房、室间隔缺损或大动脉的畸形。伴有瓣膜畸形的心脏病有的组成不同的综合征,如法洛四联症、卢滕巴赫综合征等。

2.外源性理化和生物因子

外源性理化因子主要是环境因素,它对心血管系统的作用是多方面的,不同的因素对心脏的影响随种类、强度和个体差异的不同而异,表现形式亦不同。当前,特别值得重视的是地球化学因素、环境物理因素和环境化学因素、毒物以及药物等。这些因素一般不单独地作用于心瓣膜,而大多是毒害心肌或全身,再影响心瓣膜。细菌、病毒以及真菌等生物因子对心瓣膜的作用一般以感染性心内膜炎形式是伤害心脏,但也有比较集中伤害瓣膜的。感染性心内膜炎对瓣膜结构的破坏较为突出,受病损瓣被腐蚀,常有瓣叶穿孔、腱索断裂等。

3.代谢障碍和组织变性

心脏、大血管的代谢障碍和组织变性或心瓣膜的代谢障碍和组织变性均可造成瓣膜病损。代谢障碍和组织变性可以是只限于瓣膜的,也可以全心性的,甚至是全身性的。主要限于瓣膜的代谢障碍和组织变性的有瓣膜的钙化性硬化、黏液瘤样变性等;主要损害源于心脏的有心肌病、心肌的缺血性损伤等。瓣叶和腱索本身虽不是依靠血管来提供营养,但缺血性损伤能伤害乳头肌,从而再影响瓣功能,而像系统性红斑狼疮等全身性疾病,瓣膜病变只是全身表现的一部分。

4.外伤

外伤造成的瓣膜损伤多见于心脏的穿透性损伤和车祸等。车祸时,心腔或大血管腔内血压突然增高,在"水锤"作用下使瓣叶撕裂、穿孔或腱索断裂。如瓣叶或腱索原有变性基础,更易损伤。

5.肿瘤和肿瘤样病变

心脏的原发肿瘤很少,原发于瓣膜的肿瘤更少。肿瘤对瓣膜的影响,主要使瓣口狭窄和关闭不全。除肿瘤外,像无菌性内膜炎的赘生物,有肿瘤病变相似的功能表现。这些病变的病理形态鉴别虽不难,但临床鉴别有时较难。

从上述各类已知病因的瓣膜病中,瓣膜发育异常的都归属于先天性瓣膜病,其他归属于获得性瓣膜病。

(一)先天性心瓣膜病

从心内膜垫和其他瓣膜始基组织演化成瓣膜的过程中,任一阶段发育障碍造成的瓣膜结构变异,导致瓣膜功能异常的均可成为先天性心瓣膜病。常见的类型有:

1.分叶变异

主动脉瓣和肺动脉的瓣叶均由三个半月瓣组成,在分隔形成阶段,如对合点发生向左或向右偏移,就可造成分叶变异,出现二叶化或四叶化的主动脉瓣和肺动脉瓣。瓣叶大小可基本相似,也有较大差别。单个瓣叶可仍为半月状,亦可伴有其他畸变。初生时瓣叶厚度可与正常无异,但其后可增厚,瓣叶变硬,甚至钙化。如瓣叶分隔不全,可出现单叶瓣,甚至呈中间有孔的膜状间隔,瓣孔可偏心,如孔在中心,瓣呈穹隆状。瓣膜的分叶不全,在形态上要与瓣叶间的融合或粘连相区别,分叶不全者瓣间只有单瓣组织的嵴状分隔,而融合或粘连则是相邻两瓣间组织的结构性合一,这有时要用组织切片来区别。后者形成的二叶化瓣称为假性二叶化。二尖瓣或三尖瓣的分叶变异多数伴随于乳头肌或心内膜垫组织的其他发育异常,如二尖瓣的分叶不全,且其腱索都集中于单一的乳头肌上,就形成"降落伞型二尖瓣",如合并房、室间隔缺损可伴有乳头肌和腱束骑跨等变异。瓣的分叶不全常致狭窄,过多分叶常致关闭不全。

2.融合变异

心内膜垫和其他瓣膜始基组织的融合不全常致瓣叶出现裂隙或孔隙。瓣叶的裂隙位于瓣缘,就其深度如超过瓣叶的关闭线,会有关闭不全表现,如裂口深达基部,就成为完全性瓣叶裂;出现在主、肺动脉瓣叶联合附近关闭线以上的孔隙,一般不会有关闭不全表现,但随年龄的增长,瓣叶会因纤维增多,变硬而使关闭线上移时,使原来不显临床表现的轻度瓣叶裂或孔出现关闭不全。

3.生长过度

瓣叶或瓣环组织的生长过度较为少见,其表现都为瓣的关闭不全。在主动脉瓣,瓣叶缘的总长度因远大于主动脉的周径,瓣叶下垂,三个瓣叶的下垂程度不一定相同,一般其瓣叶缘因长期受血流冲击而变厚。瓣环的过大,会使瓣的关闭重合面减少,瓣叶和腱索的张力加大,久而久之可使瓣关闭不全。先天性的瓣叶或瓣环的生长过度要与瓣的变性导致的瓣环扩张、瓣叶增大相区别,前者一般不伴有变性,尤其黏液性变。

4.瓣膜装置间各结构间的匹配异常

健全的瓣膜功能除有赖于瓣膜装置各结构成分的正常外,还有赖于瓣膜装置各结构成分间的合理搭配,如各结构间的配合失调,便可引起关闭不全。对二尖瓣而言,两组乳头肌上的主腱索分别连接前、后联合,其余分别分布到相邻居的瓣叶。如这种分布关系的失常,或腱索分布不均,便可造成牵拉力方向改变,引起关闭不全。它的临床表现有的起初关闭不全表现可能不突出,但随年龄的增长,临床表现明显起来。

(二)获得性瓣膜病

1.风湿性瓣膜病

急性风湿性瓣膜病与慢性风湿性瓣膜病的临床和病理表现不同。在病理方面急性风湿性瓣膜病最具特征性,风湿性瓣膜炎只是心内膜炎的一部分,其表现先是瓣叶肿胀增厚,透明性丧失,继而沿瓣叶的关闭线出现呈串珠状排列,直径1～2mm的小结节状赘生物,排列整齐、密集,附着牢固,结节内除纤维素物外,还有单核细胞、阿绍夫细胞、淋巴细胞等,基部有小血管,一般可见阿绍夫小体,但无细菌菌落。赘生物多位于房室瓣的心房面,半月瓣的心室面。急性风湿性瓣膜炎,最后以炎症病灶的纤维化为结局。较轻的病变愈合后,可能只有瓣膜的轻度增厚(尤以瓣膜关闭线处较明显)和腱索的轻度增粗,一般无瓣膜变形。

急性期,除瓣膜炎外或多或少伴有心内膜炎和心肌炎,使心肌细胞肿胀、间质水肿,此时心脏的伤害不全是瓣膜病本身,更主要的是心肌的非特异性改变。

如病变反复进行,瓣叶会因纤维增生而增厚,使瓣叶变硬,瓣膜联合部瓣叶间粘连,瓣叶因纤维收缩而变形,进而纤维化组织可发生钙化,演变成慢性风湿性瓣膜病。钙化和纤维化组织表面如有溃破,还可有纤维素沉着。瓣膜炎时腱索、乳头肌常同时累及,纤维化时瓣叶与腱索常融合成一体,称为"腱索瓣叶化",较重的甚至有瓣叶与乳头肌直接相连接。慢性期本身虽无特征性病变,但由于急性风湿病变的反复出现,因此在未静止时,同一病例可见新老不一的不同阶段病变,这可作为病理诊断的重要参考。

慢性风湿性瓣膜病的叶间粘连,瓣叶硬化收缩,造成狭窄,但重度硬化使关闭时瓣叶不能完全对合,则可在狭窄的基础上伴有关闭不全;慢性风湿性瓣膜病也有叶间无明显粘连,而以瓣叶硬化表现为主的关闭不全者。至于慢性风湿性瓣膜病为什么有的病损以狭窄为主;有的以关闭不全为主,有研究认为与急性瓣膜炎阶段伴随心肌炎的严重程度有关,如心肌炎较明显,心脏扩张,转为慢性后,瓣膜病易表现为以关闭不全为主。

风湿性瓣膜病损最多见于二尖瓣,其次为二尖瓣合并主动脉瓣。三尖瓣和肺动脉瓣本身很少单独受累。

2.感染性心内膜炎

感染性心内膜炎是由某种致病菌感染所致的心内膜炎的统称。由于致病菌的毒力及患者的抗病能力不同,病程长短不一,其临床和病理表现可以不同。因感染导致的心瓣膜病中最常见的有细菌引起的细菌性心内膜炎、真菌引起的真菌性心内膜炎。感染性心内膜炎最易累及瓣膜,病变虽不只限于瓣膜,但瓣膜病变对心脏功能的影响极大。已有病损的瓣膜和人工瓣的易感性远大于完全正常的瓣膜,如先天性瓣膜病、慢性风湿性瓣膜病较易合并感染性心内膜炎。解剖学研究表明,心内膜炎患者只有15%感染前心瓣膜是正常的,而有41%合并于慢性风湿性心脏病,29%合并于先天性心脏病。其他异常,依次为二叶化瓣、主动脉瓣关闭不全、室间隔缺损、马方综合征和主动脉瓣分叶不全等。瓣膜的感染性病变对瓣膜结构的破坏作用远大于其他任何一类心瓣膜病,病变对瓣叶的腐蚀可引起穿孔,对腱索可引起断裂,也有腐蚀瓣叶,先生成瓣膜膨胀瘤再穿孔的。瓣膜上的赘生物,体积远大于风湿性赘生物,形状不规则,赘生物内有细菌菌落,赘生物质脆,极易脱离落,发生脏器的败血性栓塞和心肌多发小脓肿。感染性心内膜炎的另一个特点是病损易向瓣膜附近组织扩展,如主动脉瓣上的病变可直接蔓延到二尖瓣等。病损的慢性化和愈合后瓣膜出现纤维性增厚和瘢痕化。

感染性心瓣膜病的临床主要表现为关闭不全,究其原因,一为巨大赘生物和瓣叶膨胀瘤的形成,使瓣不能严密关闭;另一为瓣叶的穿孔;少部分因心脏过度扩张引起。但也有因瓣膜的巨大赘生物或膨胀瘤的形成,使血流不畅而造成狭窄的,瓣膜炎后的狭窄多半是瓣膜瘢痕化的结果。

心血管系统感染引起的瓣膜病,除病原菌的直接损伤外,还有像梅毒螺旋体导致的主动脉伤害,尤其根部的损害,因滋养动脉炎,使动脉壁变性,主动脉瓣环扩张,瓣叶分离,造成关闭不全。

细菌性心内膜炎是最常见的感染性心内膜炎,国内报道常由溶血性链球菌、金黄色葡萄球菌、脑膜炎双球菌等引起。此外,白色葡萄球菌、流感杆菌及大肠杆菌致病者偶有发现。至于亚急性细菌性心内膜炎的致病菌,据上海和北京的分析,以草绿链球菌占首位,白色葡萄球菌和金黄色葡萄球菌也很常见,其他为产碱杆菌等。

细菌性心内膜炎急性者称为急性细菌性心内膜炎,如病变已出现修复反应,则称为亚急性细菌性心内膜炎。由于抗生素的广泛应用,急性细菌性心内膜炎已较前少见。不同病原微生物引起的感染性心内膜炎的鉴别,对急性期病损一般不难,在赘生物内找病原微生物是关键。值得注意的是有些心瓣膜炎的急性期临床症状较轻或未被诊出,就诊时已是瓣膜穿孔表现等,这时的病理鉴别也较困难,在除外先天性瓣叶残留孔后再与其他炎症性瓣膜病鉴别。下列瓣膜病虽较少见,但有不同的特征,是重要的鉴别参考价值。

布氏杆菌病性心内膜炎较为少见,因布氏杆菌毒力不强,病变与结核和其他肉芽肿相似,慢性病损多见于主动脉瓣,表现为瓣膜硬化。

大动脉炎是一种原因不明的慢性进行性全动脉炎,病损动脉壁有慢性炎细胞浸润、弹力纤维断裂和纤维组织增生,它的肉芽肿内可见上皮样细胞和朗汉斯巨细胞,但无结核菌。

肉样瘤病是一全身性慢性病,基本病变是心肌间质内非干酪样上皮样细胞肉芽肿。肉样瘤病的上皮样细胞肉芽肿与结核性肉芽肿十分相似,只是不发生干酪样坏死。病变愈合后成纤维瘢痕。与其他器官相比,伤害心脏是较少的,它对心脏的伤害可引起传导阻滞和心律失常,肉样瘤肉芽肿广泛替代心肌,可引起心力衰竭和功能性二尖瓣关闭不全。在左心室的乳头肌和室间隔上部肉眼可见大片白色坚硬的结节,愈合后的心脏肉样瘤在形态上很像陈旧性心肌梗死,甚至连心电图的表现也相似。肉样瘤病不常累及心内膜,由此引起瓣膜功能失调的极少。

有一种称为"无菌性心内膜炎"的病变,是纤维素和血小板构成的血栓附着在瓣膜,形似瓣膜赘生物,但不是细菌感染的表现。有认为这类赘生物的形成多见于肿瘤(尤常多见于黏液癌)患者的濒死期,一般不引起显著的临床症状。

自心脏瓣膜置换术开展以来,人工瓣膜的感染已成为人们瞩目的问题。置换瓣膜有猪主动脉瓣、牛心包等生物材料制成的生物瓣、金属材料制成的机械瓣。人工瓣的感染除瓣膜也有赘生物形成,生物瓣材料虽无生命,但亦可被破坏,病损亦可延及瓣周,造成瓣周漏等。

3.变性及代谢障碍性瓣膜病

瓣膜的变性有年龄性和病理性两种。随着年龄增长,在压力和血流的作用下,瓣膜的胶原和弹力纤维均会增加,瓣叶的关闭缘增厚,也可有脂质沉着,这些都是年龄性改变,但瓣膜过度增厚和钙化,便成为病理性的老年性瓣膜钙化病。病理性变性可见于任何年龄,最常见的是瓣的黏液瘤样变性和钙化。

黏液瘤样变性多见于二尖瓣,名称尚未统一,有称其为黏液变性,黏液样变性,也有称其为黏液瘤样变性,其本质是一种胶原纤维变性和酸性黏多糖沉积,变性不仅累及瓣叶,瓣环和腱索也常同时变性,只是程度不同。病变瓣膜常呈乳白色,在心房面有大小不一的瘤样隆起,故常被叫作黏液瘤样变性,黏液瘤样变性可使二尖瓣环和瓣叶松弛,腱索的伸展可造成二尖瓣前、后叶关闭时不能对合,在临床出现的关闭不全,称为二尖瓣脱垂综合征。能引起二尖瓣脱垂的另一种疾病是马方综合征,两者瓣膜的组织形态很难区分,故有人认为两者可能有相同的发病机制。瓣膜的黏液瘤样变性与瘢痕组织的黏液性变不同,前者的结构层次完整,而瘢痕组织的纤维排列紊乱,这是两者间的主要鉴别点。

二尖瓣环钙化是较常见的一种老年性瓣膜环变性和钙化的病征,女性多于男性,瓣环的变性而使环扩大,环的钙化则使瓣环变硬,所以临床上有的出现收缩期杂音,而有的出现舒张期杂音;见于年轻人的二尖瓣环钙化多合并于慢性肾功能衰竭、有二尖瓣脱垂的马方综合征,或胡尔勒(Hurler)综合征。

主动脉瓣钙化病多见于65岁以上的老年人,瓣叶因纤维增多而变厚,钙化而变硬,造成主动脉瓣口狭窄。多数合并二尖瓣环的钙化。钙化结节都分布在瓣叶的主动脉面,瓣膜联合无粘联,这些都有别于风湿性瓣膜炎。

纯合子型家族高脂蛋白血症(Ⅱ型高脂蛋白血症)能引起主动脉瓣或主动脉瓣上狭窄。这型高脂蛋白血症对主动脉的损害升主动脉重于降主动脉,它的纤维粥样斑块能造成主动脉瓣上狭窄;瓣膜的细胞内脂质和胆固醇堆积以及瓣的纤维化可引起狭窄。

糖原沉积病和Ⅱ型庞佩(Pompe)病造成的心壁肥厚,尤其是左室前庭区域的堆积会引起主动脉瓣下狭窄。但糖原沉积本身不损害瓣膜。

淀粉样物是一种多成分的复合蛋白,淀粉样物沉积病有原发和继发之分。心肌细胞间的淀粉样物沉积可使心肌细胞萎缩,产生充血性心力衰竭或限制性心肌病。淀粉样物好在乳头肌部沉积,常引起房室瓣功能失调,造成关闭不全。瓣叶上较少有淀粉样物沉积,且少量沉积也不足于造成瓣膜的功能失调。

痛风是尿酸盐在组织内沉积引起的关节或其他组织的炎症性病变。因沉积在瓣膜造成瓣功能失调的病例虽有报道,但为数极少。

升主动脉夹层可由主动脉中层黏液变性等原因引起的主动脉中层裂开,出现裂隙(较大的常称为黏液湖),并与动脉腔相通,如不及时处理,中层裂隙可能极度扩大。夹层波及主动脉瓣,便可造成关闭不全。

4.结缔组织病和自身免疫性疾病

是一类较少见的心瓣膜病,瓣膜的病损常常是全身病变组成部分。不同病损对瓣膜的损害机制和程度不全相同。

系统性红斑狼疮为一全身性、非感染性,并与遗传因素有关的自身免疫性疾病。能侵犯皮肤、关节、心、肝、肾、神经系统、浆膜和血管。多见于青年妇女,对心脏主要引起心包炎、心内膜炎和心肌炎。系统性红斑狼疮的心包炎为渗出性,能完全吸收。心瓣膜炎的病变呈小结节状分布在瓣叶上,有称其为"非典型性疣状心内膜炎",是急性红斑狼疮的表现。它不同于风湿性瓣膜炎的是病损不完全沿瓣膜关闭线分布,瓣膜的心房、心室面以及腱索均有分布,不一定伴有心肌病变。疣状物内可见嗜苏木素小体。系统性红斑狼疮的冠状动脉炎有内膜增厚,管腔狭窄,造成弥散小灶性心肌坏死,可有心肌梗死和心脏扩张表现。

类风湿关节炎的瓣膜损害表现在瓣的基部纤维性增厚,并可见类风湿性肉芽肿。瓣膜病变多半只是类风湿关节炎一种合并损害。

强直性脊柱炎、巨细胞性主动脉炎、白塞病、复发性多软骨炎、莱特尔(Reiter)综合征等合并瓣膜病损,尤其主动脉瓣的关闭不全均有报道,但为数极少。

5.瓣膜装置的缺血性损伤

心脏瓣膜装置中除乳头肌外各部都无丰富的血液供应,因此,瓣膜装置的缺血性损伤主要是由心壁或乳头肌的缺血造成的,心脏缺血多在左心室,因此瓣膜装置的缺血性损伤,以二尖瓣为主,其他心瓣膜极为少见。缺血在心壁或乳头肌的不同,造成的二尖瓣损伤的机制不同,全心性缺血时,多因心脏扩张造成关闭不全,其中有"拱石"机制的参与;区域性缺血,都因乳头肌和乳头肌基部心肌收缩功能减弱引起。急性心肌梗死,或因此引起的左室乳头肌断裂均可造成急性二尖瓣脱垂,慢性左室乳头肌缺血可造成乳头肌硬化,乳头肌起始部及其附近心壁的急性心肌梗死或慢性缺血均可造成局部心肌收缩力减弱,尤其该部室壁瘤的形成,或因二尖瓣牵拉力的方向发生改变;或因心壁矛盾运动牵拉二尖瓣而出现关闭不全。乳头肌断裂造成的二尖瓣脱垂与腱索断裂造成的二尖瓣脱垂在临床表现方面有相似之处,但后者很少由缺血引起,而都由变性或腐蚀引起。乳头肌断裂处修复后表面会有内皮覆盖而变得光滑,但这种病例只见于部分乳头肌断裂者。乳头肌的顶端与腱索相连接处,心肌细胞间的纤维组织较多,有别于心肌纤维化,诊断时要注意区别。

6.肿瘤

与其他器官相比,心脏的原发和继发肿瘤都是很少见的,由于缺乏很特征的临床表现,多数要靠影像学检查,而肿瘤的定型诊断仍有赖于病理组织学检查。肿瘤发生在瓣膜上的更少。

心脏的黏液瘤长在瓣叶上的不多,绝大多数长在左心房内,以蒂附着在心房壁,瘤体能随心跳而活动,肿瘤靠近二尖瓣口时能产生酷似二尖瓣狭窄的临床表现。另外,黏液瘤组织稀疏,且易变性、坏死,极易脱落,造成体动脉和肺动脉系的栓塞。黏液瘤嵌顿在瓣膜口时,还可造成猝死。

心脏瓣膜上的纤维弹力瘤根据形态分为两类,一类生长在瓣膜的表面,呈乳头状,常称作瓣膜的乳头状纤维弹力瘤,较老的文献上称其为 Lambl 赘生物或 Lambl 赘瘤。该瘤可长于任一心瓣膜,一般多在超声或尸检等时被偶然发现。乳头状纤维弹力瘤形如海葵,瘤的显微形态是乳头中心为胶原纤维,间有弹力纤维,外围黏液瘤样基质,表面有内皮细胞被覆。这种瘤有脱落引起栓塞的,故有认为它的行为不太良性。另一种纤维弹力瘤长在瓣环附近的心壁内,形态和行为方面都不同于乳头状纤维弹力瘤,是一种以胶原纤维为主,伴有弹力纤维的混合性肿瘤,不太大的肿瘤,一般不影响瓣膜的功能。阜外心血管病医院曾见一纤维弹力瘤位于右心室壁,并与三尖瓣环相连。此外,瓣叶和心内膜有时还可见一种乳头状纤维弹力瘤样增生物的病变,它与乳头状纤维弹力瘤有相似的显微形态表现,而其乳头的数量较少。

三、不同部位瓣膜病的常见类型

心脏的四个瓣膜不仅部位和结构不同,功能亦不全相同,各瓣的好发病种和同一病种在不同瓣膜部位的发生概率也不一样。

1.二尖瓣

由瓣环、前后瓣叶、百余根腱索以及前后两组乳头肌组成,瓣位于左心房、室间,乳头肌附着在心室壁,因此左心房、室的功能对二尖瓣的病损亦有很大影响。按瓣膜病损的功能类型可区分为二尖瓣狭窄和二尖瓣关闭不全两大类。

二尖瓣狭窄在我国的年轻人群中较为常见,且大多数由慢性风湿性瓣膜炎和先天性二尖瓣发育异常造成。随着生活和医疗条件的改善,近年来风湿病的病例虽有减少,但风湿性瓣膜病仍居首位。

二尖瓣的狭窄主要因瓣膜炎过程中的瓣叶间粘连以及炎症修复后的瓣叶和腱索的纤维组织增生、收缩及钙化等使瓣变硬,失去弹性。根据病损程度和形态,我国一般把二尖瓣的狭窄病变分成隔膜型和漏斗型。

隔膜型的瓣膜主体基本正常,或病变较轻,瓣膜仍能活动。按其病损不同又分以下亚型:

(1)边缘粘连型:瓣膜缘粘连,瓣口狭窄,一般无关闭不全。

(2)瓣膜增厚型:除上型病损外,瓣膜有不同程度增厚,活动部分受限。可伴有轻度关闭不全。

(3)隔膜漏斗型:后瓣及其腱索显著纤维化,僵硬;前瓣略有增厚,但仍可活动,腱索粘连、缩短,瓣膜边缘与后瓣形成漏斗状。可伴有较显著的关闭不全。

漏斗型的前瓣和后瓣均有弥散性纤维化,极度增厚,瓣的活动能力几乎消失。腱索和乳头肌间的距离显著缩短,甚至消失。整个瓣膜形如一个强直的漏斗,瓣口常呈新月形或鱼口状。常伴有显著的关闭不全。

先天发育异常造成的二尖瓣狭窄病例数远少于风湿性者。发育异常可以是瓣环、瓣叶以及腱索、乳头肌的发育不良或降落伞型二尖瓣一类异常。

二尖瓣狭窄伴有房间隔缺损者称为卢滕巴赫综合征。

除此以外,心内膜纤维弹力增生症,左心房黏液瘤脱入二尖瓣口等均可造成狭窄,但较少见。

当前我国的二尖瓣关闭不全主要由感染性心内膜炎和瓣膜组织的变性造成。前者多见于年轻患者,后者较多见于老年患者。其他病损引起的二尖瓣关闭不全虽有报道,但例数不多。

感染性心内膜炎对瓣叶和腱索的侵蚀性很大,它导致的瓣叶穿孔、腱索断裂以及瓣膜膨胀瘤的形成均可使二尖瓣关闭不全。在二尖瓣上的感染性心内膜炎病变还可延及主动脉瓣。

瓣膜组织变性类中最多见的是黏液瘤样变性,病变可遍及瓣环、瓣叶和腱索,瓣膜组织的黏液瘤样变性使组织稀疏,脆弱,是造成二尖瓣脱垂的主要原因,病损还可致腱索断裂。

二尖瓣关闭不全另一个原因是心肌供血不足引起的乳头肌纤维化,功能不全,甚至梗死和乳头肌断裂等。

2.主动脉瓣

由瓣环和三个半月瓣构成,主动脉瓣和二尖瓣间不但瓣环有共用,主动脉的左冠瓣与二尖瓣的基部间还直接相连,因此一些像变性和感染性病变常累及两瓣。主动脉瓣病以风湿性瓣膜炎、感染性心内膜炎、先天性发育异常以及瓣膜的变性疾病最为常见。

主动脉瓣狭窄多数由风湿性瓣膜炎、老年性钙化症以及先天性主动脉瓣二叶化引起。

风湿性瓣膜炎所致主动脉瓣狭窄已如前述,它以三个半月瓣的联合部粘连为特征。单独累及主动脉瓣的风湿性瓣膜炎虽有报道,但绝大多数病例与二尖瓣的风湿性病变同时存在。只有主动脉瓣病变,而没有二尖瓣病变时,需要小心鉴别。当瓣膜粘连不均时,可造成假性二叶畸形,这时要与先天性二叶瓣畸形相鉴别。

先天性二叶瓣畸形的两个瓣叶的大小不一定均一。由于瓣孔狭小,血流受阻,瓣叶因受血流冲击引起纤维性增厚,甚至钙化。患者多数在中、青年时出现症状,但也有年龄高达70岁而无明显症状的病例。二叶瓣的较大瓣叶内有的可有不完全的纤维嵴状分隔,但只要组织结构损伤不明显,组织学上仍然可以和由三叶瓣融合而成的假性二叶化相区别。

老年性钙化症的瓣膜,瓣叶以纤维化和钙化为主。钙化结节常在瓣叶的窦侧。它与风湿性瓣膜的硬化和钙化的区别,其一是前者多见于60~70岁或以上的老年人,另一是前者瓣膜联合部的粘连一般不明显。

主动脉瓣关闭不全可由瓣环和瓣叶的多种病损引起。

主动脉瓣瓣叶损伤中以感染性瓣膜炎瓣叶穿孔、瓣叶脱垂和风湿性瓣膜病的瓣叶硬化最为常见；主动脉根部扩张中以梅毒性主动脉炎、主动脉根部动脉瘤、主动脉窦瘤以及黏液瘤样变性最为常见。

高位室间隔缺损患者的主动脉瓣关闭不全，可因主动脉瓣基部失去支持，瓣叶下垂引起。

各类主动脉瓣关闭不全的病理形态鉴别，有时比较困难。除临床特征外，主要根据瓣叶的病变，瓣膜联合部是否有粘连，瓣环的扩张与否，以及升主动脉根部伴随病变的情况来综合判断。

3.三尖瓣

三尖瓣的病损率远低于二尖瓣和主动脉瓣。病因多数是风湿性或先天性，但也有感染性心内膜炎或如类癌综合征等引起。

近几十年来，据国外报道，三尖瓣的感染性心内膜炎有增加趋势，患者多见于毒品成瘾人群，也有因安装起搏器、介入治疗、导管检查等引起的，致病菌以真菌和革兰氏阴性菌感染为多。

三尖瓣狭窄多见于风湿性瓣膜炎，其病理形态与二尖瓣的病变相似，但一般瓣膜增厚程度不很明显，瓣叶可有融合，腱索病变也较轻，瓣环病变不明显。三尖瓣先天性闭锁病例比较少见。

三尖瓣关闭不全较狭窄常见，多数是功能性的，且往往是心力衰竭和右心室扩张的结果。器质性的关闭不全可由风湿性瓣膜炎、瓣叶破裂和腱索断裂等引起。类癌综合征时，有时也出现器质性关闭不全。

三尖瓣的先天性发育异常引起的关闭不全主要是三尖瓣下移征（Ebstein 畸形）。它的病理改变是右心房室环位置正常，部分或全部三尖瓣叶下移附着于右心室的内壁。常见的多为隔叶及后叶的下移，而前叶一般仍在正常位置。下移的瓣叶常有变形、部分缺损或粘连等改变，也有伴乳头肌和腱索的发育异常。下移瓣叶附着部分以上的心室壁变薄，且心房化使右心房扩大，而其余部分发生代偿性肥厚。下移后的三尖瓣功能主要由前瓣行使，房化的心室不能与心房同步活动，造成关闭不全和心房压力增高。少数病例合并动脉导管未闭、肺动脉瓣狭窄等畸形。

4.肺动脉瓣

肺动脉瓣病以先天性发育异常较为多见，风湿性瓣膜炎远远少于二尖瓣和三尖瓣部，而且陈旧性病变远较急性病变少见，有肺动脉瓣急性瓣膜炎的多数伴有二尖瓣和主动脉瓣的陈旧性风湿病变或急性和陈旧性病变同时并存。

肺动脉瓣狭窄最多见的是二叶化和发育不良等先天性异常，有的还合并间隔缺损。类癌综合征常可致肺动脉瓣狭窄。

肺动脉瓣关闭不全通常继发于心力衰竭和右心室扩张，器质性的大部是先天性瓣叶发育缺陷或缺失。

第五章 消化系统疾病病理诊断

第一节 食管疾病

一、先天性畸形

(一)食管闭锁、狭窄和瘘管

食管闭锁是新生儿常见的畸形,其发病率约 $1/4000 \sim 1/2000$ 新生儿。在胚胎发育过程中食管和气管最初是一个共同管,以后由头尾方向生长的另一个侧褶在中线融合形成一纵行隔,此隔将气管和食管分隔成两个管道。食管和气管发育和分隔过程中的异常就能造成种种畸形。最常见的是食管分成两段,上段末端成盲端,下段的上端形成瘘管与气管或右肺支气管主干相通。瘘管与气管相接处一般在气管分叉上 0.5cm。较罕见的情况是气管食管没有分隔而保持一单个的共同管,或分隔后食管未发育而形成一纤维条索样完全闭锁的食管。4 型最常见,其次为 3 型。5 型又称 H 形瘘管,6 型又称 K 形瘘管。食管先天性原发性狭窄很少见,常发生在食管中段和下段。

(二)食管重复、憩室和囊肿

这三种情况目前认为是同一先天性畸形不同程度的表现。食管重复是指不同长度的食管完全或部分重复,重复的食管可两端封闭,从而形成重复囊肿。重复囊肿可呈球形或管状,内壁被覆鳞状上皮、柱状上皮、立方上皮或纤毛上皮,囊壁含两层平滑肌。此型囊肿 60% 见于食管下 1/3。支气管源性囊肿位于食管前,这也是气管食管分隔不全的一种缺陷。支气管源性囊肿被覆呼吸道纤毛柱状上皮,囊壁内含软骨,70% 位于食管下 1/3。胃囊肿具有胃黏膜,可分泌盐酸,囊壁有两层平滑肌。包涵性囊肿被覆呼吸道上皮或鳞状上皮,囊壁不含软骨或完整的平滑肌层。神经肠囊肿不是从胃道发生而是由原始脊索发生并伴脊柱不融合。这种囊肿亦常被覆鳞状上皮、纤毛柱状上皮或胃上皮,位于食管背侧。

先天性憩室罕见,有一种是发生在食管与咽连接处(因该处肌层较薄弱)的咽食管憩室。

(三)组织异位

胚胎发育过程中食管最早被覆的上皮是纤毛柱状上皮,因此在婴幼儿甚至成人食管的任何部位出现纤毛柱状上皮不能算是真正的异位。食管的胃黏膜异位很少是先天性的,多数是后天性化生即 Barrett 食管。食管中下段可出现皮脂腺异位。

二、肌肉运动性疾病及其他病变

(一)硬皮病

食管硬皮病可以是全身硬皮病的一部分或局限于消化道的硬皮病累及食管。病变食管显示黏膜下层纤维化和非特异性炎症反应。纤维化也可累及肌层并取代平滑肌,小动脉显示弹力纤维变性和内膜纤维化。

电镜:毛细血管基底膜增厚和层化(lamination)。食管的纤维化主要是由于血管病变引起缺血所致。

(二)下段食管弥散性肌肉肥大

下段食管弥散性肌肉肥大亦称食管卷曲、螺旋状食管、食管巨大肌性肥大或弥散性痉挛。成人型无症状,均为尸检时偶然发现。食管所有的肌层包括黏膜肌层均增厚,以环肌增厚最明显,管壁神经纤维和神经节细胞正常。管腔亦不狭窄。男性较多见。儿童型可累及小肠。

(三)后天性憩室

绝大多数食管憩室为后天性,分两类:①推出性憩室:是由于食管腔内压力增加,使食管壁从肌层薄弱处向外膨出,如食管与咽连接处食管壁肌层较薄弱,因此很易形成推出性憩室,称为 Zenker 憩室或咽食管憩室;②牵拉性憩室:是由于食管周围炎症纤维化或粘连的淋巴结牵拉食管壁所致。牵拉性憩室常见于气管分叉处或其下。

膈上憩室是一种推出性憩室。憩室含鳞状上皮黏膜、黏膜下层甚至肌层,常合并炎症。咽食管憩室和膈上憩室可癌变,咽食管憩室的癌变率为 0.3%。

最近有报道一种弥散性食管壁内憩室病或称假性憩室病。患者有吞咽困难的症状,影像学和内镜下可见无数 1～3mm 烧瓶状憩室,有一针尖大的小口,这些憩室多见于食管上 1/3,与食管长径平行排列。憩室被覆鳞状上皮。这些小憩室可能代表扩张的食管腺导管,腔内可充以黏稠的黏液或炎性渗出物。

(四)后天性裂孔疝

后天性裂孔疝有三类:①所谓的滑动性疝:由于横膈肌缺陷或食管一膈韧带的牵引使裂孔扩大,从而使胃及食管下 1～2cm 疝入胸腔。滑动性疝的发生与腹内压增加、肥胖和脊柱后凸等因素有关,有的有家族倾向。②食管旁疝:部分胃和肠可沿食管疝入胸腔。③损伤性疝:由于横膈裂口(破裂)所致。

(五)食管失弛缓症

食管失弛缓症亦称贲门痉挛,是由于贲门生理性括约肌不能松弛,食管下段痉挛收缩,近段食管扩张,失去正常的蠕动节律。此病多见于 60 岁以上男性,患者主诉为吞咽困难、疼痛和食物反流。食物反流可导致呼吸道感染。病变主要是肌肉神经丛内神经节细胞减少或完全缺如,有髓鞘的神经纤维脱鞘和断裂,小的神经纤维大量丢失。平滑肌本身无改变。黏膜、黏膜下层和肌层有不同程度的炎性反应。黏膜上皮可发生化生甚至不典型增生(异型增生)。

食管失弛缓症与巨结肠症(Hirschsprung 病)有相似之处。其不同点在于食管失弛缓症是神经节细胞的减少或缺如,发生在近段扩张的食管壁,而巨结肠症则发生在远端收缩的肠壁。长期的失弛缓症可发生癌变,但发生率极低。

(六)食管蹼和环

有些吞咽困难的患者在影像学下可观察到食管蹼(web)或环(rings)形成。位于上段食管蹼的妇女常伴缺铁性贫血和萎缩性舌炎,为 Plummer－Vinson 综合征或 Paterson－Klly 综合征的组成部分,蹼亦可位于食管下端,蹼是薄层纤维组织。它的上面和下面均被覆鳞状上皮。食管环发生在胃食管交界处,使管腔呈环形狭窄但不堵塞管腔,环可由横行的黏膜褶构成或由环形增厚的肌层形成,被覆鳞状上皮黏膜或贲门黏膜。

(七)食管管型

偶尔整个食管鳞状上皮可完整脱落而呕吐出来形成管型。这常常是由于吞饮极热的流质饮食或自然脱落,可伴有食管壁内破裂。

(八)食管静脉曲张

门脉高压时食管下段和食管－胃交界处静脉曲张呈串珠状结节状,灰蓝色。黏膜和黏膜下层静脉高度扩张,使表面上皮或黏膜破裂,可导致致命性大出血。静脉血滞留和缺氧使黏膜上皮变性坏死,更加重了破裂的危险性。上腔静脉被纵隔肿瘤阻塞时食管上段和中段静脉曲张。

(九)糖原性棘皮症

食管黏膜面有散在白色隆起、不连续的、圆形、表面光滑的斑,直径<3cm,蒂位于食管黏膜纵褶的表面。

光镜:鳞状上皮表面浅层细胞增生肥大和空泡性变,这些细胞含丰富的糖原。此病变无临床意义。

三、食管炎

(一)急性食管炎

多种细菌、病毒和真菌均能引起急性食管炎。较常见的有单纯疱疹病毒(HSV)引起的食管炎、巨细胞病毒(CMV)性食管炎和念珠菌性食管炎。这些多见于免疫缺陷患者。HSV 性食管炎初起时食管中下段黏膜多发性水疱,水疱破溃后形成溃疡伴有中性粒细胞和大量单核细胞浸润。受累的上皮细胞核肿胀,核染色质沿核膜分布,整个细胞核呈毛玻璃样,有多核的细胞形成。食管刷片如发现这种毛玻璃样细胞有很高的诊断价值。活检中如有大量单核细胞性渗出物可提示疱疹病毒感染。内镜下溃疡呈火山状。食管双重对比造影可见弥散散在的浅溃疡。巨细胞病毒性食管炎可在病变处的内皮细胞、成纤维细胞和上皮细胞内找到 CMV 包涵体。念珠菌性食管炎可为疱疹性、消化性和恶性溃疡的继发感染或发生于免疫缺陷的儿童和成人。食管中下段多见,病变处为多发性脐形出血性斑块。

光镜:溃疡处及周围黏膜中有真菌菌丝和芽孢,用 PAS 染色有助于诊断。

吞食高热饮食和腐蚀性液体如酚、煤酚皂溶液、酸及碱液等可造成腐蚀性食管炎。严重病例的黏膜可成片脱落,形成黏膜管型。食管显示弥散性急性炎症和溃疡形成,愈合后可造成食管狭窄。一些片剂或胶囊药物如果没有顺利吞入胃内,可滞留在食管内而刺激食管黏膜,造成炎症和溃疡。

(二)放射性食管炎

胸部放疗可合并放射性食管炎并继发溃疡、纤维化和食管狭窄。

光镜:病变处血管扩张、内皮细胞肿胀、成纤维细胞肥大和奇形怪状。鳞状上皮除变性坏死形成溃疡外亦可出现异型增生。

(三)慢性食管炎

结核、结节病、梅毒和克罗恩病等都可累及食管,但均罕见。由克鲁斯锥虫引起的 Chagas 病除侵犯心肌外,亦可侵犯消化道,损伤肌内神经丛,使神经丛内神经节细胞显著减少(可减少90%),从而导致巨食管症。嗜酸性胃肠炎亦可累及食管。反流性食管炎时食管上皮内亦可出现大量嗜酸性粒细胞,所以单就食管活检不能鉴别这两种病变。

(四)反流性食管炎

正常情况下由于:①食管下端内括约肌的作用;②贲门与食管下端有一定的角度;③食管贲门交界处附着于横膈裂孔处等的作用防止了胃液反流至食管。但任何情况使上述机制减弱就可引起胃液的反流。例如食管裂孔疝患者胃底部分疝入胸腔,使正常贲门—食管角度消失,胃液遂反流至食管。引起胃液反流的原因还有幽门梗阻和腹内压增加(如妊娠),其他少见的原因有糖尿病性自主神经系统病和硬皮病等。反流性食管炎主要症状为反胃、胃灼热、胸骨后疼痛和吞咽困难。

食管鳞状上皮对酸性的胃液较敏感,在长期持续的胃液刺激下,食管下段黏膜发生改变。黏膜最初的反应是鳞状上皮基底细胞增生增厚,上皮内有嗜酸性粒细胞、中性粒细胞和(或)淋巴细胞特别是 T 淋巴细胞浸润,固有膜乳头变长,可伸到上皮的表层下。胃酸的刺激可进一步引起食管下段的消化性溃疡和纤维化或发生柱状上皮化生形成 Barrett 食管。柱状上皮化生的目的是抵抗胃酸的刺激和消化,因柱状上皮较能耐受胃酸的消化和能较快地修复。

正常食管鳞状上皮基底层厚度约占全层的 15%,固有膜乳头伸入上皮达上皮厚度的 65%。基底层厚超过 15%,乳头深入上皮超过 65% 以及上皮内出现淋巴细胞、嗜酸性粒细胞和(或)中性粒细胞都是诊断反流性食管炎的要点。病变可呈灶性分布,以食管下端为重。严重的胃液反流所致的消化性溃疡,其形态与胃及十二指肠消化性溃疡同。溃疡边缘鳞状上皮可呈不同程度增生,溃疡底肉芽组织除大量炎细胞浸润外,有时可有核巨大而深染的成纤维细胞,这些增生的上皮和巨核成纤维细胞很容易误诊为恶性肿瘤,特别是活检材料。溃疡愈合可产生纤维化甚至食管狭窄。

(五)Barrett 食管

Barrett 食管曾被称为先天性短食管或下段被覆柱状上皮的食管,多数是由于反流性食管炎所引起的食管黏膜柱状上皮化生。近年 Takubo 等认为可能是一种发育异常。故他们发现 87.5% 的 Barrett 食管有双重黏膜肌层即固有膜下有浅黏膜肌层,其下为深固有膜,深固有膜下有一深黏膜肌层,深黏膜肌层的近端与食管正常的黏膜肌层相连,远端与胃的黏膜肌层相连。

Barrett 食管的柱状上皮黏膜可成片被覆食管下段或呈岛状散在于鳞状上皮黏膜内,柱状上皮黏膜的组织学形态可像贲门黏膜、胃底胃体黏膜或肠化(常为不完全肠化)的胃黏膜,由于食管鳞状上皮和贲门柱状上皮交界为一齿状交叉线,所以要确诊 Barrett 食管所取的活检必须是在食管—贲门交界 3~5cm 以上的食管黏膜。内镜下 Barrett 食管黏膜呈红色天鹅绒状。Barrett 管为癌前病变。上述三种黏膜上皮均可发生异型增生。异型增生的上皮像结肠腺瘤上皮,亦可分低级别和高级别两级,高级别异型增生为肯定的癌前病变,Barrett 食管患者发生腺癌的危险性高于正常人群 30~60 倍。

四、食管肿瘤

(一)食管癌

食管癌是常见的恶性肿瘤之一,遍及世界各地,但其地理分布极不平衡,国内国外都有些集中高发区和相对高发区。我国是食管癌的高发国,国内高发区主要分布在太行山区、秦岭地区和闽粤交界地区等处。从中国东北经前苏联中亚细亚到土耳其、伊朗北部为一带状高发地带。

我国食管癌好发年龄为 40～60 岁,国外报道为 50～70 岁。男性多见,男女比例从2:1～20:1不等,平均 4:1。患者的主要症状为哽噎、吞咽困难、胸骨后或剑突下痛,少数可伴高钙血症。

主要病因因素有:①饮食习惯和食物因素:高发区居民喜食高热、粗糙和质硬的食物,酗酒和吸烟亦有一定的影响;②亚硝胺和真菌毒素;③其他病因因素有土壤中微量元素如:钼、铁、锌、氟、硅等的缺乏以及可能存在的遗传因素等。

食管癌好发部位为食管中段,其次为食管下段,食管上段最少。国内高发区河南林县用脱落细胞学及影像学相结合检查的 3633 例食管癌,上段 426 例(11.7%)、中段 2301 例(63.3%)、下段 906 例(25%)。

早期食管癌的定义是指癌组织位于黏膜下层以上,同时不能有局部淋巴结转移。如癌局限于上皮内称为原位癌或上皮内癌,如癌已侵入肌层则为中期食管癌。晚期食管癌是指癌已侵透肌层达外膜或外膜外组织。

1.大体

早期食管癌可看不出病变或仅黏膜粗糙、糜烂或呈斑块乳头状隆起,以糜烂和斑块状为多见。

中晚期食管癌的大体类型有:①髓样型:肿瘤在食管壁内浸润性生长,使管壁弥散性增厚,表面可形成浅溃疡,切面增厚的食管壁灰白色、均匀、质软;②息肉蕈伞型:肿瘤形成卵圆形或扁平肿块,或呈蘑菇样肿物突入食管腔,表面都有浅溃疡;③溃疡型:肿瘤形成大小不一深浅不等的溃疡,溃疡边缘隆起,底部凹凸不平;④缩窄型:癌组织浸润性生长处伴明显的纤维组织反应,使食管明显变硬,管腔狭窄(环形缩窄),切面肿瘤处食管壁增厚,灰白色、条纹状。以上各型中髓样型最多见,占 60% 左右,其次为息肉蕈伞型和溃疡型,缩窄型最少。WHO(2010 年)分类将上述②息肉蕈伞型分为 0～Ⅰ型;③溃疡型分为Ⅱ型(进展型);①髓样型及④缩窄型分为Ⅳ型(进展型)。

2.光镜

90% 的食管癌为不同分化程度的鳞癌。根据分化程度鳞癌可分为高分化、中分化和低分化,高分化鳞癌有明显的角化珠(癌珠)形成,癌细胞胞浆丰富,核分裂少。

低分化鳞癌癌细胞分化差,多数已无鳞状上皮的排列结构,癌细胞异型性明显,核分裂多见。中分化鳞癌的组织形态介于高分化和低分化鳞癌之间。

其他组织学类型的癌:①腺癌:约占食管的 5%～10%,主要发生在 Barrett 食管,而且癌旁的 Barrett 食管黏膜上皮常伴不同程度的异型增生。腺癌的形态与胃肠道腺癌同。②疣状癌:呈粗大乳头状生长,鳞状上皮分化好,表面有角化不全和角化过度,底部呈膨胀性生长,浸润常不明显,这种癌可误诊为良性。③腺样囊性癌:形态与涎腺相应肿瘤相同。④基底细胞样鳞癌:是一种恶性度较高的癌,好发于食管上段,老年男性多见,癌细胞形成实性或筛状小叶、小腺样结构,可有粉刺状坏死,同时可见通常的鳞癌区。⑤黏液表皮样癌:其恶性度较低,形态与涎腺的黏液表皮样癌同。⑥腺鳞癌:癌组织具有明确的鳞癌和腺癌成分,而且二者混合存在。⑦神经内分泌癌：包括类癌和小细胞未分化癌，食管类癌（神经内分泌肿瘤）极罕见，主要为小细胞神经内分泌癌。肿瘤较大，直径＞4cm，可位于食管的任何部位，但以中段多见。组织学形态与肺内相应的癌同，瘤细胞可形成菊形团，有腺样或鳞状细胞分化，甚至有灶性黏液分泌。

3.免疫组化

显示 Chromogranin A、CD56、synaplophysin 等神经内分泌标记均阳性，并可有异位激素如 ACTH、calcitonin、VIP 和 5－HT 等分泌。

4.电镜

神经内分泌颗粒直径 80～200nm。此癌恶性度高。

5.癌前病变

食管癌癌前病变以往称为食管鳞状上皮不典型增生，现称为上皮内肿瘤或称为异型增生。上皮内肿瘤根据病变程度可分为低级别（LGIEN）和高级别（HCIEN），如上皮全层均有病变可称原位癌，30％的食管癌癌旁有原位癌。约 1/4 的鳞状上皮 HGIEN 可发展成癌。HGIEN 和原位癌不是浸润性癌的向侧侧延伸，而是作为癌的原发起点，由此发展成浸润性癌。

6.浸润转移

（1）直接浸润蔓延：食管上段癌可侵入喉、气管、甲状腺和颈部软组织。中段癌可侵犯纵隔大血管、支气管、肺、胸膜、心包和脊椎等。下段癌常累及贲门、横膈和肝左叶等处。直接蔓延以上段癌最多见（60％），下段癌最少（30％）。

（2）淋巴管转移：食管有丰富的淋巴管，所以淋巴结转移率高。根据食管淋巴引流，上段癌常转移至食管旁、喉后、锁骨上、颈深部和上纵隔淋巴结。中段癌转移至食管旁和肺门淋巴结。下段癌转移至食管旁、贲门周、胃左和腹腔淋巴结，亦可通过黏膜下淋巴管转移至胃黏膜下。

（3）血行转移：主要见于晚期患者，可转移至全身，但以肝、肺和肾上腺为多见。

7.分子病理

TP53 基因（17p13）的突变和过表达在食管癌中检出率很高，TP53 被认为是食管癌发生、发展中重要的遗传事件。20％～40％食管鳞癌 cyclinDI（11q13）扩增，这种鳞癌常常保留有 Rb 基因的表达。

8.预后

早期食管鳞癌手术后 5 年存活率可达 90％，中晚期癌手术后 5 年存活率仅 10％～30％。

（二）食管癌肉瘤

食管癌肉瘤（carcinosarcoma）又称肉瘤样癌、鳞癌伴梭形细胞间质、假肉瘤、梭形细胞癌、息肉状癌、化生性癌等。此癌常长成息肉状。有一长短不等的蒂，突向食管腔。肿瘤由肉瘤成分和癌（鳞癌、腺癌或未分化癌）混合而成。肉瘤和癌的比例，不同病例不同。表面常为溃疡面或灶性被覆原位癌或鳞癌，肉瘤成分多数像恶性纤维组织细胞瘤并可向软骨、骨或横纹肌分化，有关此瘤的性质始终有不同意见。有认为此瘤基本上是癌伴肉瘤间质，因免疫组织化学显示肉瘤成分部分亦为 keratin 阳性，电镜下大部分肉瘤细胞具肌成纤维细胞或其他间充质细胞的超微结构，更重要的是此瘤有与食管癌完全不同的生物学特性：①肿瘤总是呈息肉状生长；②此瘤的转移灶多数为纯肉瘤成分；③预后好，5 年存活率达 50％以上。

(三)恶性黑色素瘤

好发于食管中段和下段。老年人多见。肿瘤常呈灰色或黑色息肉状肿物突入食管腔。

1.光镜

瘤细胞呈上皮样、梭形、二者混合或多形性,黑色素一般较多,所以诊断不困难。

2.电镜

有多量黑色素小体。食管原发性恶性黑色素瘤周围黏膜鳞状上皮常显交界活性或有散在卫星状瘤结节。有些病例瘤周黏膜有灶性或弥散性黑变(melanosis)。此瘤恶性度高,预后差。

(四)间充质肿瘤

1.平滑肌瘤

平滑肌瘤是食管最常见的非上皮性良性肿瘤,半数患者无症状,有症状者主诉为吞咽困难和胸部不适,下段较上段食管多见,通常为单发亦可多发,肿瘤形成息肉或巨块突入管腔,表面黏膜光滑或有溃疡形成,或呈哑铃状部分突入管腔,部分突至食管外;或呈扁平形主要是壁内生长的肿物。肿瘤切面界限清楚,灰白色编织状,常伴钙化,光镜所见与身体其他部位的平滑肌瘤同。食管平滑肌肉瘤少见,体积一般较大,质软。切面常有出血坏死。光镜下瘤细胞密集,核分裂可见或多见。分化好的平滑肌肉瘤与平滑肌瘤有时很难鉴别。由于消化道平滑肌肿瘤的生物学行为较发生于子宫者恶性度高,所以对于食管平滑肌肿瘤核分裂>2/10HPF者均应作平滑肌肉瘤处理为妥。

一种罕见的弥散性平滑肌瘤病主要见于青少年,累及食管的一段,有时可累及食管和胃。病变处食管狭窄。

光镜:食管壁平滑肌弥散增生,呈旋涡状。增生的平滑肌间夹杂多量纤维组织,神经和血管成分亦增生并有淋巴细胞和浆细胞浸润,使食管壁弥散性增厚。这种病变可能是一种畸形而非肿瘤。

2.胃肠道间质肿瘤(GIST)

食管 GIST 罕见,约占食管间充质肿瘤的 10%～20%,多数为食管远端腔内肿物,造成吞咽困难。多数 GIST 为梭形细胞肿瘤,呈肉瘤样结构,有一定量核分裂。有时可呈上皮样,形态及免疫组化与胃 GIST 相同。

(五)其他肿瘤和瘤样病变

1.鳞状上皮乳头状瘤和腺瘤

两者均罕见。鳞状上皮乳头状瘤为外生性乳头状肿物。

光镜:鳞状上皮分化好,无异型性。由 HPV 引起的乳头状瘤可见凹空细胞。腺瘤只见于Barrett 食管。腺瘤的大体和光镜形态与发生于胃和肠的腺瘤同。

2.纤维血管性息肉

亦称纤维性息肉、炎性纤维性息肉或炎性假瘤。可发生于食管的任何部位,以食管上段多见。体积可很大,致使食管腔显著扩张。息肉有一长蒂附着于食管壁。

(1)大体:息肉呈分叶状,表面粉白色光滑,偶有浅溃疡形成。

(2)光镜:息肉由水肿的纤维结缔组织构成,其中含不等量的成熟脂肪组织和丰富的薄血管,息肉表面被覆有鳞状上皮。

3.颗粒细胞肿瘤

胃肠道发生的颗粒细胞肿瘤以食管最多见。肿瘤为单发或多发黏膜下肿物,表面有完整的鳞状上皮黏膜被覆,上皮可呈假上皮瘤样增生。瘤细胞胞浆丰富,嗜酸性颗粒状。瘤细胞排列成索或巢。恶性颗粒细胞肿瘤很罕见。近年根据电镜和免疫组织化学研究的结果认为颗粒细胞肿瘤来自神经周细胞。

4.其他肿瘤

文献中报道的食管肿瘤还有毛细血管瘤、血管外皮瘤、神经纤维瘤、淋巴瘤、浆细胞瘤、横纹肌肉瘤、滑膜肉瘤、软骨肉瘤和骨肉瘤等。原发性食管的淋巴瘤极罕见,常常是邻近器官的累及。食管淋巴瘤最常见的类型为弥散性大 B 细胞淋巴瘤及 MALToma。

(六)转移瘤

食管的转移瘤可由肺、甲状腺、喉和胃的肿瘤直接累及,或经淋巴管血管转移至食管,如来自睾丸、前列腺、子宫内膜、肾和胰腺的恶性肿瘤,各种白血病和淋巴瘤均可累及食管。

五、食管活检

食管内镜检查和活检对食管病变的诊断和治疗起很大的推动作用,如明确食管炎的病因(HSV、CMV、念珠菌或其他),确诊反流性食管炎和 Barrett 食管以及明确肿瘤的性质等。内镜活检在诊断鳞状上皮异型增生 Dysplasia/上皮内肿瘤 EIN 较其他手段如脱落细胞学、刷片等有更大的优越性。

第二节　胃肿瘤及瘤样病变

一、胃腺瘤和息肉

(一)胃腺瘤(肿瘤性息肉)

多数位于胃窦,体积较大,单个,广基或有蒂,来自肠上皮化生的腺上皮。外形像结肠的腺管状腺瘤、绒毛状腺瘤或绒毛腺管状腺瘤。

光镜:腺瘤上皮显示不同级别的异型增生(dysplasia),上皮内有散在的神经内分泌细胞。腺瘤可癌变,特别是高级别异型增生(H.G.dysplasia)和直径>2cm 者易发生癌变,但癌变率较低,仅 3.4%。

(二)增生性(再生性)息肉

来自增生的腺窝上皮。体积一般较小,直径 1cm 左右,常为多发,有蒂或广基,表面光滑,略呈分叶状。多发的增生性息肉常集中于胃体胃窦交界处。

光镜:息肉表面为增生肥大的腺窝上皮构成的大型腺管,中心部为增生的幽门腺或胃体腺,夹杂血管纤维平滑肌组织,深部腺体常呈囊性扩张。增生的腺体上皮无异型性。有些增生性息肉中心可见由表面上皮内褶成洋葱皮样结构。增生性息肉无癌变倾向。

(三)混合型息肉

即腺瘤和增生性息肉的混合型。

(四)胃底腺息肉

胃底胃体黏膜形成多发性广基息肉状隆起,直径一般<5mm。息肉内有被覆胃底腺上皮即含有壁细胞和主细胞的囊肿,表面腺窝短或缺如。这种息肉表面被覆单层腺窝上皮。

(五)幽门腺息肉

由紧密排列的幽门腺构成,腺上皮立方或短柱状,表达幽门腺黏液(MUC6)。

(六)炎性纤维样息肉

又名嗜酸细胞肉芽肿性息肉。这种息肉少见,好发于胃窦部,直径很少超过 2cm,常呈广基的息肉样肿物突入胃腔,表面被覆胃黏膜并可有溃疡形成。

光镜:息肉由许多小血管和成纤维细胞呈旋涡状生长。这种细胞具有肌成纤维细胞的性质。息肉内有大量嗜酸性粒细胞和淋巴细胞质细胞浸润,炎性纤维样息肉的性质尚有争论,有人认为是神经源性,但多数认为是炎症性质。

(七)其他类型息肉和息肉病

有幼年型息肉,黑斑息肉综合征的息肉和息肉病等。

二、胃癌

胃癌是常见的恶性肿瘤之一,在消化道癌中占第一位。主要分布在亚洲、拉丁美洲和中欧,世界范围的高发国有日本、中国、新加坡、智利、哥斯达黎加、委内瑞拉、匈牙利、波兰、德国、冰岛、保加利亚、罗马尼亚和马耳他等。我国胃癌发病率很高,主要高发区在西北、东南沿海各省以及东北和西南局部地区。我国胃癌的发病从沿海向内地方向、从东到西和从北到南有逐渐降低的趋势。

胃癌的病因因素已知的有饮食因素、地理条件、种族因素、遗传因素、血型、真菌毒素和化学物质如亚硝胺等。其中饮食因素(如高盐饮食、油煎、熏制和粗糙食物等)、真菌毒素和亚硝胺吸引了大量研究人员的注意力。

(一)癌前状态和癌前病变

癌前状态是指某种临床状态伴有很高的发生癌的危险性如恶性贫血、残胃和 Menetrier 病。癌前病变是指一些很易发生癌的组织病理学异常如萎缩性胃炎伴肠化、胃黏膜上皮异型增生、胃溃疡和胃腺瘤。

1.残胃

因良性病变作胃部分切除后 5 年以上的患者发生残胃癌的危险性要比一般人群高 2～6倍,手术后到发生癌的间隔约 20～30 年。大多数癌发生在吻合口附近,亦可发生在残胃的其他部分。残胃癌的发生与手术前胃内病变性质、手术方式等均无关。手术后切口附近的黏膜可发生炎症、萎缩性胃炎、腺体囊性扩张、炎性息肉或增生性息肉。约 7%～21%伴不同程度的异型增生。

2.Menetrier 病和恶性贫血

这两种在我国均很少。国外报道二者均可合并胃癌。

3.慢性胃溃疡(慢性消化性溃疡)

近年来应用影像学技术和纤维内镜动态地观察胃内病变已证实有溃疡病史者合并癌可从溃疡以外的黏膜发生而不一定来自溃疡本身。癌溃疡和良性溃疡一样可以愈合、瘢痕化和再反复发作,此外,癌组织较正常黏膜容易发生糜烂和溃疡,早期胃癌可较长时期存在而不进展等事实都说明胃溃疡在胃癌的组织发生中不是很重要的病变。目前一致认为胃溃疡可以癌变,但癌变率较低,不超过 5%。

4.Hpylori 感染

与胃癌的发生有一定的关系。

5.胃腺瘤

少数直径＞2cm 的广基腺瘤特别是伴高级别异型增生者可癌变,但腺瘤的癌变率很低,加之胃腺瘤少见而胃癌很常见,二者发生率的差别也说明腺瘤并不是真正的胃癌癌前病变。

6.萎缩性胃炎

作为癌前病变的依据主要是流行病学显示萎缩性胃炎与胃癌关系密切。国内外流行病学资料均表明胃癌高发区萎缩性胃炎的发病率也高,胃癌低发区萎缩性胃炎的发病率也低。临床随诊萎缩性胃炎 10～20 年后约 8%病例有胃癌,但还没有动态地观察到从萎缩性胃炎发展成癌的资料。

长期被认为是癌前病变的肠上皮化生实质上是一种半生理现象,因为胃黏膜肠化随年龄增长而增多,目前认为含硫酸黏液的肠化即Ⅱb 型肠化与胃癌的关系密切,不过到底是这型肠化发展成癌呢,还是在癌形成过程中发生肠化还有待进一步证实。

7.异型增生和上皮内肿瘤

以往对胃黏膜上皮的不典型增生在2010 年版 WHO 消化系统肿瘤分类中,已改用异型增生或上皮内肿瘤,而不典型增生只是指那些炎症修复或再生上皮的细胞异型改变。异型增生可分低级别和高级别 2 类。

国内外资料均表明胃癌形成的潜力与细胞的异型增生的严重程度成正比。低级别异型增生黏膜腺体结构轻度异常,细胞轻至中度不典型性,核长形,位于基底部,核分裂轻中等量。高级别异型增生,核呈立方形,核浆比例失常,细胞和腺体结构明显异常,核分裂多见。黏膜内癌是指异型增生腺体或细胞侵入固有膜,浸润癌是指异型增生腺体或细胞已侵至固有膜外。

胃癌男性多见,胃的任何部位都能发生,好发部位依次为胃窦(包括幽门前区)、小弯、贲门、胃底和胃体。

Borrmann(1926 年)将胃癌大体分成Ⅰ～Ⅳ型。Ⅰ型:肿瘤主要向腔内突起形成巨块、息肉或结节,表面可有糜烂,癌呈膨胀性生长,切面与周围胃壁界限清楚;Ⅱ型:肿瘤向胃壁内生长,中心形成大溃疡,溃疡边缘隆起呈火山口状,呈膨胀性生长,切面与周围胃壁界限清楚;Ⅲ型:形态与Ⅱ型相似但癌的底盘较溃疡大,呈浸润性生长,切面与周围胃壁界限不清;Ⅳ型:肿瘤在胃壁内弥散浸润性生长,切面与周围胃壁界限不清,表面可有糜烂或浅溃疡。此型如累及胃的大部或全部者即为皮革胃。1942 年 Stout 又描述了一型胃癌称为浅表扩散型胃癌,此型癌的特点是癌组织主要沿黏膜扩散,不形成突向腔内或侵入胃壁的瘤块,癌的面积明显大于浸润深度。大部分癌组织限于黏膜和黏膜下层,灶性地区亦可深入肌层甚至浆膜或浆膜外。

目前国内采用的大体分型不外乎,上述五种基本型的改良,如分为巨块型(包括息肉状、结节状、蕈伞状和盘状巨块)、溃疡型、溃疡浸润型、浸润型(根据浸润范围又分成弥散浸润型和局部浸润型两型)、浅表扩散型、混合型和溃疡－癌。溃疡－癌是指在已存在的慢性胃溃疡基础上发生癌。诊断条件是:①慢性胃溃疡即 U1－4,溃疡底部肌层完全破坏被瘢痕组织代替,溃疡边缘的黏膜肌层与肌层融合;②溃疡边缘的再生黏膜中(最好是仅在一侧黏膜内)有小的癌灶,溃疡底部绝对不应有癌。这种癌只有在它的早期才能诊断,到晚期时已与一般胃癌不能鉴别。

胃癌绝大部分为腺癌。胃癌的组织学分类种类繁多,主要根据腺体分化程度、间质的量和性质以及分泌黏液的量将胃腺癌分成许多种类型。国内常用的组织学分类:乳头状腺癌、腺癌或称管状腺癌(高分化、中分化、低分化)、黏液腺癌、印戒细胞癌、硬癌(间质有多量纤维组织)和未分化癌。

1965 年 Lauren 根据 1344 例手术切除胃癌的组织结构、黏液分泌和生长方式将胃癌分成肠型胃癌和胃型(弥散型)胃癌两大类:肠型胃癌来自肠化的上皮,癌细胞形成腺管或腺样结构,黏液分泌主要在腺腔内或细胞外。大体上 60% 为巨块型,25% 为溃疡型,15% 为弥散型。胃型胃癌来自胃上皮,为黏附力差的小圆形细胞,单个分散在胃壁中,大多数细胞分泌黏液而且黏液在胞质内均匀分布,少量在细胞外。大体上 31% 为巨块型,26% 为溃疡型,43% 为浸润型。肠型和胃型胃癌不仅在形态上有区别,在患者年龄、性别和流行病学等方面都有明显的不同。肠型胃癌多见于老年人,男性多见。胃癌高发区多见。癌周胃黏膜常伴广泛的萎缩性胃炎,预后较好。胃型胃癌多见于青壮年,女性多见,胃癌低发区多见,癌周胃黏膜无或仅有小片萎缩性胃炎,预后差。Lauren 分析的 1344 例中 53% 为肠型,33% 为胃型,另有 14% 不能分类。

(二)早期胃癌

早期胃癌是指位于黏膜下层以上的癌。不管其面积多大和有无淋巴结转移。诊断早期胃癌的关键是必须把病变部和其他周围的胃壁,甚至是全部胃标本作连续切块检查以保证所有的病型均在黏膜下层以上。早期胃癌的大体分型都按照日本内镜学会的分型。各型的混合称为复合型如表面凹陷型的中心有溃疡就形成Ⅱc＋Ⅲ型。或表面凹陷型边缘又有表面隆起则成Ⅱc＋Ⅱa型。复合型的命名是把优势的病变写在前面,中间用加号连接。国内外资料都表明早期胃癌以Ⅱc型最多见,其次为Ⅱc＋Ⅲ、Ⅲ＋Ⅱc型、Ⅱa型和其他复合型,Ⅱb型最少见。

早期胃癌的组织学类型与一般胃癌同。限于黏膜内的癌称黏膜内癌,浸润黏膜下层者称黏膜下层癌。最大径<0.5cm 的癌称微小癌。

(三)少见的胃癌

1.鳞癌和腺鳞癌

纯鳞癌极罕见。腺鳞癌含不同比例的腺癌和鳞癌成分。电镜下可见到一种既含黏液又含张力纤维的中间型细胞。

2.腺癌伴神经内分泌细胞分化

由于免疫组织化学技术的广泛应用,已发现越来越多的胃腺癌中含有多少不等的神经内分泌细胞。

3.肝样腺癌

这种癌含腺癌和肝细胞样分化的癌细胞,a—FP 阳性。常长成结节或巨块状。有广泛的静脉瘤栓。预后差。

4.壁细胞癌

癌细胞有丰富的嗜酸性颗粒状胞质。

电镜:癌细胞质内有大量线粒体、管泡、细胞内小管和细胞内腔。

5.胃绒癌

胃原发性绒癌多见于老年男性,文献报道的胃绒癌中半数为纯绒癌,形态与子宫绒癌同,半数为合并腺癌的混合型。

免疫组化:显示 HCG 阳性。

6.其他

还有癌肉瘤、黏液表皮样癌、恶性 Rhabdoid 瘤等。

(四)胃癌的扩散

1.局部蔓延种植

胃癌侵至浆膜外后可沿腹膜种植,在浆膜下淋巴管内播散,使淋巴管形成白色条纹称为癌性淋巴管炎。癌细胞蔓延侵袭邻近脏器如食管、肝、胰、胆总管、横膈、脾、十二指肠和横结肠,癌细胞可经腹腔或腹膜淋巴管转移至双侧卵巢,称为 Krukenberg 瘤。

2.淋巴管转移

胃癌转移至胃周和远处淋巴结的顺序为:①贲门、小弯、大弯、幽门上下和胃左动脉旁;②肝动脉旁、腹腔动脉旁和脾动脉旁;③肝十二指肠韧带内淋巴结;④胰十二指肠后;⑤肠系膜根部;⑥结肠中动脉旁;⑦腹主动脉旁;⑧胸腔和胸导管周围淋巴结;⑨左锁骨上(Virchow 淋巴结)。

3.血行转移

晚期胃癌可经血行转移至全身,常见部位为肝、肺、骨、肾上腺、肾、脑和皮肤等处。

预后:早期胃癌预后好,黏膜内癌的 5 年存活率 91%～100%,黏膜下癌 5 年存活率 80%～90%。侵及肌层的中期胃癌预后较侵至浆膜或浆膜外的晚期胃癌好,中期胃癌 5 年存活率 29%～88%,平均 70%。晚期胃癌 5 年存活率仅为 20%～30%。影响预后的因素有浸润深度、淋巴结转移、癌间质反应(间质中有大量淋巴细胞、浆细胞或嗜酸性粒细胞者预后较好)、癌组织中 Langerhans 细胞量(有多量 Langerhans 细胞者预后较好)、组织学类型(肠型胃癌预后好)、大体类型(呈膨胀性生长的 Borrmann Ⅰ 和 Ⅱ 型预后好)和肿瘤大小。

三、遗传性弥散性胃癌

遗传性弥散性胃癌(HDGC)是一种常染色体显性癌—易感综合征,特点是患者患有弥散性印戒细胞胃癌和乳腺小叶癌。1998 年 Guilford 等首次发现患者有 E—cadherin(CDH1)基因种系突变。1999 年国际胃癌联合会(ICCLC)提出诊断 HDGC 的标准如下。

(1)在第一代和第二代亲属中有 2 个或 2 个以上诊断为 HDGC 患者,至少有 1 人是在 50 岁以前确诊。

(2)第一代和第二代亲属中有 3 个以上证实为 HDCC 患者,不管诊断时患者年龄大小,而且女性有小叶癌的危险性增加。

(3)40 岁以前确诊为 HDGC,无家族史。

(4)诊断为 HDGC 及乳腺小叶癌家族者至少有 1 人在 50 岁之前确诊为乳腺小叶癌或 HDCC。

(一)流行病学

绝大部分胃癌为散发性,但有 1％～3％有遗传倾向性。胃癌发病率低的国家 CDHI 基因种系突变＞40％;而胃癌中一高发国家,CDH1 基因种系突变约 20％。

(二)部位

有症状者可与散发性皮革胃相似,无症状者 CDH1 基因携带者可不形成肿块而可以呈散在黏膜内印戒细胞癌斑块,并弥散及全胃。因此切缘应包括上至食管,下至十二指肠。内镜下 T1 和 T1a 期癌(早期癌)可＜1mm,位于正常黏膜表面上皮下,而且不会扭曲小凹和腺体结构。

(三)病理

早期 HDGC 具 CDH1 突变者胃内多发 T1a 灶,表面黏膜光滑,无淋巴结转移,癌灶位于黏膜内,表面光滑,肉眼看不出肿块。T1a 病灶从 1 个至数百个,大小 0.1～10mm,多数＜1mm。病灶在黏膜腺顶部的癌细胞小,表面大,无症状。CDH1 突变者染色浅,肠化和幽门螺杆菌感染少见。TIS(原位)和 T1a(侵至固有膜)背景可有慢性胃炎、肉芽肿性炎和淋巴细胞性胃炎。

(四)癌前病变

1.TIS

印戒细胞位于基底膜内,替代正常上皮细胞,一般核染色深而且极向不正常。

2.Pagetoid 样扩散

T1a 的数量远远超过 TIS。CDHI 基因位于 16q22.1,有 16 个外显子,4.5kbmRNA,编码 E－ceadherin。

四、胃淋巴瘤

约 25％～50％非霍奇金淋巴瘤发生于结外,其中胃肠道最多见。在亚洲、北美及欧洲国家,胃肠淋巴瘤约占所有非霍奇金淋巴瘤的 4％～20％,中东达 25％。胃肠淋巴瘤中以胃窦最常见(50％～75％),其次为小肠(10％～30％)和大肠(5％～10％)。胃淋巴瘤中主要为黏膜相关淋巴组织淋巴瘤(MALToma),其次为弥散性大 B 细胞淋巴瘤(DLBCL)。

流行病学及实验室研究证明胃淋巴瘤的发生与幽门螺杆菌(Hp)密切相关。

(一)黏膜相关淋巴组织淋巴瘤(MALToma)

此瘤形态特点是弥散小 B 细胞[边缘带细胞(故 MALToma 又称结外边缘带细胞淋巴瘤)],有滤泡形成以及瘤细胞侵犯上皮形成淋巴上皮性病变。

免疫组织化学:CD20、CD79a、Bcl－2 及 IgM 均阳性;CD5、CD10、CD23 均阴性,CD43＋/－、CD11c＋/－。

(二)弥散性大 B 细胞淋巴瘤(DLBCL)

确定地应称为胃原发性弥散性大 B 细胞淋巴瘤(PCDLBCL)。原发于胃的 DLBCL 可原发或由 MALToma 转化而来。组织学与其他部位 DLBCL 同,但约 30%～50%含 MALToma 成分。区别转化的 DLBCL 和新生长的 DLBCL 没有临床意义。原发胃 DLBCL 由 ABC 或 GCB 发生。免疫组织化学:CD19、CD20、CD22、CD79a 均阳性;而 CD10、Bcl－6 和 IRF4/muml表达率各家报道不同。

(三)套细胞淋巴瘤

除肠道多发性息肉状的套细胞淋巴瘤外,胃的套细胞淋巴瘤少见。

免疫组织化学:Cyclin－DI 阳性。

(四)胃还可以发生其他淋巴瘤

如 T 细胞白血病/淋巴瘤,Burkitt 淋巴瘤、霍奇金淋巴瘤等。

五、转移瘤

胃的转移瘤多数来自乳腺癌和黑色素瘤,但其他恶性肿瘤亦可转移至胃。

第三节 小肠疾病

一、先天性畸形

(一)小肠闭锁和狭窄

可发生在小肠的任何部位但多见于十二指肠或回肠。这种畸形可多发并合并其他器官的畸形。多数情况下仅累及一小段肠管。闭锁肠管形成一纤维条索,闭锁或狭窄上方的肠管扩张,肠壁肌层肥厚,下方肠管萎缩塌陷。

(二)小肠旋转不良

胚胎 5 周时小肠疝入胚胎外体腔并开始旋转。约 10 周时回到腹腔继续旋转直到转 270°。如肠发育时期旋转不良就能产生种种畸形:①脐部保存疝入的肠管称为腹部肠膨出或脐膨出;②盲肠、阑尾和升结肠左位,小肠位于右半腹腔;③盲肠未能下降到适当位置;④阑尾位于腹膜后。

(三)小肠重复

极少见。常累及一小段肠管,特别是回肠,偶尔亦可累及整个空肠和回肠。重复的肠管呈球形或管状,可有它们自己的系膜,但多数是与正常系膜相连。重复肠有正常的黏膜、黏膜下层和内环肌,纵行肌常不发育。可有胃腺异位并能继发感染或发生肿瘤。

(四)胰腺异位

最常发生的部位是十二指肠,特别是壶腹区。异位的胰腺导管和腺泡形成小结节位于黏膜下层或更深部,很少含胰岛。异位的胰腺可发生胰腺炎和肿瘤。

(五)胃黏膜异位

形成孤立的小结节或广基息肉,多见于十二指肠。异位黏膜为胃底胃体腺黏膜,含壁细胞和主细胞,可发生增生和肿瘤。

(六)憩室

多数憩室为后天性,常合并吸收不良。小肠最常见的先天性憩室为梅克尔憩室。梅克尔憩室位于回肠的肠系膜对侧,约在回盲瓣上方1m处(婴儿约在30cm处)。憩室长2~8cm,直径与所在肠的直径相同。梅克尔憩室是卵黄肠导管近端的残留物,憩室的盲端游离,有时可有一纤维索连接脐部;有时憩室直接开口于脐,这时称为梅克尔瘘或回肠脐瘘。如卵黄肠导管的肠端闭锁而脐端开放则形成卵黄窦,可分泌少量黏液。另一些情况下导管的两端均闭锁,中段扩张,由于所分泌的黏液的积聚而形成卵黄囊肿,亦称肠囊瘤。偶尔从卵黄窦或囊肿可发生腺癌,这是脐部极罕见的腺癌来源之一,另一些可来自脐尿管残留物。梅克尔憩室含正常肠壁四层。黏膜多数为邻近小肠黏膜,亦可是十二指肠或结肠黏膜,黏膜内可有胃黏膜异位,故可发生消化性溃疡;亦可有胰腺异位。憩室可并发急性和慢性憩室炎、套叠、黏液囊肿和良恶性肿瘤。黏液囊肿破裂可导致腹膜假黏液瘤。

十二指肠憩室为单个,位于第二段,体积可很大而造成肠梗阻性黄疸、胰腺炎、瘘、出血和穿孔。有的憩室突入腔内形成息肉,但多数沿胚胎腹胰和背胰融合线突入胰腺。空肠憩室多数在上段空肠,位于系膜缘,多发,壁薄。有些是先天性,多数是由于空肠肌层缺陷而形成的后天性憩室。憩室底部可有异位胰腺。憩室可并发出血、穿孔、感染和气囊肿等。

二、炎症

(一)十二指肠炎和慢性十二指肠溃疡

十二指肠炎的形态从单纯的淋巴细胞质细胞增多到绒毛萎缩变形。表面上皮内有中性粒细胞浸润,上皮细胞变性坏死形成糜烂。有时表面上皮呈合体细胞样或化生成胃黏膜样,有时可合并急性炎,黏膜侧的 Brunner 腺增多。十二指肠炎与十二指肠溃疡(消化性溃疡)可能有一定的关系,即在十二指肠炎的基础上加上酸的侵袭就发展成溃疡。近年对幽门螺杆菌的研究结果认为幽门螺杆菌与十二指肠炎有一定关系。正常十二指肠黏膜无幽门螺杆菌,此菌只在胃黏膜化生的十二指肠黏膜上繁殖。在有胃黏膜化生处常可见幽门螺杆菌和中性粒细胞浸润。十二指肠溃疡多见于球部,前壁较后壁多见,亦可发生在十二指肠第二段。直径一般1cm 左右。主要并发症为穿孔和幽门梗阻。十二指肠溃疡无癌变倾向。

(二)急性蜂窝织炎性小肠炎

急性蜂窝织炎性小肠炎多见于空肠,侵犯十二指肠和回肠较少。由化脓菌特别是链球菌感染引起。病变的肠由于显著充血水肿而使肠壁明显增厚。

光镜:肠壁各层特别是黏膜层有大量中性粒细胞浸润甚至脓肿形成。黏膜可坏死脱落而形成浅溃疡,浆膜面有纤维素渗出,肠系膜亦可有脓肿形成。淋巴结显急性炎,此病常为重症肝病的并发症。

(三)耶尔森小肠结肠炎

耶尔森小肠结肠炎小肠病变类似伤寒。耶尔森菌主要侵犯肠相关的淋巴组织(GALT)。肠壁 B 细胞增生,灶性中性粒细胞浸润,中心坏死。形成溃疡,溃疡长圆形,底部淋巴组织增生。亦可有小的鹅口疮样溃疡。耶尔森菌可引起小肠结肠炎、急性阑尾炎和(或)肠系膜淋巴结炎,感染的淋巴结滤泡发生中心坏死,周围有中性粒细胞浸润。

(四)急性非特异性末段回肠炎和非特异性肠系膜淋巴结炎

多数患者是儿童,临床症状像急性阑尾炎,但剖腹探查无急性阑尾炎,仅末段回肠充血水肿,肠系膜和回盲部淋巴结肿大。

光镜:淋巴结和末段回肠均为非特异性炎症,有时末段回肠炎较重而导致局限性腹膜炎和纤维素性粘连,病因不明。

(五)伤寒和副伤寒

是一种急性传染病,主要累及末段回肠的淋巴组织。伤寒病原菌为伤寒杆菌。感染后第一周末患者血内出现特异的凝集抗体,其滴定度在第三周末达最高峰,临床以此诊断伤寒,称为 widal 反应,由于抗体的出现,经集合淋巴结再吸收的伤寒杆菌在局部发生抗原抗体反应。从而导致黏膜坏死和溃疡。

按病程小肠病变可分为:

1.髓样肿胀期

末段回肠的孤立淋巴结和集合淋巴结明显肿胀形成圆形或卵圆形结节,质软,灰红色,表面呈脑回状。

光镜:肠壁充血水肿。黏膜淋巴组织和肠壁各层有大量单核细胞浸润,部分单核细胞吞噬有红细胞、淋巴细胞、细胞碎片和伤寒杆菌,这种单核细胞称为伤寒细胞,伤寒细胞聚集成堆称为伤寒小结。除单核细胞外各层尚有淋巴细胞和浆细胞浸润,中性粒细胞极少。

2.坏死期

黏膜淋巴组织表面的黏膜坏死。

3.溃疡期

溃疡呈圆形或卵圆形,卵圆形溃疡的长径与肠的长轴平行。

光镜:溃疡底的表层为渗出物和坏死组织,其下为薄层肉芽组织。溃疡底和附近的肠壁中有大量伤寒细胞、淋巴细胞和浆细胞浸润。伤寒的肠溃疡一般较浅,仅及黏膜下层;有时也可深达肌层或浆膜,从而引起肠穿孔或腐蚀血管引起大出血。

4.愈合期

溃疡由周围黏膜上皮修复愈合,愈合时很少形成瘢痕,因此伤寒性肠狭窄少见。

并发症:常见并发症为出血和穿孔,亦是伤寒患者死亡的主要原因。其他有急性伤寒性胆囊炎、肠麻痹、肝脾大、心肌炎、腹壁肌肉 Zenker 变性、急性支气管炎、脑膜炎、肾炎、睾丸炎、关节炎和骨炎等,临床恢复后伤寒菌仍可留在胆道(特别是胆囊)和肾内,继续由粪便和尿内排出。这种患者就成为带菌者。

副伤寒由 Salmonella paratyphi 引起,病变与伤寒同但较轻,限于回肠的一个小区域内,并发症少。

(六)嗜酸性肠炎

有时胃肠同时累及称为嗜酸性胃肠病。小肠的一段或数段肠壁弥散性增厚、水肿和大量嗜酸性粒细胞浸润。腹膜有纤维素渗出。肠系膜淋巴结肿大,常伴有外周血嗜酸性粒细胞增多。原因不明,可能是对某些食物或寄生虫过敏,因 70%患者有个人或家族过敏史。

(七)肠结核

发达国家肠结核已很少见,但第三世界国家仍较多见。

1.大体

可分为溃疡型和增殖型:①溃疡型肠结核:病变起始于黏膜淋巴小结,使之坏死形成溃疡。病变沿肠壁淋巴管向四周扩散,溃疡逐渐增大,因肠壁淋巴管围绕肠管走行,所以结核性溃疡为环形,其长径与肠长轴垂直,边缘参差不齐如鼠咬状。溃疡底的浆膜面可见白色粟粒状结核结节。肠系膜淋巴结肿大,有干酪样坏死;②增殖型肠结核:肠壁纤维组织增生而增厚。黏膜面有多数炎性息肉形成,亦可伴黏膜大小不等的溃疡,疾病后期由于肠壁增生的纤维组织收缩可形成肠狭窄。狭窄呈环形,可单发或多发。

2.光镜

肠壁各层均可见有干酪样坏死或无干酪样坏死的结核结节。结核结节边缘有较厚的淋巴细胞套,结核结节常相互融合成片。肠壁各层纤维组织增生,黏膜下层闭锁或变窄。肌层破坏有瘢痕形成。黏膜下层和肌层神经纤维增生,黏膜可有幽门腺化生,经抗结核治疗后,肠壁结核可萎缩、玻璃样变甚至消失。局部淋巴结的结核病灶不会因抗结核治疗而完全消失。

3.并发症

急性结核性溃疡易穿孔而导致结核性腹膜炎。增殖性肠结核的主要并发症是肠狭窄所引起的肠梗阻。

(八)克罗恩病

1932年克罗恩及其同事报道此病时作为只发生在末段回肠的一种炎症。以后越来越多的临床和病理实践证明克罗恩病可发生在消化道的任何部位,从口腔到肛门以及消化道外的部位如皮肤和关节,有时消化道病变不明显而主要病变在消化道外。好发部位为末段回肠和回盲部。Morson等分析消化道克罗恩病的分布:小肠66%,大肠17%,同时累及大小肠者17%。北京协和医院资料:小肠15%,大肠7.5%,同时累及回肠、回盲部及大肠者77.5%。

克罗恩病的病因至今不明,曾研究过的发病因素有遗传、饮食和生活习惯、种族、环境、损伤、精神因子、生物因子(细菌、原虫、病毒、真菌等)和免疫缺陷等,但均未能充分证实。近期发现克罗恩病与16号染色体上CARDI5(NOD2)基因移码突变有关,最近发现与1号染色体IL23R基因的某些变异相关。

克罗恩病多见于北欧,斯堪的纳维亚国家、北美和英国、法国、意大利等,非洲、中东、亚洲和南美少见。可发生在任何年龄组,有两个年龄高峰:20～40岁和60～70岁。男女发病率相近。克罗恩病为反复发作的慢性进行性炎症。

克罗恩病为非连续性节段性病变。

1.大体

①黏膜溃疡:多数为匐行溃疡,不连续,大小不等。形态不规则,边缘清楚,溃疡之间的黏膜正常。另一种为纵行溃疡,这种溃疡位于肠系膜附着侧的黏膜面。早期病变为鹅口疮样溃疡。这是在黏膜淋巴小结上形成的小溃疡,从针尖大的出血性病灶到小而边缘清楚的浅溃疡,如手术切除缘附近有这种小溃疡则可成为以后复发的病理基础。早期病变可经过若干年发展成有临床和影像学特征的病变,但克罗恩病的早、晚期病变可在一段肠管内同时存在。②肠狭

窄:狭窄区长短不一。单个或多发。最典型的狭窄是末段回肠的长管狭窄。这种狭窄的长度从数厘米到数十厘米。狭窄处肠壁弥散性增厚,管腔狭窄,整段肠如救火用的水管。近年由于诊断技术的提高,这种典型的在疾病晚期才出现的长管状狭窄已很少见。③黏膜鹅卵石样改变:约 1/4 病例可见典型的黏膜鹅卵石样改变。这是由于黏膜裂缝和裂隙之间的黏膜下层高度充血水肿而使黏膜隆起所致。

④炎性息肉:形态与慢性增殖性肠结核和溃疡性结肠炎的炎性息肉同。有些克罗恩病的肠黏膜面可布满大小不等的炎性息肉。⑤肿块形成:克罗恩病肠的浆膜和肠系膜都有炎症和纤维组织增生,常引起肠襻之间和与邻近脏器粘连,增厚的肠襻因粘连扭曲而形成"肿块",特别是回盲部更常见,这种肿块常使临床和影像学误诊为肿瘤。

以上病变可单独或混合存在,病变的大体特点为跳跃式不连续病变。病灶之间的肠壁正常,肠浆膜由于炎症纤维化而与肠周脂肪组织粘连,从而使手术切除的肠标本看起来像脂肪组织增生。肠周脂肪组织由于粘连而增多亦见于慢性肠结核。肠周淋巴结多数肿大。

克罗恩病的光镜下特点为不连续的全壁炎、裂隙状溃疡、黏膜下层高度增宽、淋巴细胞聚集和结节病样肉芽肿形成。①全壁炎:病变处肠壁全层有淋巴细胞和浆细胞浸润。②裂隙状溃疡:为刀切样纵行裂隙,深入肠壁,有时可达浆膜,这是克罗恩病常并发肠瘘的病理基础。裂隙状溃疡有时可呈分支状,溃疡的内壁为炎性渗出物和肉芽组织。裂隙状溃疡的横切面即成壁内脓肿。裂隙状溃疡虽然也可见于急性溃疡性结肠炎和肠结核,但前者浅,后者数量很少,所以裂隙状溃疡对克罗恩病有诊断价值。③淋巴细胞聚集:肠壁各层特别是黏膜下层和浆膜层有大量淋巴细胞,形成结节并有生发中心。④黏膜下层高度增宽:这是由于黏膜下层高度水肿、淋巴管血管扩张、神经纤维及纤维组织增生等使黏膜下层高度增厚,其厚度可数倍于正常。⑤结节病样肉芽肿。即非干酪样坏死性肉芽肿。50%～70%的克罗恩病肠壁可找到这种肉芽肿。结节病样肉芽肿与结核结节的区别在于无干酪样坏死、体积小而孤立、周围淋巴细胞套薄而不显。肉芽肿的巨细胞胞浆内常可找到 Schaumann 小体。小肠和大肠克罗恩病肉芽肿少而直肠肛门克罗恩病肉芽肿较多,病程长者肉芽肿少。因此肉芽肿是克罗恩病的早期改变。直肠或肛门病变常常可能是最早发现的克罗恩病病变的部位。肛门直肠活检或其他部位活检诊断克罗恩病需要找到肉芽肿才具有诊断意义。

其他病变有幽门腺化生、神经纤维瘤样增生、血管炎、黏膜下层和浆膜纤维化、肠系膜炎等。肠周淋巴结显非特异性炎,约 1/4 可找到结节病样肉芽肿。

2.并发症

(1)肠梗阻:由于肠壁纤维化肠狭窄而导致肠梗阻,多数为亚急性梗阻,急性梗阻少见。

(2)肠瘘:有 3 种:肠襻之间的内瘘、肠皮肤瘘和肛门瘘。约 10%～20%克罗恩病患者发生内瘘,最常见的是回肠－回肠瘘和回肠－结肠瘘。有时病变肠襻与盆腔腹膜粘连形成慢性盆腔脓肿,脓肿破入直肠而形成回肠－直肠瘘,偶尔亦可见回肠－膀胱瘘或回肠－阴道瘘。肠皮肤瘘最容易发生的部位是腹部手术切口或手术瘢痕处。肛门瘘可发生在肠病变出现之前、之后或同时。有时因为出现肛门瘘而找出潜在的肠克罗恩病,肛门病变区水肿、灰蓝色。镜下可找到结节病样肉芽肿,无结核杆菌。

(3)吸收不良:由于肠黏膜广泛炎症和溃疡,从而造成对脂肪、维生素 B_2 和蛋白质吸收不良。

(4)癌变:克罗恩病小肠癌变的发生率较正常对照高 6～20 倍。大肠克罗恩病癌变率较正常对照高 20 倍。小肠癌较多发生在远段,年轻人多见。大肠癌则近段较多,多发,亦是年轻人多见,食管和胃克罗恩病亦可癌变但极罕见。

(5)其他少见的并发症:有关节强直性脊椎炎、多关节炎、眼炎、肝硬化、淀粉样变性和皮肤病变。皮肤病变中常见的是会阴皮肤溃疡。这种溃疡能扩展延伸到腹股沟并累及外生殖器,所以称之为扩展性溃疡,多见于肛门手术后。扩展性溃疡只是在结肠直肠有广泛病变时才出现。此外,在结肠造瘘口和回肠造瘘口周围皮肤,当克罗恩病复发时亦可出现溃疡,但手术治疗后即消失。远离消化道的皮肤如阴茎、乳房下、前腹壁褶痕处、外阴和腋窝等处亦能出现溃疡,这种溃疡称为转移性皮肤溃疡。诊断克罗恩病皮肤病变必须找到结节病样肉芽肿。其他合并的皮肤病变还有坏疽性脓皮病、结节性红斑和全身性湿疹等。

3.鉴别诊断

克罗恩病主要与溃疡性结肠炎、缺血性肠病和肠结核相鉴别。①溃疡性结肠炎:为连续性病变。从直肠到回盲部,仅 10％累及末段回肠。溃疡浅,通常限于黏膜及黏膜下层。有明显的隐窝脓肿。无结节病样肉芽肿。②缺血性肠病:亦为连续性病变,病变肠壁肉芽组织和瘢痕组织多,有多量含铁血黄素沉着。③肠结核:肠结核的黏膜下层变狭窄或闭锁,肌层破坏有瘢痕形成,肠壁有干酪样坏死的结核结节,结核杆菌阳性。结核结节大、融合、周围淋巴细胞套明显。局部淋巴结有干酪样坏死。

4.病程和预后

克罗恩病是一种慢性进行性炎症,可反复发作和缓解,病程可持续许多年,有些病例肠病变仅导致轻度临床症状,引起患者就医的却是并发症如肠梗阻、内瘘、肛门瘘或吸收不良等。另一些病例临床症状重,近期并有发作,但手术切除的肠仅有已消退的病变。克罗恩病复发率高,但死亡率不高。

三、小肠缺血和梗死

任何原因影响肠血液循环如肠套叠、肠绞窄、肠扭转和肠系膜血管血栓形成或栓子栓塞都能引起肠梗死。梗死为出血性。早期时病变肠高度充血,呈暗黑色至紫红色,浆膜下和黏膜下有大小不等的出血斑。随着病变的发展,肠壁因充血、出血和水肿而增厚。黏膜坏死形成溃疡,肠壁全层出血,肠腔内含血性液甚至血液。浆膜有纤维素性或纤维素脓性渗出物,使浆膜变混浊和颗粒状。

肠系膜血管急性堵塞时发生肠梗死,慢性或不完全堵塞时肠壁呈慢性缺血状态。缺血肠外观色泽可正常或有斑点状紫红色区,肠腔稍扩张,黏膜出血坏死,形成匐行或纵行溃疡。

光镜:早期病变呈斑点状分布,有时仅累及绒毛顶端。黏膜下层显著充血水肿及出血。血管内有纤维素性血栓形成。严重病例肌层亦可出血。后期肠壁纤维组织增生。

四、小肠吸收不良

食物在胃内受胃酸—胃蛋白酶的作用分解成巨分子营养物,这些营养物进入小肠在胆汁和多种胰酶的作用下分解成氨基酸、单糖和脂肪酸等。这些小分子营养物被小肠黏膜吸收入血液,运送到全身各脏器和组织。小肠黏膜的绒毛使吸收面积很大,而吸收细胞腔面的微绒毛又使吸收面积进一步扩大。食物的消化分解成营养物、营养物的吸收以及营养物的运送这三个环节中任何一个发生障碍就能产生吸收不良综合征。临床特点是脂肪泻、食欲减退、消瘦和贫血等。

(一)乳糜泻

乳糜泻又名麦胶诱发的小肠病。此病系对麦胶过敏。临床有严重的脂肪泻。乳糜泻的特点：①对所有营养物均吸收不良；②小肠黏膜有典型的病变；③用不含麦胶的食物后临床有明显改善。

小肠黏膜呈不同程度萎缩，变扁平，绒毛部分或大部分萎缩，大大减少了吸收营养物质的面积。立体显微镜下黏膜绒毛呈桥形、脑回状或扁干镶嵌状。完全萎缩的小肠黏膜形如大肠黏膜。

1.光镜

绒毛变短变宽，隐窝底部核分裂增多，Paneth 细胞可增多。固有膜淋巴细胞和浆细胞增多，表面上皮细胞变矮甚至立方形。核形态与排列均不规则。上皮内淋巴细胞明显增多，严重者上皮内淋巴细胞数可与上皮细胞数相等或超过。上皮下有一胶原纤维带形成。病变以空肠上段和十二指肠为重，越往远端病变越轻。儿童和成人病变相同。

2.电镜

肠细胞的微绒毛显著变形缩短。线粒体大小形态异常，嵴变形，核糖体丰富，肌层有脂褐素沉着。

大量临床随访资料证实乳糜泻易合并恶性肿瘤，特别是淋巴瘤（多数为外周 T 细胞淋巴瘤）和消化道癌（食管、胃和结肠癌）。从乳糜泻发病到发生恶性肿瘤的时间可长达 20～30 年，其他并发症有慢性非特异性溃疡性十二指肠空肠炎。

(二)热带口炎性腹泻

热带口炎性腹泻流行于南亚、东南亚、非洲和加勒比海地区，其他热带和亚热带地区亦有散在发病。儿童与成人均能发病，临床特点是脂肪泻和叶酸缺乏性贫血。小肠病变较乳糜泻轻。绒毛部分萎缩，固有膜有多量淋巴细胞和浆细胞浸润。

热带口炎性腹泻原因不明。对不含麦胶的饮食治疗无效，对抗生素有一定的疗效，因此有人认为是一种细菌感染，也有些患者对叶酸和维生素 B2 有明显疗效。

(三)Whipple 病

1907 年 Whipple 最早描述，是一种较少见的病。多见于中老年男性，男女之比为 8：1。临床特点为游走性多关节炎、间歇性慢性腹泻和脂肪泻、吸收不良。病变累及小肠（特别是近端小肠）、肠系膜和主动脉旁淋巴结和全身其他脏器。

1.光镜

小肠黏膜固有膜内有大量巨噬细胞，许多巨噬细胞胞浆内含颗粒状物。这种颗粒状物脂肪染色阴性，但 PAS 染色阳性。

2.电镜

巨噬细胞胞浆内 PAS 阳性颗粒状物内有杆菌样小体。患者经抗生素治疗后这种杆菌样小体消失。小肠黏膜绒毛由于大量巨噬细胞浸润而变钝增粗，病变的小肠黏膜外观像熊毛毡样。上皮细胞扁平，胞浆空泡状，小肠壁增厚。浆膜和肠系膜混浊增厚；浆膜面可见细网状的淋巴管网。除小肠外消化道的其他部位、腹腔淋巴结、肝、脾、肾、心、肺、肾上腺、中枢神经系统和横纹肌均可有上述巨噬细胞浸润。心瓣膜可发生非细菌性心内膜炎。

(四)无β脂蛋白血症

无β脂蛋白血症是一种常染色体隐性基因遗传病。由于不能合成一种蛋白质－ape－LP－ser,所以肠细胞内甘油三酯不能运送到固有膜淋巴管内。空肠黏膜绒毛形态相对正常,绒毛上 2/3 的肠细胞胞浆呈空泡状,空泡中为中性脂肪。

(五)小肠淋巴管扩张症

小肠固有膜淋巴管扩张,使富含蛋白的液体进入细胞外空间和肠腔,造成蛋白丢失性肠病。

(六)芥蓝虫病

芥蓝虫病由芥蓝虫感染引起。芥蓝虫感染全世界均有散发。患者有腹泻,可持续数日至数月,亦有患者无临床症状。芥蓝虫病是患低γ球蛋白血症伴肠症状者的最常见原因。十二指肠活检可找到虫体。芥蓝虫常位于黏膜表面或绒毛之间,亦可深入到黏膜内。黏膜绒毛萎缩,上皮扁平,但程度较轻。

五、肿瘤和瘤样病变

小肠各种类型的肿瘤均少见。小肠肿瘤约占消化道肿瘤的 10%,而其中 60% 为良性,消化道良性肿瘤中 25% 发生在小肠,而恶性肿瘤仅 5% 发生在小肠。

(一)腺瘤和息肉

小肠的腺瘤和息肉均少见。

1.十二指肠腺腺瘤

此瘤罕见。好发于十二指肠第一和第二段交界处的十二指肠后壁。单发,呈息肉状,有蒂。大小不等,直径 0.5～6cm。

光镜:为大量增生而分化成熟的 Brunner 腺,其间间以平滑肌纤维,使腺瘤呈小叶状结构。腺上皮无异型性。Brunner 腺腺瘤男性多见。各种年龄都能发生,可引起黑便或十二指肠梗阻。

2.炎性纤维样息肉

息肉直径 2～13cm,平均 4.4cm,广基,灰色或蓝色。表面黏膜常有溃疡形成,镜下形态与胃内相应息肉相同。常引起肠套叠。

3.Peutz－Jeghers 息肉(P－J 息肉)

Peutz－Jeghers 综合征包括三个部分:①胃肠道 P－J 息肉;②常染色体显性遗传;③皮肤黏膜黑色素沉着。P－J 综合征又称皮肤黏膜黑斑息肉病。男女发病率相等,多见于儿童和青少年。临床特点是唇和口腔黏膜有过多黑色素沉着,有时手指、足趾皮肤也有黑色素沉着。息肉最多见于小肠,特别是空肠,其次为胃和大肠。多数患者的息肉为多发性,但少数亦可仅有一个息肉,息肉直径从数毫米到 5cm,小者无蒂,大者有蒂。外形如大肠腺瘤。

光镜:由黏膜肌层的肌纤维增生形成树枝样结构,其上被覆其所在部位消化道正常黏膜上皮、腺体和固有膜。黏膜与平滑肌核心保持正常的黏膜与黏膜肌层的关系。所以一般认为P－J息肉是一种错构瘤,但有少数报道 P－J 息肉发生癌变并转移至局部淋巴结。P－J 息肉可合并消化道其他部位的癌、卵巢环管状性索肿瘤、宫颈高分化腺癌(恶性腺瘤)、卵巢黏液性肿瘤和乳腺癌等。

4.腺瘤

小肠腺瘤可单发或多发,十二指肠和空肠较回肠多见,形态与大肠腺瘤同。腺瘤的癌变率与腺瘤大小、类型和上皮异型增生的程度有关。大腺瘤、绒毛状腺瘤和伴重度异型增生者易癌变,十二指肠和壶腹区腺瘤易癌变,特别是壶腹区绒毛状腺瘤的癌变率可高达86%。

(二)小肠癌

小肠癌的发病率在消化道癌中不足1%,为什么小肠癌的发病率如此低,原因不清楚。小肠癌的好发部位为十二指肠,上段空肠和下段回肠这些部位的癌与腺瘤恶变、乳糜泻和克罗恩病可能有关。十二指肠癌占小肠癌的1/4,其中以壶腹区癌多见。

1.大体

小肠癌常长成环形引起肠腔狭窄,少数可长成乳头、息肉或结节状。组织学类型绝大多数为不同分化程度的腺癌。其他少见类型有小细胞癌与腺癌混合型和分化不良型癌(肉瘤样癌)。除转移至淋巴结外可种植至腹膜。5年存活率约20%。

2.免疫组化

小肠癌50%CK7$^+$,40%CK20$^+$。

(三)神经内分泌肿瘤

1.空肠回肠主要NETG1

即类癌,分泌5-HT,多见于老年人,年龄高峰60~70岁。好发部位为回肠下段,70%回肠,11%空肠,3%发生在梅克尔憩室亦能发生类癌。肿瘤多数为单发,偶尔可多发。生长缓慢,确诊时常常已转移至局部淋巴结和肝。肿瘤所分泌的5-HT(5-羟色胺)的作用常在发生肝转移后才充分表现出来,可能是因为肿瘤长至足够大能分泌相当浓度的5-羟色胺时才能引起临床症状,所以类癌综合征被视作长期亚临床病程的终末表现。

NETG1(类癌)体积一般较小,13%<1cm,47%<2cm。25%~30%为多发,位于黏膜深部或黏膜下层向肠壁深部生长;或形成有蒂息肉突向肠腔,表面黏膜坏死而形成溃疡。如局部淋巴结已发生转移,则转移灶常较原发灶大。肿瘤质实,经甲醛固定后常呈亮黄色,而手术时原发瘤和继发瘤均为白色。

(1)光镜:典型的NETG1(类癌)为大小一致的多角形细胞或柱状细胞,细胞排列成实性巢或条索,亦可呈管状或腺泡样。细胞巢边缘的细胞为柱状,呈栅栏状排列,形如基底细胞癌。HE染色切片有时可见胞浆中红色颗粒。银反应为亲银性,银颗粒位于核下部与基底膜之间。瘤细胞可浸润神经鞘或侵犯淋巴管和血管。肿瘤周围常可见肥大的平滑肌纤维,如瘤组织不及时固定可使5-羟色胺氧化或弥散到细胞外,这样使银反应呈阴性。间质纤维组织增生。判断恶性(NEC)主要是肿瘤侵入肌层和(或)有转移,常见为淋巴结及肝转移。

(2)免疫组化:除一般神经内分泌细胞标记如chromogranin A、CDX2、synaptophysin等阳性外,可分泌5-羟色胺和多种肽类激素。

(3)电镜:神经分泌颗粒核心电子密度高,形态不规则,大小不一,直径约300nm左右。

(4)临床症状:主要在NET发生转移后出现症状"所谓类癌综合征",表现为哮喘样发作、四肢抽搐、休克、右心功能不全等。颜面潮红很像绝经后的面部潮红。这种潮红特别鲜艳,其诱因常为感情冲动、进食、饮热的饮料或饮酒。一旦潮红持续长时间后受累处皮肤发生永久性改变即毛细血管持续性扩张,局部发绀和明显的血管扩张,继之玫瑰疹样改变,最后呈糙皮病样。颜面潮红的机制尚不清楚。心脏病变主要累及肺动脉瓣和三尖瓣,瓣膜狭窄或闭锁不全。常常是肺动脉瓣狭窄而三尖瓣闭锁不全,瓣叶的纤维化导致像愈合的风湿性心内膜样改变。右心房心内膜可有纤维化或弹力纤维增生斑,右心室病变较轻。心内膜病变早期为局灶性黏多糖减少和散在肥大细胞、淋巴细胞、浆细胞浸润,后期纤维组织增生。个别病例亦可累及左心。

2.十二指肠类癌(NET)

好发部位依次为十二指肠第二段,第一段、第三段。年龄 22～84 岁,平均 55 岁。男女发病率差别不大。十二指肠类癌(NET)是很特殊的一种类癌,常合并 von Recklinghausen 病、Zollinger－Ellison 综合征和多发性内分泌肿瘤(MEN)。

肿瘤大体形态与空肠回肠类癌相似,但肿瘤为灰白色而不是亮黄色,而且肿瘤体积较小(＜2cm),13％为多发性。

(1)光镜:瘤细胞主要排列成花带状或腺样。银反应大多数为嗜银性。于壶腹区的类癌常有砂粒体形成。

(2)免疫组化:除一般神经内分泌细胞标记阳性外可分泌多种肽类激素如生长抑素、胃泌素、降钙素、胰多肽和胰岛素等。

(3)电镜:分泌颗粒根据所分泌的激素而异。

十二指肠和壶腹底部还可发生杯状细胞类癌(腺类癌)和小细胞神经内分泌癌。杯状细胞类癌又称腺类癌或黏液类癌,其形态特点是散在成簇的杯状细胞内夹杂有内分泌细胞,常常呈嗜银反应阳性。

3.其他神经内分泌肿瘤

小肠还可发生引起临床 Zollinger－Ellison 综合征的胃泌素瘤,分泌 Somatostatin 的生长抑素瘤,分泌 VIP 的 VIP 瘤和分泌胰高血糖素的高血糖素瘤,甚至罕见的胰岛素瘤。肿瘤为灰白色而不是亮黄色,形态与上述类癌相似,根据临床症状和免疫组织化学可确定其性质。

转移和扩散:神经内分泌肿瘤很难从形态判断其良恶性,主要依靠有无转移来决定。恶性类癌可经腹膜扩散到腹腔。经血行转移到肝,偶尔可转移至肺、皮肤和骨等。Finn 等报道一例回肠类癌转移至卵巢腺癌。

4.神经节细胞性副神经节瘤

亦称副神经节神经瘤,此瘤多见于十二指肠第二段(壶腹的近端),偶尔见于空肠或回肠,瘤体小、有蒂。位于黏膜下,表面黏膜可破溃出血。

(1)光镜:像类癌样的瘤细胞排列成巢或小梁,其中有散在的神经节细胞和梭形的 Schwann 细胞和(或)支持细胞。间质可含淀粉样物质。

(2)免疫组化:类癌样瘤细胞为胰多肽和(或)生长抑素阳性,神经节细胞为 NSE 或其他神经标记阳性,Schwann 细胞和支持细胞为 S－100 阳性,此瘤为良性。

(四)小肠间充质肿瘤

1.GIST

十二指肠及小肠 GIST 主要发生于成人,临床表现与胃 GIST 相似,但急性并发症常见:为肠梗阻、肿瘤破裂。小肠 GIST 的恶性率约 35%～40%,二倍于胃 GIST,而且腹腔内扩散亦较胃 GIST 多见。

小肠 GIST 可呈小的肠壁内结节到巨大肿瘤,主要部分向壁外突出形成有蒂或哑铃状肿物。大肿瘤可囊性变和出血。

镜下多见的为梭形细胞,低危性肿瘤常含细胞外朊元球,即所谓的"skenoid tubes",核异型性少见,核分裂象低。上皮型 GIST 常合并高核分裂,反映其高危性质。

(1)IHC:CD117 即 Dog-1 几乎总是阳性,部分肿瘤可呈现 SMA 和(或)S-100 阳性,但 CD34 阳性率低。

(2)分子病理:小肠 GIST 的 Kit 激活性突变是其特点,像胃 GIST 那样,缺失可见,但插入罕见。Kit 外显子 9 中 Ay502-503 重复,是小肠 GIST 独有。

与预后密切相关的因素是肿瘤的大小和核分裂数(per 50HPF)。

2.平滑肌瘤

小肠平滑肌瘤和平滑肌肉瘤不如胃和直肠多见。三段小肠平滑肌瘤的分布:十二指肠 10%,空肠 37%,回肠 53%。起初是壁内肿瘤,以后突向肠腔。表面黏膜光滑,中心有溃疡,可引起便血。镜下形态与胃平滑肌瘤同。

3.透明细胞肉瘤

多见于小肠,亦可发生于胃及结肠。青年人多见。肿瘤形成壁内肿物(2-5cm 或更大),表面可有溃疡。常转移至淋巴结及肝。镜下为成片圆形至轻度梭形胞浆透明细胞,可有破骨细胞样多核巨细胞。

IHC:S-100(+)HMB45 和 Melan-A 均阴性。

4.其他肉瘤

有血管肉瘤、炎性肌成纤维细胞瘤、纤维瘤病。

(五)小肠淋巴瘤

1.B 细胞淋巴瘤

小肠 B 细胞淋巴瘤较胃 B 细胞淋巴瘤为少见。其中最常见的是弥散大 B 细胞淋巴瘤(DL-BCL)及 MALToma,其次为免疫增生性小肠病、滤泡性淋巴瘤、套细胞淋巴瘤和 Burkitt 淋巴瘤。临床表现取决于淋巴瘤类型,如 indolent 淋巴瘤仅有腹痛、消瘦和肠梗阻,而恶性度高的淋巴瘤为 Burkitt 淋巴瘤,可出现腹腔巨大肿块伴肠穿孔。IPSID 常表现为腹痛、慢性严重的间歇性腹泻、消瘦,腹泻常为脂肪泻和蛋白丢失性肠病,直肠出血少见。Burkitt 淋巴瘤常见于末端回肠或回盲部而导致肠套叠。

(1)病理:DLBCL、FL、Burkitt 病理形态与相应的结内淋巴瘤相同,小肠 MALToma 与胃 MALToma 相同,但淋巴上皮病变不如胃 MALToma 明显。

免疫增生性小肠病(IPSID)是小肠独有的 MALToma,主要发生于中东和地中海区域。IPSID 包括重链病(aH-CD),IPSID/aHCD 是小肠 MALToma 的同义词。此瘤中有大量浆细胞分化,IPSID 可分为 3 期:Stage A,淋巴浆细胞浸润限于黏膜及肠系膜淋巴结,此期对抗生素治疗有效;StageB,黏膜结节状浸润,并可至黏膜肌层以下,细胞有轻度异型性,此期抗生素已无效;StageC,有大的肿块形成,瘤细胞转化成 DLBCL,有许多免疫母细胞和浆母细胞,细胞异型性明显,核分裂增加。

免疫组化显示 α 重链而无轻链合成,分泌 IgA 型,小淋巴细胞表达 CD19、LCD20 和 CD138。

套细胞淋巴瘤胃肠道套细胞淋巴瘤常表现为多发性息肉,称为多发性淋巴瘤样息肉(MLP),息肉大小 0.5～2cm。免疫组化 Cyclin－D(＋)、CD20(＋)、CD19(＋)。

其他 B 细胞淋巴瘤为小淋巴细胞淋巴瘤、淋巴浆细胞淋巴瘤等,也可发生于小肠。

2.T 细胞淋巴瘤

来自上皮内 T 淋巴细胞,分两型:①肠病相关 T 细胞淋巴瘤(EATL);②CD56＋(NCAML)肠 T 细胞淋巴瘤。

(1)肠病相关性小肠 T 细胞淋巴瘤:亦称 Ⅰ 型 EATL,占小肠 T 细胞淋巴瘤的 80％～90％,肠病主要指乳糜泻,因此多见于北欧,东方极少见。好发部位为空肠及近段回肠、十二指肠、胃、结肠,GI 以外部位亦可发生,但极罕见。临床主要症状为乳糜泻,可出现急腹症症状伴肠穿孔或肠梗阻,或仅显肠溃疡(溃疡性空肠炎)。

1)病理:病变肠显多发性累及,多发溃疡或黏膜肿物,可呈大的外生性肿瘤,多灶性病变之间的肠黏膜可正常或皱襞(fold)增厚。瘤细胞形态变异大,大多病变为中至大转化的淋巴样细胞,其次为异型性明显,并有多核瘤巨细胞。像分化不良大细胞淋巴瘤,瘤组织中有多量炎细胞,为组织细胞、嗜酸性粒细胞。部分肠腺(隐窝)上皮内有瘤细胞浸润。

2)IHC:CD56(－)为此型淋巴瘤特点,CD3、CD7、CD103、TIA1、Granzyme B、performn 均可阳性,部分肿瘤 CD30 阳性。

(2)单型性 CD56＋(NCAML)小肠细胞淋巴瘤(亦称Ⅱ型 EATL):占小肠淋巴瘤 10％～20％,合并乳糜泻者少,病因不清。病变部位与Ⅰ型同,但可累及下段 GI,至回盲部甚至结肠。

1)病理:由小至中圆形和形态单一的瘤细胞构成,弥散浸润小肠隐窝(肠腺)上皮和肠全壁,部分近肠型可显绒毛萎缩和隐窝增生伴上皮内淋巴细胞浸润。

2)IHC:CD56(＋)为此型特点,CD3、CD8、TCRaβ 均阳性,但 EBV(－),有别于鼻型 NK/T细胞淋巴瘤。

小肠 T 细胞淋巴瘤预后均差,由于肠穿孔、腹膜炎以及早期出现肺转移。

(六)转移瘤

主要来自黑色素瘤、肺癌、乳腺癌和绒癌等。

六、其他病变

(一)肠气囊肿

婴儿和成人都能发生肠气囊肿。男性多见。年龄 30～50 岁。空肠最常累及,但胃及大肠亦能发生,病变弥散分布或仅累及一段或数段不相连的肠管。气囊肿直径自数毫米至数厘米。多数位于黏膜下层,但亦可在浆膜下,偶尔亦见于肠壁邻近的肠系膜内或淋巴结中。黏膜下层的气囊肿很少超过 1cm,突入肠腔形成息肉状隆起。浆膜下和肠系膜的气囊肿可较大,气囊肿之间互不交通。偶尔黏膜下层气囊肿表面的黏膜可溃烂出血,浆膜下和肠系膜气囊肿可破入腹腔引起气腹。多数情况下气囊肿不引起症状,常为影像学或内镜、剖腹探查甚至尸检时偶然发现。气囊肿内气体 80% 为氮。少部分为氧、二氧化碳、氢和甲烷。

光镜:气囊肿为薄壁囊肿,无上皮。囊内壁被以扁平细胞、组织细胞和多核巨细胞。

(二)子宫内膜异位

小肠的子宫内膜异位较大肠少见。好发于回肠。主要位于浆膜,亦可见于肌层和黏膜下层。异位的子宫内膜应包括腺体和间质,病灶周围的肠壁常有纤维组织增生,由此而引起肠粘连、肠扭转和导致肠梗死。

(三)棕色肠综合征

棕色肠综合征小肠(有时亦累及胃)外观棕色,这是由于肌层、黏膜肌层甚至小动脉壁肌层的平滑肌细胞内含有金黄色的颗粒。这种颗粒直径 $1\sim2\mu m$,可能是一种脂褐素的混合物。色素沉着处无炎症反应。这是一种由于维生素 E 缺乏的线粒体性肌病。

七、小肠活检

无论是用内镜、Crosby 小囊或其他工具取出的小肠活检,一部分组织用扫描电镜观察,另一部分应贴在滤纸上(黏膜面向上)放在生理盐水中经立体显微镜观察绒毛的形态后,连同滤纸固定,常规制片。切片中绒毛和隐窝应垂直于黏膜肌层上,这样才能正确地测量绒毛高度和隐窝高度。绒毛高度(VH)与隐窝高度(CH)的比例是诊断营养不良(吸收不良)性疾病的必要依据。正常人小肠 CH:VH=0.43+0.1,热带地区人的绒毛高度和隐窝高度均较低,CH:VH=0.45+0.13。乳糜泻患者的绒毛萎缩,黏膜变平,但隐窝上皮增生。严重者绒毛完全萎缩,黏膜表面呈脑回或镶嵌状。小肠黏膜内浸润细胞的性质对一些病的诊断也很重要,如Whipple 病时绒毛变形,固有膜内有多量巨噬细胞浸润,IgA 缺乏时固有膜浆细胞减少等。

十二指肠和壶腹区腺瘤容易癌变。活检组织有时只有表面的腺瘤,这种病例应要求内镜医师再取腺瘤基底部组织检查,以明确有无病变。

第四节　大肠疾病

一、先天性畸形

(一)肠重复和囊肿

大肠重复和囊肿均极罕见,重复可见于盲肠、横结肠和直肠。重复肠管位于正常肠的系膜侧,有黏膜及黏膜肌层,但肌层不完整。先天性囊肿可能是尾肠的残留物。

(二)Hirschsprung 病

Hirschsprung 病又名先天性巨结肠或结肠神经节细胞缺如症。是一种少见病,发病率为1/30000~1/20000 活产的新生儿。此病见于婴幼儿和儿童,偶见于成人。男孩比女孩多 6~9倍,男孩常有家族史。婴幼儿症状为便秘、腹部胀气和反复发作的肠梗阻。较大儿童主要症状为持久性便秘。Hirschsprung 病的结肠显著扩张肥大,其下端连接一段狭小的直肠,所以临床检查时肛门正常,而肛管直肠狭小而空虚,直肠以上肠管明显扩张。90%Hirschsprung病患者的狭窄段长 3～40cm 不等。多数仅累及肛管和直肠或直肠和乙状结肠,称为短段Hirschsprung病,少数病例狭窄段可很长,甚至包括大部或全部结肠,称为长段 Hirschsprung病,这样的患儿在出生前就死亡。Hirschsprung 病的病理基础是狭窄段肠壁黏膜下和肌内神经丛发育异常,无神经节细胞。由于无神经节细胞,狭窄段长期痉挛收缩,狭窄段以上的肠管扩张。扩张段自降结肠至回盲瓣,肠管直径可达 15～20cm,形如长形气球。肠壁一般肥厚,但肠腔极度扩张者,肠壁可变薄。扩张肥厚的肠管内积有大量的气体、粪便或粪石。粪石的长期压迫侵蚀黏膜可引起黏膜炎症和溃疡形成。检查狭窄段肠壁,黏膜下和肌内神经丛中无神经节细胞,伴以致密波浪状的无鞘神经纤维增多,特别是肌内神经丛中神经纤维增生和变性,Schwann 细胞增多。

诊断 Hirschsprung 病通常用切取或吸取活检,活检必须取自肛门上 2～3cm,应包括肠黏膜、黏膜肌层和至少部分黏膜下层,用组织化学方法染乙酰胆碱酯酶,固有膜和黏膜肌层此酶活性明显增加,免疫组化 NSE 和 S—100 效果更好,可显示无神经节细胞而且增生肥大的神经纤维。黏膜内分泌细胞减少。假性 Hirschsprung 病是指一组具有此病症状但肠壁尚有一定数量的神经节细胞,神经纤维亦不一定增生肥大。假性 Hir—schsprung 病包括少神经节细胞症、节段性或带状少神经节细胞症、原因不明性便秘和神经元异型增生。神经元异型增生是指黏膜下层和肌层神经节细胞增生,形成巨大神经节,偶尔固有膜内亦能见到神经节细胞。

后天性巨结肠见于慢性器质性肠梗阻如因炎症或肿瘤引起的肠梗阻,由于 CMV 感染或Chagas 病引起的肠壁神经丛变性,或由于功能性紊乱如患者有精神因素或长期慢性便秘等,后天性巨结肠肠壁神经节细胞正常,肠管的扩张也不如 Hirschsprung 病明显。

(三)先天性肛门闭锁

75%先天性肛门闭锁的患儿其直肠为盲端。直肠盲端与体表之间有一很宽的分隔。肛门部仅见一小的皮肤凹陷,肛管和肛门不发育。10%的患儿肛门发育正常,但直肠下部为盲端,5%或更少的病例肛门和直肠间有一薄膜分隔(肛门膜),其他都正常。另有 10%为单纯性肛门狭窄。

二、炎症

(一)溃疡性结肠炎

溃疡性结肠炎是一种反复发作和缓解的炎症,与克罗恩病一起统称为炎性肠病。虽经广泛研究溃疡性结肠炎的病因至今不明,曾考虑过的发病因素有感染、食物因素、免疫缺陷、分泌的黏液异常、基因缺陷和心理性不正常等。

溃疡性结肠炎的发病以北美和欧洲为高。但全世界均有散发,犹太人易患此病,美国白人比黑人发病率高。年龄高峰为 20～40 岁。成人患者中女性多于男性,而 14 岁以下的儿童则男女发病率相近。

溃疡性结肠炎的病变特点为连续性弥散性黏膜和黏膜下层炎症。很少累及肌层和浆膜。炎症为渗出性和出血性,一般不形成肉芽和瘢痕组织,所以溃疡性结肠炎不发生肠狭窄。

病变起始于直肠,向近端蔓延至脾曲,亦可累及整个结肠甚至末段回肠。

1.大体

手术切除的肠管浆膜保持其光滑、光泽的外观,血管充血明显,结肠长度缩短,这是由于肌肉痉挛收缩所致而不是由于肠壁纤维化。肠管缩短以远段结肠和直肠明显,直肠缩短可造成骶骨-直肠间距离增宽,这是溃疡性结肠炎重要的影像学依据。肠长度缩短的同时可伴肠周径变小。剪开肠管有大量血性液涌出,黏膜呈颗粒状或天鹅绒状,质极脆,黏膜可大片剥脱而暴露肠壁肌层。溃疡一般表浅,呈线状沿结肠带分布或呈斑块状分布。黏膜病变为连续性,溃疡之间的黏膜亦有病变。病变先从直肠或直肠乙状结肠开始,所以有特发性直肠炎之称。病变总是远段重,近段轻,左半结肠重,右半结肠轻,随着炎症的发展,黏膜面可出现许多炎性息肉。炎性息肉是由于黏膜全层溃疡后其周围黏膜潜行隆起并突入肠腔所致。这些炎性息肉大小形态各异,并相互粘连成黏膜桥,多发性炎性息肉多见于结肠,直肠较少见。10%可累及末段回肠,回肠病变与结肠病变相连续,回盲瓣变硬、扩大和闭锁不全。60%可累及阑尾。

2.光镜

黏膜和黏膜下层血管高度扩张充血和水肿,有弥散性炎细胞浸润。炎症最初限于黏膜,上皮和腺体受损后炎症可蔓延至黏膜下层。肌层和浆膜一般正常。溃疡较表浅,从黏膜浅糜烂到黏膜全层溃疡。溃疡底位于黏膜下层,深者达肌层表面。溃疡底仅有薄层肉芽组织。黏膜隐窝因肠腺开口堵塞而扩张积脓,形成隐窝脓肿。

隐窝脓肿亦见于克罗恩病、细菌性结肠炎、阑尾炎和肠癌继发感染时,但在溃疡性结肠炎特别多见。隐窝脓肿一方面把脓液排入肠腔,另一方面向固有膜和黏膜下层破溃,炎症遂沿黏膜和黏膜下层纵深扩散,使该处组织坏死形成溃疡,周围黏膜潜行并形成炎性息肉。黏膜表面上皮和隐窝上皮增生,核增大深染。杯状细胞减少。溃疡愈合后黏膜萎缩,隐窝不规则分支状,排列紊乱,隐窝底与黏膜肌层表面之间有一空隙,黏膜肌层增厚。杯状细胞数逐渐恢复正常。

3.并发症

(1)中毒性巨结肠:约5%~13%,溃疡性结肠炎呈暴发型。一段结肠(通常是横结肠)呈急性极度扩张,肠壁变薄而脆,像一张蘸湿的滤纸,常伴有自发的或手术引起的单个或多发性穿孔伴以纤维素性腹膜炎或纤维素性脓性腹膜炎,黏膜有广泛溃疡甚至完全剥脱暴露肌层。

光镜:显肠壁全层炎和急性血管炎。中毒性巨结肠如不急症手术可致死,死亡率很高。

(2)癌变:炎性肠病(包括克罗恩病和溃疡性结肠炎)合并肠癌的发病率比正常人群高5~10倍,癌变率与病程成正比。病变处黏膜如出现异型增生(或称上皮内肿瘤),则癌变的概率更高,异型增生的上皮一般高表达p53和核β-catenin。全结肠炎比仅限于远段的溃疡性结肠炎更易癌变。长期慢性病例比急性反复发作者易癌变。由溃疡性结肠炎发展来的癌有三个特点:①多发性;②病灶呈扁平浸润灶,边缘不清楚,像胃的浸润性癌;③低分化癌和黏液腺癌多见。

光镜:可见上皮异型增生到原位癌和浸润癌的不同阶段,呈斑点状分布。因此要多作切片或多作活检以检出那些肉眼看不到的小癌灶。癌变与炎性息肉无关,事实上癌更多的是从扁平萎缩的黏膜发生。

(3)其他并发症:肝病(脂肪肝、慢性肝炎、肝硬化和硬化性胆管炎)、皮肤病(结节性红斑和坏疽性脓皮病)、关节病和眼病等。

(二)克罗恩病

结肠克罗恩病形态与小肠克罗恩病同。

(三)不确定的结肠炎

虽然临床、影像学和病理形态方面,克罗恩病和溃疡性结肠炎各有特点,但亦有一些患者的肠炎介于克罗恩病和溃疡性结肠炎之间,例如病变弥散而浅表,但有较深的溃疡和裂隙状溃疡,又如结肠病变呈弥散和表浅,但有一长段跳跃式或无炎症区,或直肠无病变等。这种患者的肠病型如 CD 和 UC 杂交型,对于这类患者的活检不要随意诊断为不确定的结肠炎,最好用慢性炎性肠病,非特异型(CIBD,NOS)。对切除的结肠可用不确定的结肠炎(IC)或炎性肠病不能分类(IBDU)。这些 IC 或 IBDU 在随后的治疗和随诊过程中,不少可明确诊断为 UC,部分为 CD。104 例最初诊断为 IC 的病例随诊 5 年后,仅有一例仍诊断为 IC,大部分确诊为 UC,部分为 CD,部分为 IBD。Yantuss 称结肠活检用 Dog－1 和 CC3 免疫组化可鉴别这类活检。

(四)非特异性细菌性结肠炎

Shigella、Salnzonella、Campylobacter、E.coli 等均能引起结肠炎,形态与早期溃疡性结肠炎相似。黏膜有散在匐行溃疡,表面有黏液脓性渗出物。黏膜及黏膜下层水肿充血和急性炎反应。溃疡一般较浅,很少引起肠穿孔。Shigella 引起的结肠炎即杆菌痢疾可合并心肌炎、脾炎、肝脓肿和关节积液等。一种暴发型的杆菌痢疾称为中毒性痢疾,患者有全身中毒症状,病情急骤,患者常死于中毒性休克或呼吸循环衰竭。尸检见肠道病变不明显,仅有充血水肿及轻度炎反应。

(五)阿米巴痢疾

由 Entamoeba histolytica 引起。全世界均有发病,热带比温带多见,盲肠和升结肠较多见。50%～10%发生穿孔。早期病变是黏膜面出现黄色隆起灶,内含半液体状坏死组织,坏死组织中有阿米巴滋养体。这些隆起灶破溃后形成溃疡,阿米巴滋养体继续繁殖并渗入溃疡底和溃疡周围的黏膜下层,从而形成口小底大烧瓶状溃疡。溃疡常呈卵圆形,边缘潜行,底部覆以絮状坏死物质,严重病例溃疡可融合成片,残留的黏膜呈散在孤立的小岛分布在溃疡之间。

光镜:肠壁充血水肿和白细胞浸润于渗出物中。溃疡周围和溃疡底部坏死组织中可找到阿米巴滋养体,特别是坏死组织和健全组织交界处为多见。肠壁血管内亦能见到阿米巴滋养体。阿米巴滋养体在 HE 染色切片中呈灰蓝色,较巨噬细胞略大,有 1～4 个核,胞浆内含有被吞噬的红细胞,滋养体在 PAS 和糖原染色均阳性。

阿米巴滋养体可随静脉血回流至肝,在肝内形成单个和多发性阿米巴性肝脓肿。脓肿可破入腹腔,或与横膈粘连后破入胸腔和肺,肺内形成阿米巴性肺脓肿。亦可随血流至脑、肾、脾等处形成病灶。阿米巴痢疾的其他并发症还有肛门周围阿米巴性溃疡或肉芽肿、多发性关节炎和长期慢性阿米巴痢疾所引起的肠壁纤维化甚至肠狭窄。

(六)假膜性结肠炎

假膜性结肠炎是由厌氧菌 clostridium difcile 毒素引起,患者的大便经特殊培养基培养,可分离出 C.difcile 菌及其毒素。病变肠呈暗紫色,肠腔扩张,内含血性内容物。早期病变是黏膜表面有散在黄白色的斑,自针尖大小至直径 1cm 或更大,随着病变的进展,黄白色的斑逐渐扩大融合成片状或桥形的假膜覆盖在黏膜皱襞的表面。

光镜:在黄白色斑下的黏膜隐窝(肠腺)上皮分泌亢进,分泌大量黏液充塞隐窝腔,隐窝腔因多黏液和中性粒细胞的浸润而明显扩张。随着病变的发展隐窝上皮变性坏死,随同黏液和中性粒细胞一起排至黏膜表面,形成一蘑菇云样覆盖在病变黏膜的表面,病变后期隐窝上皮完全坏死脱落只剩隐窝的轮廓(鬼影)。病变处黏膜及黏膜下层充血水肿和炎细胞浸润,而病变之间的黏膜正常或显轻度炎反应。炎症限于肌层以上。严重的假膜性结肠炎亦可合并中毒性巨结肠。

(七)病毒性结肠直肠炎

主要发生在免疫缺陷的患者。巨细胞病毒(CMV)感染的肠黏膜有散在大小不等的溃疡形成。在隐窝上皮细胞、巨噬细胞、成纤维细胞和血管内皮细胞的核和胞浆内可见巨细胞病毒包涵体。单纯性疱疹病毒(HSV)感染主要累及直肠远段 10cm 的直肠,黏膜脆,有溃疡形成。

光镜:直肠黏膜内有多核巨细胞、核内包涵体和血管周围淋巴细胞浸润。

(八)过敏性结肠直肠炎

这是由于食物过敏特别是牛奶过敏引起的肠炎。婴幼儿多见。主要为腹泻和直肠出血。

光镜:肠壁特别是上皮和固有膜内有大量嗜酸性粒细胞浸润。

(九)胶原性结肠炎和淋巴细胞性结肠炎

淋巴细胞性结肠炎和胶原性结肠炎密切相关,两者统称"水样泻结肠炎综合征"。主要症状为持续性或间断性(可持续数周、数月甚至数年)的肠绞痛。并有长期水样泻,但患者无明显消瘦或脱水。影像学及内镜检查基本正常。两者除累及结肠外,亦可累及末端回肠。

1.光镜

胶原性结肠炎上皮下有明显增厚的胶原纤维带。正常上皮下的胶原纤维带厚度 3～7μm,胶原性结肠炎时厚度 10～70μm,一般均在 15μm 以上,这种胶原纤维带的增厚以隐窝间的表面上皮下为最明显。胶原纤维带为致密的网织纤维丝构成的网,偏光显微镜下为双折光,淀粉样物染色阴性。胶原纤维带中包裹有一些浆细胞、淋巴细胞、组织细胞和成纤维细胞。黏膜固有膜中有淋巴细胞、浆细胞和肥大细胞浸润。上皮内可有淋巴细胞浸润。淋巴细胞性结肠炎是上皮内有大量 T 淋巴细胞,绒毛萎缩,上皮细胞可变性坏死,但上皮下无胶原纤维带。

2.电镜

带内的成纤维细胞实为肌成纤维细胞。

3.免疫组化

胶原纤维带为 III 型胶原强阳性,而正常的基底膜为 IV 胶原、层素和纤维连接蛋白。诊断胶原性结肠炎应将胶原纤维带的增厚和炎反应结合考虑,而且标本应避免斜切,这样才能正确测出带的厚度。淋巴细胞性结肠炎上皮内淋巴细胞 CD3、CD8 阳性。

(十)Behcet 病

Behcet 病的大肠和小肠都可出现病变,主要是黏膜溃疡,单个或多发,溃疡限于一段肠管(主要是回盲部)或弥散分布,主要累及结肠,溃疡一般较深,50% 可合并穿孔。亦可见到裂隙状溃疡、鹅口疮样溃疡和长 3～5cm 的线形溃疡。溃疡之间的黏膜正常(与溃疡性结肠炎不同),也不发生纤维化和肠狭窄(与克罗恩病不同)。除溃疡外还有血管炎,主要为炎细胞浸润血管壁,累及血管为静脉和小静脉。

(十一)血吸虫病

亚洲流行的血吸虫为日本血吸虫,埃及血吸虫流行于非洲、中东及埃及,梅氏血吸虫流行于非洲和中南美洲。

污染水中的尾蚴穿入皮肤后经血液循环至肝,在肝内变成成虫后移居肠系膜静脉,特别是肠黏膜下层静脉,在该处产卵。肠壁病变主要是虫卵引起,在虫卵周围有大量嗜酸性粒细胞浸润和假结核结节形成。黏膜可有溃疡形成。慢性期黏膜面有多量炎性息肉。肠壁由于肉芽肿形成和纤维化而引起肠狭窄。

(十二)肠结核

大肠结核比小肠结核少见,多数发生在回盲部。形态与小肠结核同。增殖性肠结核有时与克罗恩病很难鉴别。诊断肠结核的依据是干酪样坏死和有结核杆菌。肠系膜淋巴结的检查很重要,因有些增殖性结核,肠壁病变可以与克罗恩病完全相同,但肠系膜淋巴结通常有干酪样坏死。

(十三)耶尔森结肠炎

耶尔森菌可引起末段回肠炎、阑尾炎、肠系膜淋巴结炎和结肠炎。回肠、阑尾和肠系膜淋巴结病变均为淋巴组织细胞增生和中心有小脓肿的上皮样细胞肉芽肿形成,肠黏膜可发生坏死和溃疡形成。结肠病变主要为深浅不一的溃疡形成和非特异性炎症。

三、缺血性结肠炎

缺血性结肠炎多见于50岁以上人群。常伴有动脉硬化、糖尿病、胶原血管病如硬皮病、类风湿和Wegener肉芽肿以及口服避孕药或其他引起血管收缩的药物。

病变部位:右半结肠8%,横结肠15%,脾曲23%,降结肠27%,乙状结肠23%,直肠24%。病变常为节段性,上下均有正常的肠管。病变分两个阶段。

(一)急性缺血性坏死

症状为发作性腹痛和便血。影像学见病变肠有典型的指纹症,这是由于黏膜下层出血水肿所致。肠管病变从轻的黏膜水肿、溃疡到严重的梗死样病变。黏膜有鹅卵石样改变。由于坏死,黏膜显著变薄。黏膜下层因高度水肿出血而显著增宽。血管内有血栓形成。肌层多数正常,有时可有斑点状坏死,但很少发生肌层全层坏死而致肠穿孔者。

(二)缺血性狭窄

上述急性期可毫不察觉地进入狭窄期。

1.大体

狭窄段肠管呈梭形,长短不一。长的可达数十厘米,短的仅数厘米。狭窄处两端变细。有时肠壁呈不规则的囊性扩张,这是由肌层的灶性纤维化所致。黏膜面有散在纵行和匐行溃疡。肠系膜静脉常有机化血栓。

2.光镜

黏膜全层溃疡。黏膜下层有肉芽组织和瘢痕组织形成,炎细胞浸润和多量含铁血黄素沉着。小动脉硬化,管壁增厚,管腔狭窄,溃疡周围血管有时有纤维素样坏死。纤维化可累及黏膜肌层、黏膜下层和浅表肌层。

四、憩室、憩室病和憩室炎

大肠先天性憩室很少见,好发于盲肠和升结肠。先天性憩室具正常肠壁的四层结构。

后天性大肠憩室多见于 50 岁以上老人。欧美和澳大利亚多见,亚洲、非洲和南美洲部分地区少见。左半结肠特别是乙状结肠多见,但大肠各段均能发生。后天性憩室主要是一种推出性憩室。憩室壁只含黏膜层,外包以薄层外纵肌、浆膜和脂肪组织。憩室呈球状,与肠腔交通处为一狭窄的颈。后天性憩室很少单发,多数为多发性即憩室病。憩室病 80% 发生在乙状结肠,其次为降结肠、升结肠和盲肠。偶尔整个结肠均为憩室病。憩室主要位于肠系膜和肠系膜对侧结肠带之间的肠壁,很少发生在肠系膜对侧两个结肠带之间的肠壁。憩室黏膜自肠壁肌层薄弱处突向肠壁外。打开憩室病的肠管,在肠系膜和它对侧的结肠带之间可见两排憩室口,每一憩室有一窄颈,肠内容常滞留在憩室内并形成粪石。肠壁环肌增厚呈波纹状。肌波之间的肠壁膨出,其尖端突入肠周脂肪组织内即成憩室。结肠带增厚,质如软骨。憩室病的主要并发症是憩室炎、穿孔、出血、肠梗阻和膀胱结肠瘘等。

五、肿瘤和瘤样病变

(一)息肉和息肉病

多发性息肉称为息肉病。大肠息肉和息肉病有以下几种:

1.炎性息肉病

又称假息肉病。是由于肠黏膜在某些肠炎如溃疡性结肠炎、克罗恩病和肠结核时形成溃疡,溃疡边缘黏膜潜行、隆起并突入肠腔而成。炎性息肉病的息肉可很多。

2.良性淋巴样息肉和良性淋巴样息肉病

淋巴样息肉通常为小圆形广基肿物。多见于直肠的下 1/3。常为单个,有时亦可有 4~5 个。男性较多见,年龄高峰 20~40 岁。无症状,常为体检时偶然发现,直径自数毫米至 3cm。表面很少破溃。

光镜:为增生的淋巴组织,有淋巴滤泡形成,其形态像正常淋巴结但无包膜和淋巴窦。表面黏膜随息肉的增大而呈不同程度萎缩。淋巴样息肉病很少见。结肠和直肠淋巴组织增生,形成息肉。

3.增生性(化生性)息肉

是一种良性广基扁平的小息肉。多见于直肠和左半结肠。亦见于大肠的其他部位甚至阑尾,息肉随年龄增长而增多。增生性息肉直径自数毫米到 1cm,多数为 0.2~0.5cm。有时可自行消退。常常为多发,尤其是大肠癌周多见,但与癌的发生无关。表面与周围黏膜的色泽相同。

光镜:息肉由变长扩张的隐窝构成,杯状细胞减少,隐窝上皮增多呈假复层排列并形成小乳头突入隐窝腔内,使隐窝腔面呈锯齿状。整个形态像分泌期子宫内膜),隐窝底部和中部核分裂多见,固有膜有淋巴细胞和浆细胞浸润,增生性息肉是隐窝上皮细胞过成熟,向表面移动慢以致许多细胞堆积在一起,形成假复层和小乳头。

4.幼年性息肉和息肉病

幼年性息肉又名滞留性息肉。多见于儿童和青少年。约 10% 可发生在成人。直肠多见,临床特点为便血,有时息肉可自行脱落随粪便排出。

(1)大体:为球形有蒂肿物,表面光滑,切面有多数囊性扩张区。

(2)光镜:息肉内腺体呈不同程度囊性扩张,腺上皮分化成熟无增生或异型增生。间质丰富,由大量肉芽组织构成,其中有大量炎细胞,特别是嗜酸性粒细胞浸润。息肉表面上皮常坏死脱落而形成溃疡面。一般认为幼年性息肉病可癌变,单个幼年性息肉不会癌变,但北京协和医院曾遇到一例单个幼年性息肉癌变成印戒细胞癌并转移到局部淋巴结。息肉的蒂部和周围肠壁均无癌。幼年性息肉可合并腺瘤,形成混合型。

(二)腺瘤

腺瘤是大肠最常见的良性肿瘤。目前通用的分类为:腺管状腺瘤、绒毛状腺瘤和绒毛腺管状腺瘤。诊断腺瘤的依据是腺瘤上皮应显示不同程度的异型增生。

1.腺管状腺瘤

初起时为广基圆丘状肿物,以后逐渐长大成球形,有蒂。直径 1~3cm。有时可>5cm。表面光滑,略呈分叶状。此型腺瘤最多见。

光镜:由排列紧密的腺体构成,腺体背靠背,固有膜很少。腺上皮显异型增生。蒂是由正常的黏膜及黏膜下层构成。

2.绒毛状腺瘤

广基,体积较大。表面粗糙,由无数指状突起构成。腺瘤边界不如腺管状腺瘤清楚,手术不易切净,所以易复发。

光镜:指状突起中心为黏膜固有膜,表面为增生和异型增生的腺上皮。指状突起与黏膜肌垂直,紧贴在黏膜肌层之上。

3.绒毛腺管状腺瘤

为腺管状腺瘤和绒毛状腺瘤之间的一系列混合型。

光镜:具有腺管状腺瘤和绒毛状腺瘤的结构,但绒毛较短而宽。腺瘤体积大,广基,伴高级别异型增生者易癌变。绒毛状腺瘤易癌变。

4.扁平腺瘤

体积小,直径<1cm。

(1)大体:为广基扁平稍隆起的斑块。

(2)光镜:40%以上合并高级别异型增生。这种扁平腺瘤可能是小的扁平溃疡型癌的癌前病变。

(3)假性浸润:腺瘤中异型增生的腺上皮细胞侵入黏膜下层为真正的腺瘤癌变。有时黏膜下层有异型增生的腺体,腺体周围有黏膜固有膜包绕并有含铁血黄素沉着或新鲜出血。黏膜下层这些有固有膜包绕的腺体是由于腺瘤的蒂反复扭转出血而异位到黏膜下层的,所以称为假性浸润。假性浸润多见于有长蒂并较大的腺瘤,特别是乙状结肠的腺瘤,由于该处肠肌蠕动活跃,所以最易发生假性浸润。

(三)家族性腺瘤病

家族性腺瘤病亦称家族性腺瘤样息肉病或结肠家族性息肉病,是由显性基因遗传的遗传病。理论上如父母中的一个受累,则子女中的一半都有可能发病。实际上只有上述的 8% 发病,所以实际数字要比理论数为少。家族性腺瘤病的整个大肠黏膜可布满大小不等、形态不一的息肉。数目为150～5000个或更多,多数500～2500个,平均1000个。诊断家族性腺瘤病,以100个为界,超过100个腺瘤为家族性腺瘤病,少于100个者为多发性腺瘤。腺瘤以直肠为多。家族性腺瘤病不累及小肠,如末段回肠有"息肉"则多半是淋巴样息肉而非真性腺瘤。家族性腺瘤病小的腺瘤仅为黏膜粟粒状隆起。

光镜:仅一群甚至单个腺管的腺瘤样变。大腺瘤形成广基或有蒂的各种类型的腺瘤。

家族性腺瘤病很易癌变。患者第一次就诊时常常已有2/3的病例合并癌。癌总是从腺瘤发生,而不从腺瘤之间的黏膜发生。从腺瘤发展到癌一般需10年以上。

(四)与腺瘤或息肉有关的综合征

1.Cronkhite－Canada 综合征

包括胃肠息肉病(幼年性息肉病)伴外胚层改变如秃发、皮肤色素过多、指甲萎缩、腹泻、吸收不良、大量蛋白质由肠道丢失和电解质紊乱。

2.Gardner 综合征

包括大肠家族性腺瘤病、扁平骨多发性骨瘤、多发性上皮样囊肿、软组织肿瘤和腹腔内纤维瘤病。

3.Turcot 综合征

包括大肠家族性腺瘤病和中枢神经系统恶性肿瘤,常为胶母细胞瘤型。

4.Cowden 综合征

包括幼年性息肉病、皮肤错构瘤、乳腺和甲状腺增生性病变。

(五)大肠癌

西方国家大肠癌发病率高,仅次于肺癌。北美、北欧较南美、南欧高,亚洲和非洲国家低。白人发病率比黑人高,城市居民比农村居民高。在美国此癌是男女性第三种最常见的癌,已成为因癌死亡的第二位。随着生活方式的西方化,我国大肠癌已占消化道癌的第二位。

大肠癌的发生与遗传和环境因素(饮食和社会经济状况)有关。病因因素有食物中含动物蛋白及脂肪量高、肥胖,家族性腺瘤病,腺瘤和溃疡性结肠炎等。年龄高峰我国为30～50岁,国外报道为50～60岁,结肠癌女性较多见,而直肠癌男性较多见。临床症状为腹痛、腹块、便血、便秘或便秘与腹泻交替、大便次数增多、消瘦、贫血和肠梗阻等。

发病部位以直肠最多,向近端逐渐减少,到盲肠又稍增多。1/2的大肠癌发生在直肠和直肠乙状结肠区。乙状结肠癌占1/4,其余1/4分布在盲肠、升结肠、降结肠和横结肠。2.8%～8%大肠癌为多发性。

大体形态分为:①溃疡型;②巨块息肉型;③浸润型。其中溃疡型最常见。浸润型可使肠管局部狭窄,但很少形成像皮革胃那样的弥散浸润型癌。

(1)光镜:80%为不同分化程度的腺癌,多数分化较好,10%～150%为黏液腺癌。纯印戒细胞癌和未分化癌少见。其他罕见的癌有微乳头腺癌、梭形细胞癌、未分化癌、腺鳞癌和鳞癌等。年轻患者黏液腺癌和印戒细胞癌较多见。癌组织偶尔可钙化和骨化。钙化灶有时可呈砂粒体样。癌位于黏膜下层以上不管有无局部淋巴结转移均属早期癌范畴。

(2)免疫组化:CK20(＋),CDX2(＋),但分化差的大肠癌 CK7 可(＋)。大肠癌的黏液为

MUCI、MUC3 和 MUC13。

（3）分子病理：大多数结肠癌由腺瘤发展而来，正常黏膜经 APC 基因（5q 丢失）的失活导致隐窝异型增生。加上 K-ras 基因突变造成腺瘤样变，再经 CIN 缺陷，18q 丢失和 TP53（17q 丢失）失活，最终而形成癌。

另有约 20％结肠癌是由于错配修复基因（MMR）突变性失活，或错配修复基因甲基化失活，导致微卫星不稳定（MSI-H），伴 MSI 的癌常常是遗传性非息肉病性结肠癌（HNPCC）；散发病例常位于右侧，黏液癌或分化差的多见，有时肿瘤中有较多淋巴细胞浸润（这是预示 MSI 最好的标志）。癌变过程中累及的癌基因有 K-ras、BraF、PIK3 和 B-catenin。约 40％结肠癌 K-ras 突变，预示对抗 EGFR 治疗无效。癌变过程中累及的抑癌基因有 TP53、APC、DPC4/SMAD4、DCC 和 MCC。

影响预后的形态因素：癌的分化程度、浸润肠壁的深度和淋巴结转移率。手术切除后一般 5 年生存率为 40％～60％。

高分化的癌淋巴结转移率低，5 年存活率高；反之低分化癌如低分化腺癌、印戒细胞癌和未分化癌淋巴结转移率高，5 年存活率低。癌细胞分泌黏液如黏液腺癌和印戒细胞癌预后差。Dukes 根据癌浸润壁的深度和淋巴结有无转移将大肠癌分为三期：①A 期：占手术病例的 15％。癌不超过肌层，无淋巴结转移，校正后 5 年存活率 100％。②B 期：占手术病例的 25％。癌已侵透肠壁达肠周脂肪组织，但无淋巴结转移，5 年存活率为 75％。③C 期：占手术病例的 50％。癌的范围同 B 期，但已有淋巴结转移，5 年存活率仅 35％。

扩散和转移：主要为局部浸润、腹腔腹膜种植和淋巴管转移至局部淋巴结。晚期可转移至远处淋巴结如锁骨上淋巴结。晚期癌可经血行转移至肝、肺、骨、脑、卵巢、脾、肾、胰、肾上腺、乳腺、甲状腺和皮肤等处。

(六)神经内分泌肿瘤

直肠是消化道神经内分泌肿瘤（NET）好发部位之一，但很少发生类癌综合征。大体上有两种形态：①小而硬的黏膜下结节，直径＜1cm，无症状，常常在肛管内诊时发现；②直径＞1cm，可形成溃疡、息肉或蕈样肿物，形如恶性肿瘤。

1.光镜

由小的砥柱状细胞排列成花带、条索或腺样，有时可形成实心细胞巢。细胞核圆而规则，无或很少核分裂。间质含平滑肌纤维。肿瘤浸润黏膜和周围的黏膜下层，很少浸润至肠壁深部，大多数直肠 NET 亲银和嗜银反应均阴性。免疫组织化学染色除神经内分泌细胞标记阳性外，还有多种肽类激素如 somatostatin、glucagon、substance P、PYY、PP、gastrin、CCK、calcitonin、hCG 和 PSAP 等免疫阳性反应。

分化差的神经内分泌癌（NEC），恶性度高，多见于中老年患者，确诊时已有转移。肿瘤体积较大。

2.电镜

分泌颗粒直径 90～280nm。

3.免疫组化

显示 cytokeratin、EMA、CD56、chromogranin A 和 synaptophysin 阳性。预后较腺癌差，

死亡率高。一组 24 例中 54％死于肿瘤。

(七)间充质肿瘤

1.CIST

少见,仅占消化道 GIST 的 1％,好发于乙状结肠。大体为小的壁内结节到大的盆腔肿物,引起肠梗阻及 GI 出血,镜下形态及 IHC 与胃及小肠 GIST 相同。Kit 突变大多在 11 外显子,少数为 q13 或 17 外显子。

2.大肠平滑肌肿瘤

较少见。形态与胃和小肠的平滑肌肿瘤同。平滑肌肉瘤多见于直肠,肿瘤形成结节状隆起,表面有完整的黏膜,中心有溃疡。直肠平滑肌肉瘤的特点是分化好,单凭形态特别是小块活检组织不能鉴别良恶性。直肠平滑肌肉瘤易侵入肠壁血管而转移到肝和肺等处,预后差。

3.其他

神经鞘瘤、节细胞神经瘤、颗粒细胞瘤及脂肪瘤等。

(八)淋巴瘤

大肠淋巴瘤较小肠淋巴瘤少见。好发部位为盲肠,其次为直肠,因这两处有较丰富的淋巴组织。主要为 B 细胞淋巴瘤,类型与小肠淋巴瘤相同:一般为 B 细胞淋巴瘤、DLBCL、Burkitt 淋巴瘤、套细胞淋巴瘤及 MAL Toma。大肠亦可发生髓外浆细胞瘤。

第五节　阑尾疾病

一、先天性畸形

(一)阑尾重复

阑尾重复是罕见的畸形,常常并发盲肠重复。阑尾重复可呈双筒状包裹在同一肌层内,或形成两个完全分隔的发育好的阑尾,或是一个正常阑尾伴有从盲肠长出的另一个发育不全的阑尾。

(二)先天性阑尾缺如

阑尾缺如十分罕见。较常见的是阑尾发育不全,仅 1～2cm 长,宽度不超过 3mm。常无黏膜亦无管腔。

二、阑尾炎

阑尾炎是常见病。急性发病时有发热、呕吐、白细胞增多和右下腹痛等。任何原因引起阑尾血液循环障碍,使阑尾缺血就能导致阑尾黏膜损伤,这时如继发细菌感染就可造成阑尾炎。引起阑尾血液循环障碍的因素有:①由于蠕动障碍或血管神经失调引起的阑尾肌层痉挛或血管痉挛;②肠腔被粪石、寄生虫(如蛲虫)、异物、肿瘤、肠外纤维带或儿童和青少年的黏膜增生淋巴组织所堵塞。继发感染的细菌可来自粪便、血液或邻近脏器的炎性病灶。致病菌有大肠杆菌、链球菌和魏氏产气荚膜杆菌等。

(一)急性阑尾炎

1.单纯性阑尾炎(卡他性阑尾炎)

阑尾表面充血,浆膜稍混浊,黏膜糜烂或形成浅溃疡,腔内有中性粒细胞渗出。肠壁各层有中性粒细胞浸润,血管充血。如浆膜外有白细胞和纤维素渗出即阑尾周围炎。

2.化脓性阑尾炎

阑尾表面有灰白色脓性渗出物,腔内充满中性粒细胞。各层有大量中性粒细胞浸润及充血水肿。肌层可破坏而导致穿孔和局限性或弥散性腹膜炎。浆膜外有大量纤维素性脓性渗出物。

3.坏疽性阑尾炎

常为化脓性阑尾炎继续发展的结果。由于系膜炎症使阑尾静脉血栓形成,从而引起阑尾广泛出血梗死。阑尾呈暗紫红色或发黑,阑尾各层广泛出血坏死和急性炎细胞浸润。肌层出血坏死严重者可引起穿孔。

(二)亚急性阑尾炎

急性单纯性阑尾炎可转为亚急性。特点是阑尾各层特别是肌层内有嗜酸性粒细胞浸润。

(三)慢性阑尾炎

由急性或亚急性阑尾炎发展而来,亦可一开始就是慢性炎。主要病变为阑尾各层不同程度纤维化和淋巴细胞质细胞浸润。

急性阑尾炎可自然愈合或反复发作成慢性,最后阑尾管腔闭锁,管壁广泛纤维化使阑尾成一纤维条索。阑尾周围炎愈合时亦可形成纤维带,使周围脏器组织粘连或引起肠梗阻。阑尾近端如发生堵塞,阑尾内容物不能排入盲肠,则可引起阑尾积脓、阑尾积气和黏液囊肿。

(四)特殊类型阑尾炎

1.阑尾结核、结节病和耶尔森菌感染

阑尾结核可继发于肺结核、腹膜结核或回盲部结核。阑尾壁内有干酪样坏死性结核结节。如果没有干酪样坏死,则应找到结核杆菌才能确诊。结节病亦能累及阑尾,但罕见;耶尔森(Yersinia)菌感染时可形成耶尔森假结核结节,结节中心坏死,形成小脓肿。有少量朗汉斯巨细胞。

2.阑尾克罗恩病

克罗恩病患者常有急性或慢性阑尾炎史。阑尾克罗恩病的病变与消化道其他部位的克罗恩病相同。

3.阑尾寄生虫感染

常见的寄生虫感染有蛲虫、血吸虫和粪类圆线虫等感染。许多切除的阑尾腔内常见蛲虫、蛔虫和鞭虫等虫卵。血吸虫感染后阑尾各层有大量血吸虫虫卵沉积伴嗜酸性粒细胞浸润,嗜酸性脓肿和假结核结节形成。粪类圆线虫感染时有大量嗜酸性粒细胞浸润和伴坏死的肉芽肿形成。

4.放线菌病

阑尾放线菌病十分罕见。一般呈慢性化脓性炎症,有大量纤维组织形成,并形成窦道通过腹壁开口于皮肤。有些病例在阑尾切除后形成持久的粪瘘,这种病例应考虑有放线菌病的可能。化脓性炎处可找到放线菌。

5.病毒感染

病毒感染时阑尾淋巴组织可显著增生,固有膜增宽。淋巴细胞和免疫母细胞浸润,后者可像 R—S 细胞,麻疹前驱期可出现阑尾炎,阑尾淋巴组织显著增生并有 Warthin—Finkeldey 型多核巨细胞。

三、肿瘤和瘤样病变

(一)阑尾黏液囊肿和腹膜假黏液瘤

阑尾黏液囊肿是指阑尾腔内充满积存的黏液,使阑尾显著增粗。黏液囊肿可由炎症、粪石等堵塞近端肠腔后远端肠腔扩张而形成的单纯性黏液囊肿,或由阑尾黏液性囊腺瘤或黏液性囊腺癌引起。单纯性黏液囊肿黏膜萎缩,黏膜上皮扁平,无增生或不典型增生。阑尾黏液囊肿可破裂,黏液溢入腹腔形成腹膜假黏液瘤。腹膜假黏液瘤亦可来自卵巢黏液性囊腺瘤或囊腺癌破裂。溢入腹腔的上皮细胞(良性或恶性)均能继续分泌黏液,使腹腔脏器广泛粘连。单从形态很难判断假黏液瘤的良恶性,可能许多例子是分化好的黏液腺癌在腹腔内的播散,其中癌细胞被其分泌的大量黏液所掩盖。阑尾的黏液性肿瘤与卵巢黏液性肿瘤形态相同,亦可同时发生。如卵巢肿瘤为双侧性,卵巢表面有黏液和不典型的黏液细胞,则卵巢黏液性肿瘤很可能是继发性。阑尾黏液球状体病是黏液囊肿的一种变异,占黏液囊肿的 $10\%\sim20\%$。特点是扩张的阑尾腔内充有许多直径 $0.3\sim1cm$ 的白色透明珍珠样的小球,部分小球可钙化。小球的中心为含细胞碎片和含铁血黄素的嗜酸性颗粒状物构成的核心,外周为无细胞的层状黏液凝结物。

(二)息肉和腺瘤

阑尾偶尔发生增生性(化生性)息肉、幼年性息肉和 P—J 息肉,幼年性息肉和 P—J 息肉通常是这两种息肉病(polyposis)累及阑尾。

阑尾亦可发生腺管状、绒毛状和绒毛腺管状腺瘤,有蒂或广基,但均罕见。腺瘤形态与大肠腺瘤相同。

(三)神经内分泌肿瘤

阑尾是类癌的好发部位。阑尾类癌占阑尾肿瘤的 85%。多见于青年人,20～30 岁。男女发病率无差别。最常见的部位是在阑尾的盲端或其邻近。常常是在因阑尾炎切除的阑尾中偶然发现。多数呈局限的结节,70% 直径 $<1cm$。银反应有亲银和嗜银两种,前者呈亮黄色,后者呈灰白色。

1.光镜

瘤细胞主要排列成实心细胞巢,少数可呈花带、腺样或菊形团样。类癌可侵入肌层,少数可弥散浸润阑尾壁达浆膜。

2.免疫组化

除一般神经内分泌细胞标记阳性外,可显示多种肽类和胺类激素如 somatostatin、P 物质、PYY、VIP、ACTH、CHRH、enteroglucagon 和 5—HT 等免疫反应性。阑尾可发生杯状细胞类癌(腺类癌、黏液类癌),在呈小簇或条索的杯状细胞内夹杂有神经内分泌细胞。这种双向分化的类癌免疫组化显示 CEA 阳性,神经内分泌细胞标记亦是阳性。

3.电镜

可见黏液颗粒和神经分泌颗粒。阑尾类癌很少发生类癌综合征,这可能是由于阑尾类癌常合并阑尾炎而容易被发现,另外还有阑尾类癌很少转移的原因。杯状细胞类癌较一般类癌恶性15%可发生转移。

(四)腺癌

除盲肠癌累及阑尾或阑尾原发性黏液性囊腺癌外,阑尾原发的腺癌很罕见。症状像阑尾炎或为右髂窝包块。手术时常见阑尾已为癌代替,有些癌已破溃入盲肠。

1.光镜

形态与各种类型的大肠腺癌同。黏液性囊腺癌与卵巢的黏液性囊腺癌形态相同。有一种印戒细胞癌需要与杯状细胞类癌相区别,前者像皮革胃,浸润广泛。核异型性明显;后者神经内分泌细胞标记阳性。

2.电镜

可找到分泌颗粒和肿瘤较局限。

(五)淋巴瘤

常为全身淋巴瘤的一部分。预后远较消化道其他部位的淋巴瘤差。

(六)其他肿瘤

阑尾平滑肌瘤、脂肪瘤、血管瘤、血管肉瘤、神经纤维瘤(作为单个肿瘤或 Von Reck－ling-hausen 病的一部分)均极少见。阑尾颗粒细胞瘤应与阑尾非肿瘤性平滑肌颗粒细胞变性相区别,后者 PAS 强阳性,前者 PAS 弱阳性。

(七)转移瘤

阑尾转移瘤主要来自消化道、乳腺和女性生殖器的原发瘤。

四、其他病变

阑尾的其他非肿瘤性病变有胃或食管黏膜异位、子宫内膜异位和蜕膜反应、憩室或憩室病和阑尾淋巴组织增生导致阑尾套叠入盲肠。憩室病一般合并囊性纤维化(黏液黏稠症),由于黏稠的黏液堵塞,使阑尾腔内压力增加而形成多数憩室。憩室可继发炎症即憩室炎。

第六节　肝硬化

肝硬化是各种原因所致的肝的终末性病变。其特点为:①弥散性全肝性的小叶结构的破坏;②弥散的纤维组织增生;③肝细胞再生形成不具有正常结构的假小叶。纤维组织增生导致肝脏的弥散纤维化。其形成原因包括肝窦内星状细胞的激活分泌大量胶原,汇管区肌成纤维细胞的激活亦产生大量胶原。此机制可解释为什么大胆管阻塞时可短期内形成肝硬化。肝实质的破坏是肝纤维化的前提。肝实质的破坏主要与血管的阻塞或闭塞有关,包括门静脉系统、肝静脉系统及肝动脉系统。较小的血管主要因炎症而阻塞,而较大血管的阻塞则主要为血栓形成所致。纤维化如能去除病因,在某种程度上可逆转或吸收。血管的重建和改建在肝硬化中是非常重要的。正常肝窦内皮细胞无基底膜,其开窗区占内皮面积的 2%～3%。肝硬化时则开窗区逐渐缩小,肝窦内因胶原的沉积使肝细胞和血浆之间的物质交换困难。很多营养血流通过血管短路而未到达肝窦,加之血管内的血栓形成和闭塞,更加重了肝细胞的损伤。再生的肝细胞结节亦压迫血管系统,进一步造成缺血和肝细跑坏死。肝硬化时,再生结节和残存的肝细胞亦无正常肝的功能分区。谷胱甘肽合成酶亦大大减少。这些被认为是肝性脑病发生的重要原因。

肝硬化尚无统一的分类,传统上按病因分类有:酒精性肝硬化、肝炎后肝硬化、坏死后性肝硬化、胆汁性肝硬化、心源性肝硬化及其他原因所致的肝硬化,如血色病性肝硬化、Wilson 病时的肝硬化、血吸虫性肝硬化等。有些病因不清称为隐源性肝硬化。形态上分为:细结节性肝硬化、粗结节性肝硬化和粗细结节混合型肝硬化。

一、细结节性肝硬化

细结节性肝硬化结节直径一般均小于 3mm。纤维间隔很细,一般不足 2mm,比较均匀。结节的均一性说明病变经历着一致的病理过程。酒精性肝硬化和胆汁性肝硬化通常倾向于此型。偶尔结节内可见有汇管区或肝静脉。

二、粗结节性肝硬化

粗结节性肝硬化其结节大小不一,多数结节直径在 3mm 以上,甚至达到 2～3cm。纤维间隔粗细不一,有的很细,有的呈粗大的瘢痕。实质结节内可含有汇管区或肝静脉。结节的不规则性说明肝脏损害和实质细胞再生的不规则性。大片肝细胞坏死后或慢性肝炎后多发展成此型。所谓不完全分隔型,实为粗结节性肝硬化的早期改变。此时可见到纤细的纤维间隔从汇管区伸向汇管区、互相连接而分隔肝实质形成较大的结节。有时因穿刺活检取不到足够大的范围而造成诊断困难。

三、混合型肝硬化

混合型肝硬化是指粗细结节的含量差不多相等。肝硬化通常不是静止的病变,而是炎症、肝细胞变性、坏死、纤维化和肝细胞再生改建原有结构的动态过程,这些变化常常使细结节性肝硬化变成粗结节性肝硬化。纤维间隔和实质结节交界处的坏死(碎片状坏死)为病变进展的重要指征。有时在肝活检中可见到 Mallory 小体、毛玻璃样肝细胞、过多的铁或铜、透明的 PAS 阳性滴状物等可提示原来疾病的线索,以利于进行特异的治疗。

肝硬化应注意同结节状再生性增生鉴别。后者在大体和镜下均与细结节性肝硬化相似。病变由分布整个肝脏的再生肝细胞小结节构成。与肝硬化不同的是,这些再生的肝细胞结节没有纤维间隔包绕,但结节边缘可见到受压的网状纤维。临床表现为门静脉高压,某些患者可伴有风湿性关节炎、Felty 综合征和其他脏器的肿瘤。

第七节 肝肿瘤和瘤样病变

一、肝囊肿

肝脏的孤立性非寄生虫性囊肿少见,尸检中有时可发现肝单房性囊肿。可为胆管来源的潴留性囊肿,亦可为先天性囊肿。囊内衬覆单层柱状上皮。孤立性囊肿一般无症状,有时可迅速增大、扭转或破裂,也可阻塞胆道引起阻塞性黄疸。

前肠纤毛囊肿是由假复层柱状上皮衬覆的一种单房性孤立囊肿,囊壁有丰富的平滑肌。肝表皮样囊肿在儿童及成人中均有报道。肝内子宫内膜异位囊肿也偶有报道。

二、肝细胞局灶性结节性增生

肝细胞局灶性结节性增生少见。多见于 $20\sim40$ 岁的成人,其他年龄的患者偶尔也可见到。女性为男性的 2 倍,儿童女性为男性的 4 倍。病变一般为单发,多发者占成人病例的20%。原因不明,推测部分与口服避孕药有关,男性患者与酗酒有关。临床上,80%无明显症状。多发者常伴有其他改变,如肝血管瘤、颅内病变包括血管畸形、脑膜瘤、星形细胞瘤和大的肌型动脉发育不良。

(一)大体

大多数为单个,质较硬,分叶状,偶尔可有蒂,直径可达到 15cm。切面灰白,中心为纤维性瘢痕,向外周呈放射状。

(二)光镜

肝细胞局灶性结节性增生具有规则的由动脉供血所界定的结构,动脉的终末分支位于1mm 结节的中心。纤维间隔中常有厚壁血管。纤维间隔常将病变分成小叶状,很像肝硬化。较大动脉的中膜常有变性,内膜常有偏心性纤维化。纤维间质中常仅见动脉而无汇管区静脉和胆管。结节性增生的肝细胞形态与正常肝细胞无区别。在纤维间隔和肝细胞之间可见有小胆管增生,增生的小胆管 CK7、CK19 阳性,这有助于诊断。免疫组化染色亦可见由外周肝细胞(仅表达 CK8 和 CK18)向小叶中心小的肝细胞和增生的小胆管细胞(CK9 和 CK19 阳性)的过渡。在肝局灶性结节性增生中通常正常肝细胞中不表达的 Ras 基因产物 P21 的也有报道。某些肝细胞中糖原和脂肪含量增多:很多病例中肝细胞内 α_1-抗胰蛋白酶阳性。淤胆和小胆管增生及中性粒细胞浸润可很明显。罕见的毛细血管扩张型肝细胞局灶性结节性增生的动脉分布与一般病例相似,但可见明显扩张的血窦。

肝细胞局灶性结节性增生的发病机制尚有争论,一般推测与肝硬化的增生/再生过程相似。有些与肝硬化的结节也非常相似。

此病应同肝细胞腺瘤和分化好的肝细胞癌以及结节性再生性增生(肝结节变)鉴别。肝结节变时,整个肝脏均呈结节状,结节中心无瘢痕。

三、结节性再生性增生(肝结节变)

结节性再生性增生(肝结节变)亦称部分肝结节变。常见于无肝硬化的肝脏,以小的增生结节和无纤维化为特征,病变多弥散累及整个肝脏,亦可局限于肝门周围。结节以汇管区为中心,由 1～2 层肝细胞排列的肝细胞索构成。周围肝细胞萎缩,萎缩的肝细胞变小,排列成纤细的细胞索,血窦扩张,无纤维化。但很多小门静脉分支可见闭塞性病变,所以目前认为门静脉小分支的改变是导致部分肝细胞供血不足进而萎缩、部分肝细胞再生的原因。结节内偶尔可见到不典型增生的肝细胞,表现为肝细胞增大、核异型和多核肝细胞。肝细胞结节变原因不清,有人推测与口服避孕药或男性激素、肝外胆道感染、肿瘤和慢性炎症有关。临床上近 70% 出现门静脉高压。

四、肝细胞腺瘤

肝细胞腺瘤少见。常见于 20～40 岁的妇女—推测与口服避孕药有一定关系,也有报道与使用男性激素治疗和糖原沉积病有关。70% 肝细胞腺瘤为单发,偶尔有 10 多个肿瘤(肝腺瘤病)的报道。家族性病例为肝细胞核因子 1α(TCF1/HNF1α)基因的生殖细胞突变所致。

(一)大体

质软、黄褐色,常伴有灶性出血、坏死和纤维化。颜色与周围肝组织不同,但无局灶性结节性增生时的中心瘢痕。

(二)光镜

肿瘤由分化好的肝细胞构成,细胞有丰富的嗜酸性胞质,排成 1～2 层肝细胞厚的肝索。大多数情况下,细胞大小形态一致,偶见轻度异型,但无核分裂。肝细胞胞质内常有脂褐素、脂肪和糖原积聚,故常为透明状。可见出血、梗死、纤维化和肝紫癜样病变。肿瘤内没有汇管区和中心静脉,库普弗细胞的数量和分布正常。有时有大嗜酸颗粒性细胞、Mallory 透明小体和继发性肉芽肿反应。免疫组化 75% 的病例 ER、PR 阳性,雄激素受体仅 20% 阳性。

目前依分子改变可将肝细胞腺瘤分为四型:①有 HNF1α 突变,占 30%～50%;特点为 HNF1α 仅基因的双等位基因失活突变(均为体细胞性突变或一个为生殖细胞性,一个为体细胞性突变)。形态表现为明显的脂肪变,无细胞的异型性,亦无炎细胞浸润。②有 CT－NNB1 突变,占 10%～15%。特征为 β－catenin 的激活突变,此型有细胞的异型性,并呈假腺样生长,转化成肝细胞性肝癌的比率较高。③无 HNF1α 或 CTNNB1 突变,但伴有炎症。此型约占 35%。这些病例常有毛细血管扩张。④无 HNF1α 或 CTNB1 突变,也无特殊征象。此型占 5%～15%。

肝细胞腺瘤与分化好的肝细胞癌有时很难鉴别。临床有口服避孕药或合成类固醇的病史,对诊断腺瘤非常重要。有时肝细胞腺瘤中可隐含肝细胞癌灶,偶尔肝细胞腺瘤和肝细胞癌在同一肝内。可见核分裂、核浆比较高和肝索两层以上细胞厚度应提示为肝细胞癌。肝细胞癌时由于毛细血管化而 CD34 阳性,而腺瘤阴性或仅为局灶弱阳性。应多切片仔细检查有无肝细胞癌的病灶,血管浸润的有无尤为重要。有时需结合临床病程决定良性或恶性。肝细胞腺瘤与局灶性结节性增生不同,临床常有症状,并可出现严重的甚至致命的腹腔出血。

五、肝细胞性肝癌

肝细胞性肝癌为发生于肝脏的常见的恶性肿瘤。常见于亚洲和非洲。在东亚男性发病率可高达 20.1/10 万。肝细胞性肝癌多见于 50 岁左右,但也可见于青年人甚至儿童,男性比女性多见。临床上常表现为腹痛、腹水、黄疸和肝脏肿大,有时可有全身表现如低血糖、高胆固醇血症、红细胞增多症、高钙血症、类癌综合征、血脯胺酸羟化酶升高、异位绒毛膜促性腺激素、前列腺素分泌以及低纤维蛋白原血症等。在高发区,75%以上肝细胞性肝癌患者甲胎蛋白阳性,通常要比正常含量高出 100 倍以上。甲胎蛋白在恶性生殖细胞瘤时可为阳性,偶尔在肝转移癌、肝炎和外伤后肝再生时出现阳性,但一般均明显低于肝细胞性肝癌。

(一)病因

1.肝硬化

70%～90%的肝细胞性肝癌发生在肝硬化的基础上,绝大多数为粗结节性,继发于酒精性肝病、血色病和胆汁性肝硬化者可为细结节性。

2.乙肝病毒

乙肝病毒感染与肝细胞性肝癌的发生关系密切,慢性乙肝病毒感染的人群肝细胞性肝癌的发生率是正常人群的 100 倍。目前认为乙肝病毒 DNA 可整合到肝细胞的染色体 DNA 中,乙肝病毒 X 基因可与 P53 结合并使 P53 功能失活。此外,应用乙肝疫苗可有效降低肝细胞性肝癌的发生率,这些都直接或间接证明乙肝病毒与肝细胞性肝癌发生的密切关系。

3.丙肝病毒

丙肝病毒与肝细胞性肝癌亦有密切关系。目前认为丙肝病毒突变率较高,至少有 6 种基因型。某些基因型与肝细胞性肝癌的关系可能更为密切,但目前尚无证据表明丙肝病毒整合到细胞基因组,故认为丙肝病毒可能通过其他途径促进肝细胞性肝癌的发生。

4.二氧化钍

二氧化钍曾作为肝造影剂使用。用此造影剂的患者中已见到很多肝细胞性肝癌,但平均潜伏期约 20 年。

5.雄激素

长期服用雄激素或合成代谢激素可导致肝细胞腺瘤,部分可导致肝细胞性肝癌。

6.孕激素

孕激素与肝细胞腺瘤关系密切,如服用避孕药的妇女,亦有发生肝细胞性肝癌的报道。

7.黄曲霉素 B_1

黄曲霉素 B_1 常出现在发霉的谷物,尤其是花生等。发霉食物中黄曲霉素的含量增高,尤其在慢性乙肝感染的个体中可使肝细胞性肝癌的发生率增高 50 倍。黄曲霉素 B,可引起 P53 249 密码子 G:C 到 T:A 的突变,导致氨基酸序列的改变,影响 P53 的功能。

8.遗传学上易感性

几种少见的遗传性代谢性疾病易发生肝细胞性肝癌。

(1)糖代谢疾病:糖原贮积病,尤其是 I 型,在原来腺瘤性增生的基础上可发生肝细胞性肝癌。糖原贮积病相关性肝细胞性肝癌常为高分化。结节内结节和 Mallory 小体等不典型病变也常见于糖原贮积病相关的腺瘤,但一般无肝硬化。

(2)蛋白代谢性疾病:α_1－抗胰蛋白酶缺乏症中男性纯合子易发生肝细胞性肝癌,甚至可无肝硬化。遗传性高酪氨酸血症中有 18%～35%发生肝细胞性肝癌。有报道称约 14%成人发作的高瓜氨酸血症发生肝细胞性肝癌。

(3)卟啉代谢疾病:在迟发性皮肤卟啉病(PCT)中肝细胞性肝癌的发生率为 7%～47%,几乎所有的病例均发生在以前有肝硬化和长期有症状的 PCT 的 50 岁以上男性。

(4)慢性淤胆综合征:肝细胞性肝癌可合并有肝内胆管的减少、胆道闭锁、先天性肝纤维化和 Byler 综合征。

(5)金属贮积病:主要为遗传性血色病,Wilson 病仅偶尔发生肝细胞性肝癌。

(6)肝血管畸形:肝细胞性肝癌偶尔见于遗传性毛细血管扩张症和共济失调－毛细血管扩张症的患者。

(7)其他肝外遗传性疾病:在家族性结肠腺瘤性息肉病、神经纤维瘤病、Soto 综合征和内脏异位亦有发生肝细胞性肝癌的报道。

(二)病理

1.大体

肝细胞性肝癌可表现为单个巨块状(巨块型)、多发结节状(结节型)或弥散累及大部分甚至整个肝脏(弥散型)。偶尔可呈悬垂状,这些患者通常为女性,认为是发生于肝副叶的肿瘤,外科切除后预后较好,肝细胞性肝癌一般质软,常有出血、坏死,偶尔可有淤胆而呈绿色,有的肿瘤可有包膜。肿瘤大小变化很大,一般小于 3cm 的肿瘤称为小肝癌。肿瘤常常侵入门静脉系统形成门静脉瘤栓。在晚期病例几乎均有门静脉瘤栓。

2.光镜

瘤细胞可排列成小梁状、实性巢状、假腺样或腺泡样结构,有时可有乳头状结构。瘤细胞间有丰富的血窦样腔隙,与正常肝窦不同,此血窦样腔隙的内皮细胞 CD34 和第 8 因子相关抗原阳性,更像毛细血管,故称毛细血管化某些窦状隙由瘤细胞衬附。一般来说,肿瘤间质稀少,偶尔见有间质丰富者,称为硬化性肝细胞性肝癌,尤其见于治疗后,个别病例伴有 PTH 样蛋白的分泌。

(三)肝细胞性肝癌的瘤细胞内常见到以下改变

1.脂肪变

弥散性脂肪变最常见于早期直径小于 2cm 的肿瘤。随肿瘤增大,脂肪变逐渐减少,到晚期脂肪变已不明显。

2.胆汁产生

偶尔在扩张的胆小管或假腺腔内见到胆栓。

3.Mallory 小体

肝细胞性肝癌内亦可见到。

4.小球状透明小体

为位于胞质内的圆形嗜酸性小体,PAS 阳性,免疫组化 α_1－抗胰蛋白酶阳性。

5.淡染小体

为胞质内圆形或卵圆形由无定形嗜酸性淡染物质构成的小体。位于扩张的内质网内,免疫组化纤维蛋白原阳性。淡染小体最常见于纤维板层型或硬化型。

6.毛玻璃样包涵体

偶尔见于乙肝表面抗原阳性的肿瘤,改良的地衣红、维多利亚蓝、醛复红和乙肝表面抗原的免疫组化均可显示乙肝表面抗原。

肝细胞性肝癌可分为高分化、中分化、低分化和未分化型。高分化肝细胞性肝癌最常见于小的早期肿瘤,通常直径<2cm。细胞多排列成细小梁状并常有假腺样或腺泡状结构。常有脂肪变。如肿瘤大小达 3cm,高分化区域常在肿瘤结节的外周,中心部癌细胞的核浆比例增大,但异型性不大。中分化肝细胞性肝癌为直径大于 3cm 的肿瘤中最常见的组织学类型。细胞排列成 3～4 层厚的小梁或细胞索。癌细胞胞质丰富、嗜酸性,核圆形,核仁清楚。亦常见假腺样排列,其中常含胆汁或蛋白性液体。低分化肝细胞性肝癌主要见于实性生长类型的肝细胞性肝癌,其间很少血窦样腔隙,仅见裂隙样血管。癌细胞核浆比例明显增大,常见明显的异型性。瘤细胞大小不一,形态怪异,包括奇形的瘤巨细胞,染色深浅差别明显,可单核或多核亦称多形细胞癌,偶见破骨细胞样巨细胞。低分化癌在早期的小肿瘤中极其罕见。

肝细胞性肝癌即使在一个癌结节中亦有不同的分化区域。目前认为,大多数<1cm 的肿瘤均由一致的高分化癌构成。约 40% 的 1～3cm 的肿瘤既有高分化癌,又有分化较差的部分,而高分化部分常在结节的外周。当肿瘤达到 3cm 以上时,高分化部分逐渐由分化较差的癌所取代。结节内结节的现象较常见。

六、癌前病变

(一)不典型腺瘤性增生

不典型腺瘤性增生亦称为交界性结节,指网织染色减少的小细胞异型增生病灶。病灶内可见 Mallory 透明小体、孤立散在的腺样结构"假腺体",肝板达 3 个肝细胞厚,边缘不规则。有时交界性结节呈多发性。有时这些结节内可含有高分化癌灶。

(二)肝细胞异型增生

分为大细胞性异型增生和小细胞性异型增生。

(1)大细胞性异型增生的特点为细胞增大、核多形或多核,核仁明显,但核浆比与正常肝细胞相似。这些增生的细胞可成团出现或占据整个结节,此种改变的发生率在正常的肝中仅为 1%,在肝硬化患者中为 7%,在肝硬化同时伴有肝细胞癌的患者的肝中为 65%。大细胞性异型增生与血清乙肝表面抗原阳性关系密切,有大细胞性异型增生的患者具有发生肝细胞性肝癌的高度危险,故应密切监测其 αFP 的水平。

(2)小细胞性异型增生,与大细胞性异型增生不同,其核浆比例增高,其程度介于正常肝和肝癌之间,小细胞性异型增生倾向于形成圆形病灶。通过形态学和形态计量学研究,Watanabe 认为,小细胞性异型增生在人类是真正的癌前病变。

(三)大再生结节

亦称普通型腺瘤性增生,指结节≤0.8cm,通常网状结构尚存,肝板不超过 2 个肝细胞厚,无浸润性边缘。结节内可见大细胞异型增生、铁沉积、脂肪变、透明细胞癌、Mallory 透明小体及胆汁淤积。此种大再生结节的恶变率并不比肝硬化的小结节高。

七、肝内胆管癌

肝内胆管癌可发生于肝内任何一级胆管,约占原发性肝癌的 20%。一般发生在 60 岁以上的老年人,两性无明显差别。泰国、日本、中国香港等地区因肝寄生虫感染率高而发病率较高。相关的发病因素有:肝寄生虫尤其是华支睾吸虫、肝胆管结石、炎症性肠病、原发性硬化性胆管炎、EB 病毒感染、丙肝病毒感染、二氧化钍和胆管畸形等。临床上主要表现为全身无力、腹痛、消瘦,如肿瘤侵及肝门部胆管,则出现梗阻性黄疸,甚至胆汁性肝硬化。CT、B 型超声等影像学检查在临床发现肿瘤及明确胆管累及情况具有重要价值。

(一)大体

肝内胆管癌可累及任何部位的肝内胆管,发生于较小胆管者称为外周型胆管细胞癌。肿瘤通常灰白、实性、硬韧,有时可以向腔内生长为主或突向腔内形成息肉样肿物,但大多数表现为肝内灰白色结节或融合的结节,结节切面常见坏死和瘢痕。累及肝门者(肝门型),主要表现为肝脏明显的淤胆、胆汁性肝硬化和继发性胆道感染,有时胆管内可见结石或寄生虫。

(二)光镜

肝内胆管癌大多数为分化不同程度的腺癌,像其他部位的腺癌一样,可分为高分化、中分化和低分化。发生于较大胆管者,可为乳头状。肿瘤常有丰富的间质反应,甚至出现局部钙化。大多数肿瘤均可见多少不等的黏液,黏卡、淀粉酶消化后的 PAS 和奥辛蓝染色均可阳性,黏液核心蛋白(MUC)1、2、3 亦可阳性。免疫组化肝内胆管癌不仅 CAM5.2 阳性,CK7、CK19 亦阳性。CEA、上皮膜抗原、血型抗原阳性。肝内胆管癌常为 $CK7^+/CK20^+$,而肝外胆管癌多为 $CK7^+/CK20^-$。Claudin-4 在几乎所有胆管癌为阳性,它在正常肝细胞和肝细胞性肝癌中为阴性。癌细胞常侵及汇管区、汇管区血管内或神经周围,可循淋巴引流途径形成肝内转移或转移至局部淋巴结。晚期可循血行转移至肺、骨、肾上腺、肾、脾和胰腺等。胆管癌的治疗以手术为主,预后不良,平均存活率不足 2 年。

胆管细胞癌中可见高频率的 KRAS 突变。其他常见的分子改变为 cyclin D1 和 P21 过表达。常见 DPC4 的失活突变(肝门和肝内的胆管癌为 13%~15%,肝外胆管癌可达 55%)。约 1/3 的病例有 TP53 突变。

除腺癌外,肝内胆管癌亦可有其他组织学类型,如腺鳞癌、鳞癌、黏液癌、印戒细胞癌、梭形细胞癌或称肉瘤样癌、淋巴上皮瘤样癌、透明细胞癌、黏液表皮样癌、伴有破骨细胞样巨细胞癌等。

八、混合型原发性肝癌

混合型原发性肝癌是指具有肝细胞性肝癌和胆管细胞性肝癌两种成分的肝癌,此型仅占肝癌的不足 1%。与同时有肝细胞性肝癌和胆管癌的碰撞瘤不同,实际上是肝细胞性肝癌伴有局灶性管状分化。肝细胞性肝癌表达 CK8、CK18 和 HepParl,而胆管癌可用多克隆 CEA 或 CK19 染色证实,黏液染色在胆管癌区域为阳性。管状分化区与肝 Herring 管相似,亦称所谓的小胆管细胞癌。

九、肝母细胞瘤

肝母细胞瘤主要发生于 3 岁以下的婴幼儿,较大儿童和成人中偶有报道。此病与很多先天性异常,例如心肾先天畸形、偏身肥大、巨舌症等关系密切。可与肾脏的 Wilms 瘤及糖原沉积病同时发生。肝母细胞瘤 αFP 常常阳性。某些肿瘤可产生异位激素而出现多毛。肝血管造影和 CT 可较准确地定位肿瘤。

(1)大体:肿瘤为实性,边界清楚。常为单发,直径可达 25cm。

(2)光镜:大部分肿瘤均由不成熟的肝细胞构成者称为上皮型肝母细胞瘤。依据分化程度分为胎儿型和胚胎型。胎儿型与胎肝相似,由排列不规则的两个肝细胞厚度的肝细胞板构成。胚胎型分化更低,主要为实性细胞巢,亦可有条带状、菊形团和(或)乳头形成。某些肿瘤可主要由分化不良的小细胞构成。胚胎型中可见有较多核分裂。胎儿型中常有髓外造血灶。产生异位激素的肿瘤中有时可见到多核巨细胞。胎儿型和胚胎型之间常有某些过渡—某些以类似小胆管的管状结构为主,称为胆管母细胞性肝母细胞瘤。偶尔瘤细胞可排成宽条带状,与肝细胞性肝癌相似,。某些原发性恶性肝细胞肿瘤发生在较大的儿童和青年人,形态上介于肝母细胞瘤和肝细胞性肝癌之间,有人将此称为过渡型肝细胞肿瘤。

约 1/4 肝母细胞瘤由上皮细胞成分和间叶成分混合构成(混合型肝母细胞瘤)。间叶成分可为未分化间叶成分或有骨和软骨形成。这些提示肝母细胞瘤起源于多能分化的胚芽。

小细胞未分化型肝母细胞瘤此型完全由类似神经母细胞瘤、尤因瘤或淋巴瘤的小细胞构成。约占肝母细胞瘤的 3%。瘤细胞多呈实性排列。细胞坏死常见,核分裂多见。

(一)伴有畸胎样特征的混合型肝母细胞瘤

此型除以上间叶成分外,还出现横纹肌、黏液上皮、鳞状上皮和黑色素等畸胎瘤的成分。此时应注意同真正的畸胎瘤鉴别。畸胎瘤不具有胎儿型或胚胎型上皮型肝母细胞瘤的区域。

1.电镜

上皮性瘤细胞具有不成熟肝细胞的特征。

2.免疫组织化学

瘤细胞中细胞角蛋白、EMA、vimentin、多克隆 CEA、HepParl、αFP、α_1－抗胰蛋白酶、CD99、CD56 及 Delta 样蛋白、HCG 及转铁蛋白受体阳性。β－cate－nin 为核阳性,Glypican－3 在几乎所有病例中均为阳性。TP53 常过表达。可见局灶性神经内分泌分化。某些病例可见黑色素细胞或 HMB45＋细胞。

3.细胞遗传学

多数改变为 2、8、20 染色体三体和 1q 的重排。约 80% 的病例可见 CTNNB1(β－catenin)基因的体细胞突变。这是免疫组化核异位表达的原因。

4.流式细胞术

胎儿型多为二倍体,而 50% 的胚胎型和小细胞未分化型多为异倍体。CGH 分析是高频率的 X 染色体获得。

肝母细胞瘤恶性程度较高,可局部浸润或转移至局部淋巴结、肺、脑等器官。有些患者肾球囊可出现腺瘤样病变,原因尚不清楚。此瘤的治疗以手术切除为主,辅以化疗。预后明显好于肝细胞性肝癌,胎儿型比胚胎型要好,分化不良者预后较差。

(二)肝钙化性巢状间质上皮性肿瘤

罕见,主要发生在儿童和年轻人。特征为梭形或上皮样细胞形成巢状结构,有时有明显的间质反应。上皮样细胞巢中的细胞像不成熟的、CK8⁻和上皮膜抗原阳性的嗜酸性胞质的肝样细胞。这些细胞巢外围以波形蛋白和 SMA⁺的梭形细胞。可见钙化或骨化。此肿瘤与混合型肝母细胞瘤可能有一定关系,但现在尚无定论。像肝母细胞瘤一样,肿瘤巢中的上皮样细胞核呈 β－catenin 阳性,提示 β－catenin 基因突变可能在发病中起重要作用。

十、胆管错构瘤

胆管错构瘤亦称 Von Meyenberg 或 Moschcowitz complex 或胆管板畸形,可发生在正常肝脏或合并先天性肝纤维化、Caroli 病或成人型多囊肝。

（一）大体

表现为多发性白色结节,散布于整个肝脏。由针尖大至 1cm 大小,常为 1～2mm 大小,临床常误诊为转移癌。此病为更小的外周小叶间胆管的胆管索畸形,胆管在汇管区呈秃柳状分支。

（二）光镜

结节由局灶性紊乱排列的胆管或小胆管构成,周围有丰富的纤维间质包绕,细胞无异型性。原因不清,有人推测是肝脏缺血、炎症或基因异常的结果。在一组报道中,97％的多囊肾患者伴有此病,偶尔有继发胆管细胞癌的报道。

十一、胆管腺瘤

胆管腺瘤为发生在肝内胆管的良性肿瘤。80％以上为单发。有人将它归为良性胆管增生。

（一）大体

呈分界清楚的楔状白色肿块,有时中心有凹陷,多位于包膜下,直径一般在 1cm 以下。

（二）光镜

肿瘤呈小管状结构,管腔很小或无管腔,常伴有炎症和(或)纤维化。类似转移性肾细胞癌的透明细胞型胆管腺瘤亦有报道。有的有明显的纤维间质称为胆管腺纤维瘤。CEA、EMA和角蛋白免疫组化阳性。偶尔可见到类似于肺微小瘤的神经内分泌成分。约 7％有 KRAS突变。

十二、胆管囊腺瘤和囊腺癌

胆管囊腺瘤和囊腺癌常见于肝,其次为肝外胆道系统。多数发生在成人,女性多见。其发生可能与胆道的先天性畸形有关。治疗以外科切除为主。

（一）大体

呈多中心性囊性肿物,内含黏液或透明液体。

（二）光镜

良性者衬覆单层立方或高柱状黏液上皮,恶性者多衬覆肠型上皮,包括杯状细胞和潘氏细胞,有程度不等的异型性和多少不等的核分裂,可出现间质浸润。无论良性还是恶性均可见散在内分泌细胞。偶见嗜酸性细胞分化。良恶性区域可同时存在,应多切片仔细检查。偶可见囊腺癌的瘤细胞呈梭形假肉瘤样结构。在有些女性病例中,上皮下的间质可很致密,与卵巢的间质相似。

（三）免疫组化

角蛋白、CEA 和 CA19－9 阳性。卵巢样间质为 vimenin、SMA、激素受体和抑制素阳性。

十三、胆管的导管内乳头状黏液肿瘤

胆管的导管内乳头状黏液肿瘤与胰腺的导管内乳头状黏液肿瘤相似,可以为明显的乳头状、分支状,或以黏液为主,或以嗜酸性颗粒状胞质为主。偶尔伴有胆石。罕见的情况下可见肝硬化。瘤细胞常 CDX2 和 MUC2 阳性,提示常有肠化生。胆管乳头状瘤病可能为此类肿瘤的较好分化的类型。

十四、鳞状细胞癌

鳞状细胞癌原发于肝脏者非常少见。临床上易与硬化性胆管炎混淆。大多数发生在先天性胆道肿瘤的基础上,或作为畸胎瘤的成分。

十五、神经内分泌肿瘤

肝脏的神经内分泌肿瘤原称肝脏类癌,多半由胃肠道类癌转移而来。可单发或多发。在排除了胃肠道类癌后才可诊断为原发肝类癌。真正的肝原发性神经内分泌肿瘤少见,可能来源于胆管的内分泌细胞。

光镜:形态与其他部位的神经内分泌肿瘤相似。电镜及免疫组化均可见有 NSE、Seroto－nin 及其他肠道激素的分泌,如胃泌素或血管活性肠肽,偶尔可伴有 Zollinger－Ellison 综合征。预后明显较其他肝脏恶性肿瘤要好。

十六、副神经节瘤

副神经节瘤偶见于肝脏,易与肝癌混淆。

十七、间叶肿瘤及瘤样病变

(一)血管性肿瘤

1.血管瘤

为肝脏最常见的良性肿瘤,小者可无症状,大者可出现明显的肝大,偶尔可破裂出血或导致血小板减少而出现紫癜。

(1)大体:肿瘤为分界清楚的肿块,略高于肝表面,偶尔有蒂。切面多为海绵状,暗褐色。

(2)光镜:肿瘤由扩张的血管构成,内衬扁平内皮细胞。管腔内可见机化的血栓。

淋巴管瘤通常见于婴儿或儿童,肝脏累及常常作为多发性淋巴管瘤或淋巴管瘤病的一部分。

2.良性血管内皮细胞瘤

主要发生在儿童,约90%病例年龄在6个月以下。肿瘤单发或多发。多发者常同时伴有其他脏器如皮肤的血管瘤,或为 Beckwith－Wiedemann 综合征的一部分。

(1)光镜和电镜:肿瘤的管腔由一层至数层肥大的内皮细胞衬附,外面有明显的周细胞围绕。管腔一般很小,有时可有海绵状区域,局部可有分叶状结构。

(2)免疫组化:瘤细胞 GLUT－1 阳性。患者血清 aFP 可升高。常因肝功能衰竭或充血性心力衰竭或高消耗性凝血(Kasabach－Mrritt 综合征)而导致很高的死亡率。

3.血管网状细胞瘤

肝的血管网状细胞瘤可见于 Von Hippel－Lindau 综合征,形态同小脑的血管网状细胞瘤相似。

4.上皮样血管内皮瘤

亦称组织细胞样血管内皮瘤。主要见于成年妇女,可能与口服避孕药有关。临床上,表现可与 Budd－Chiari 综合征相似。

(1)大体:肿瘤常为多发,并常累及左右两肝。

(2)光镜:肿瘤性血管内皮细胞浸润肝窦和静脉呈丛状血管内生长或呈纤维血栓性闭塞。瘤细胞大,胞质嗜酸,常呈空泡状。间质丰富,可为黏液样、硬化性甚至可有钙化。

（3）免疫组化：血管内皮标记阳性，如 D2－40。

（4）电镜：可见到 Veibel－palade 小体。

5.血管肉瘤（恶性血管内皮瘤）

主要见于成人，婴幼儿中偶见。一般认为与肝硬化，尤其是粗结节性，特别是血色病性肝硬化有关。与某些致癌物如氯化乙烯、二氧化钍、砷等有密切接触的人群发病率高。长期接触的患者中有 1/3 伴有肝硬化。据统计在生产氯化乙烯的工人中发生血管肉瘤者的平均接触时间为 16.9 年。用二氧化钍造影剂者，从出现包膜下和汇管区纤维化、肝窦扩张和内皮增生发展至血管肉瘤的潜伏期为 20～40 年。某些患者可同时伴有肝细胞性肝癌和（或）胆管细胞性肝癌。

光镜：特点为散乱而又相互吻合的血管腔，衬覆管腔的内皮细胞通常有明显的异型性。但肿瘤分化程度变异很大。分化好者可似肝紫癜症，分化差者则容易同转移至肝的上皮性肿瘤混淆。有些则具有上皮样的特点，瘤细胞有明显的异型性，核分裂常见并可见坏死。免疫组化除分化极差者外，第 M 因子相关抗原和其他内皮的标记通常阳性。此病预后差。可发生广泛转移。

6.Kaposi 肉瘤

胎儿 HIV 感染的病例中发生的 Kaposi 肉瘤有时可累及肝脏。通常累及汇管区并可侵入肝实质。

（1）大体：为散布于整个肝脏不同大小的不规则的红褐色病灶。

（2）光镜：与发生在其他部位的 Kaposi 肉瘤相同。肿瘤细胞为梭形，核长形或卵圆、泡状，核仁不明显，胞质内可见嗜酸性、PAS 阳性小球。瘤细胞间为裂隙状的血管腔隙，其中可见成堆含铁血黄素颗粒。梭形细胞 CD31、CD34 阳性。

（二）淋巴造血系统疾病

1.恶性淋巴瘤

原发于肝脏者极少见，应除外其他脏器的恶性淋巴瘤转移至肝的可能。原发于肝脏者多为弥散性大 B 细胞淋巴瘤、霍奇金淋巴瘤、外周 T 细胞淋巴瘤、滤泡中心性淋巴瘤、MALT 型边缘区 B 细胞淋巴瘤。大 B 细胞淋巴瘤的一种亚型—富于 T 细胞的大 B 细胞淋巴瘤，因其中有丰富的非瘤性 T 细胞和组织细胞，容易同肝炎症性疾病混淆，应注意鉴别。某些肝原发性恶性淋巴瘤与丙肝病毒感染有关。

肝脾 γ－δT 细胞淋巴瘤为一种特殊类型的淋巴瘤。临床特点为年轻男性、肝大、发热、体重减轻、外周血淋巴细胞减少、外周淋巴结不肿大、临床疾病发展迅速。病理特点为脾红髓、肝窦和骨髓窦内有大量淋巴样细胞浸润。α－β 型则女性多见，肝脏的淋巴瘤细胞则主要在汇管区周围。

2.移植后淋巴增殖性疾病

通常为 B 细胞型并常伴有 EB 病毒感染，一般在移植后 6～17 个月出现，霍奇金淋巴瘤累及肝脏常在第Ⅳ期。

3.滤泡树突状细胞肿瘤

偶可发生于肝脏，易同肝炎性假瘤混淆。此瘤亦以梭形细胞为主，但滤泡树突状细胞的标记,如 CD21 和 CD35 阳性可帮助诊断。

4.Langerhans 细胞组织细胞增生症

偶尔可累及肝脏,但多为全身性疾病的一部分。

5.白血病

白血病常累及肝脏。其中以慢性粒细胞性白血病和慢性淋巴细胞性白血病尤为常见。慢性粒细胞性白血病的瘤细胞主要浸润肝窦。慢性淋巴细胞性白血病主要在汇管区。

6.淀粉样变性和轻链沉积病

虽然全身淀粉样变性常常累及肝脏,但肝脏症状很少。淀粉样物为均质嗜酸性细胞外物质,在刚果红染色后偏光显微镜下呈苹果绿色双折光。原发性骨髓瘤相关性淀粉样变性(AL)和反应性淀粉样变性(AA)单从形态分布上无法区别。高锰酸钾处理后的刚果红染色仅能排除 AA。用轻链抗体做免疫组化 AL 阳性。

淀粉样物通常沉积于肝动脉分支周围或在肝窦的 Diss 腔内,导致肝细胞索萎缩、肝窦变窄。偶尔可引起肝内淤胆和门静脉高压。轻链在窦周及汇管区的沉积与淀粉样变性一样,免疫组化以 K 轻链多见,但刚果红染色阴性,偏光显微镜下亦无苹果绿色的双折光。少数病例中,轻链沉积和淀粉样变性可见于同一患者。轻链沉积常有肾脏症状。

(三)其他间叶性肿瘤

1.间叶错构瘤

推测为来源于汇管区结缔组织的少见的良性肿瘤,主要见于 2 岁以内的婴幼儿,成人偶有报道。多数病例无症状,偶尔可出现腹胀或表现为明显的腹部肿块。

(1)大体:多为单发,圆形,红色,可有囊性区域。

(2)光镜:主要为血管丰富的成熟结缔组织之中掺杂着分支状的胆管。结构很像乳腺的纤维腺瘤。电镜下为成纤维细胞样的形态推测起源于汇管区的结缔组织,可能与缺血有关。但偶可见 19 号染色体的移位,提示其为肿瘤性,偶可见恶变为未分化肉瘤。

2.血管肌脂肪瘤

可发生于肝脏,与发生在肾脏者相似:发病年龄 30～72 岁,平均 50 岁。肿瘤通常单个,60% 在肝右叶,30% 在肝左叶,2% 累及两叶,8% 在尾叶。

(1)大体:分界清楚,但无包膜,均质,淡黄或黄褐色。

(2)光镜:肿瘤由排列紊乱的厚壁血管、平滑肌和脂肪组织构成。目前认为此瘤属于血管周上皮样细胞增生性病变。其中平滑肌或为梭形或为上皮样,排列成束,部分较大平滑肌细胞核可增大、深染、出现清楚的核仁,易于同平滑肌肉瘤、恶性纤维组织细胞瘤和肝细胞癌混淆。但血管肌脂肪瘤可含有明显的造血成分,并表达 HMB45 和 MelanA、S-100、MSA 及 SMA。肿瘤可有坏死和多形的上皮样平滑肌细胞成分。平滑肌成分可含一定量的黑色素。此瘤一般为良性,偶有恶性肝血管肌脂肪瘤的报道。

3.平滑肌瘤

可在肝脏表现为孤立的结节。需与转移性高分化平滑肌肉瘤鉴别。有些可为多发性,瘤内常有淋巴细胞浸润。某些肝平滑肌瘤发生在 HIV 感染后或器官移植后。

4.肝血管平滑肌肉瘤

多伴有 Budd−Chiari 综合征。推测起源于肝血管平滑肌组织。

5.脂肪瘤

表现为圆形黄色肝实质内肿块。应与假性脂肪瘤鉴别。假性脂肪瘤为附着于肝纤维囊的脂肪结节。

6.孤立性纤维性肿瘤

过去亦称纤维性间皮瘤。病因不清,发病年龄 32～83 岁,平均 57 岁。

(1)大体:单发结节,大小 2～20cm 不等,切面浅褐色或灰白色、质实,与周围分界清楚,但通常无包膜。

(2)光镜:可见细胞丰富区和无细胞区交替存在,细胞丰富区由散乱排列或呈车辐状排列的梭形细胞构成,有时可有血管外皮瘤样排列。细胞核较一致,无异型性。相对无细胞区则以大量胶原为主。此瘤通常 CD34、Bcl−2 和 Vimentin 阳性。孤立性纤维性肿瘤恶变时则出现坏死、明显的细胞异型性,核分裂数达 2～4/10HPF。

7.炎性假瘤

亦称炎性肌成纤维细胞瘤。少见,有些可能为肝脓肿愈合的结果,有些可能与 EB 病毒感染有关。发病年龄很宽,3～77 岁,平均 57 岁。约 70% 为男性。81% 为单发。通常位于肝内,偶尔可累及肝门部。

(1)大体:质实,浅褐、黄白或灰白色,肿瘤大小可为 1cm 的小结节,也可占据整个肝叶。

(2)光镜:与发生于其他部位的炎性假瘤相同,主要为肌成纤维细胞成纤维细胞和胶原束。其中有大量炎细胞浸润,以成熟浆细胞为主,杂有数量不等的淋巴细胞、嗜酸性粒细胞和中性粒细胞、巨噬细胞。偶见淋巴滤泡形成、肉芽肿和广]静脉及肝静脉分支的静脉炎。

8.畸胎瘤

肝脏的畸胎瘤极少见。主要见于儿童。应注意同混合型肝母细胞瘤鉴别。肝内胚窦瘤和原发性滋养细胞肿瘤也偶有报道。

9.恶性间叶瘤

亦称未分化肉瘤或胚胎性肉瘤。主要见于儿童,发病年龄一般在 5～20 岁,偶见于中年甚至老年人。病因不清。临床上以腹部膨胀、发热、消瘦和非特异性胃肠道表现为主。偶可见肿瘤侵入右心房而貌似心脏肿瘤。

(1)大体:肿瘤通常位于肝右叶,大小为 10～20cm。分界清楚,但无包膜,切面颜色混杂、囊实性,常有出血坏死。

(2)光镜:主要由巢片状或散乱排列的恶性星状或梭形细胞和黏液样基质构成。瘤细胞常呈明显的核大小不等和深染,可见瘤巨细胞或多核瘤巨细胞。瘤细胞胞质内见不同大小的嗜酸性小体为其特征之一,此小体可为多个,淀粉酶消化后 PAS 阳性,α_1−抗胰蛋白酶阳性。肿瘤的外周常可见残存的胆管和肝细胞。超微结构和免疫组织化学研究表明,大多数瘤细胞具有未分化间叶细胞、成纤维细胞和肌成纤维细胞的特征。其他可有向平滑肌、横纹肌或上皮细胞分化的迹象,故可为 vimentin、α_1−抗胰蛋白酶、α_1−抗糜蛋白酶、溶菌酶、SMA、肌结蛋白和白蛋白阳性;此瘤预后不良,平均存活期不足一年。

10.促纤维增生性巢状梭形细胞肿瘤

亦称钙化性巢状间质－上皮性肿瘤。为新近描述的主要发生在儿童和青年的原发肝脏肿瘤。

(1)大体:肿瘤分界清楚,白色分叶状,直径可达 30cm。

(2)镜下:特点为梭形或上皮样细胞排成巢状或条索状,周围由丰富的纤维性间质包绕。常见钙化(砂粒体)或骨化。

(3)免疫组化:CK、vimentin、CD57 和 WT1 阳性。一般不表达神经内分泌标志。个别病例有异位 ACTH 分泌而出现 Cushing 综合征。大多数病例手术切除效果好,偶见术后复发者。

其他间叶性良、恶性肿瘤如良性多囊性间皮瘤、神经鞘瘤、恶性外周神经鞘瘤、恶性纤维组织细胞瘤、横纹肌肉瘤、纤维肉瘤、破骨细胞样巨细胞瘤、骨肉瘤等也有个别报道。在儿童,胚胎性横纹肌肉瘤和横纹肌样瘤也有报道。

十八、转移性肿瘤

肝脏的转移瘤比原发瘤常见得多。胃肠道癌、乳腺癌、肺癌、胰腺癌和恶性黑色素瘤为最易形成肝转移的肿瘤。肝转移癌可为单个结节,但多为多发,甚至整个肝脏广泛被转移癌所占据。在一组 8455 例尸检的报道中,39％有肝转移,其中仅 6％为单个结节。据报道,肝硬化的肝脏中很少有转移癌。转移瘤形态一般与原发瘤相同,亦可出现某种程度的分化或去分化。临床上常见肝大、体重下降、门静脉高压及消化道出血的表现。胆道的梗阻和肝细胞的严重破坏可出现黄疸。

第八节　胆石症

胆石症是指因胆道系统结石所形成的一系列临床病理改变。常见于多产、肥胖的中年妇女,但任何人群均可发生。结石以胆固醇石和色素石最常见。色素石以胆红素钙为主要成分。结石中 80％以多种成分混合构成(混合石),如蛋白质、黏多糖、胆酸、脂肪酸和无机盐等。纯粹的胆固醇石仅占约 10％。胆石的形成过程一般分为三个阶段:①胆汁饱和或过饱和;②起始核心的形成;③逐渐形成结石。起始核心的形成最为关键。胆固醇石的形成从胆固醇结晶析出开始,并与胆囊的功能状态关系密切。色素石以无形的色素颗粒沉淀开始,逐渐形成结石。结石可为细沙状,也可很大,充填整个胆囊。胆固醇石通常为圆形、桑葚状、黄白色半透明状。促进其形成的因素有回肠疾病、回肠切除、雌激素治疗、肠短路吻合术、Ⅳ型高脂血症、肥胖、妊娠和糖尿病等。色素石多呈多面体、深绿或黑色。促进其形成的因素为镰状细胞贫血、溶血性贫血、胆道感染和酒精性肝硬化等。

部分胆石症可长期无症状。大多数胆石均伴有慢性胆囊炎,有的胆囊结石可进入胆囊管或胆总管,造成胆道梗阻,引起梗阻性疸和陶土色便。有时胆囊管内嵌顿的结石导致水肿和肝总管的压迫,此时称为 Mirizi 综合征。胆总管末端结石嵌顿使括约肌舒缩功能障碍,可导致黄疸和急性胰腺炎。有时壶腹乳头的嵌顿可误诊为壶腹癌。结石的局部压迫使局部血液循环发生障碍可出现坏死、溃疡,甚至穿孔。胆囊结石堵塞胆囊管可引起胆囊积水或形成黏液性胆囊。胆石与胆囊癌及胆管癌的关系尚未定论。大多数胆囊癌伴有结石,可能说明结石在胆囊癌发生中具有一定的促进作用。

第九节　胆囊炎

一、急性胆囊炎

大多数(90%～95%)急性胆囊炎均伴有胆囊结石,无结石者可能与败血症、严重外伤、伤寒病和结节性多动脉炎等有关。HIV 感染的患者中常见巨细胞病毒感染导致的胆囊炎。另外,化学性胆囊炎可见于心脏手术、骨髓移植及肝动脉化疗后的患者。一般认为,胆石性胆道梗阻可导致胆囊上皮释放磷脂酶及胰液中的胰蛋白酶均可使卵磷脂水解而释放溶血卵磷脂。溶血卵磷脂对上皮细胞具有很强的毒性作用。浓缩的胆汁中的高胆固醇含量对上皮细胞亦具有毒性作用。而细菌感染则为继发于胆道梗阻的结果。临床上,急性胆囊炎以右上腹痛为主,有的有胆绞痛或轻度黄疸,部分病例可扪及肿大的胆囊。

(一)大体

胆囊表面充血并有纤维素性物质渗出。黏膜明显充血、水肿,呈紫红色。胆囊壁增厚。有细菌继发感染者可见有胆囊积脓。腔内常有数量不等的结石,有时胆囊内容物中可有大量胆固醇结晶。

(二)光镜

胆囊壁因水肿、充血、出血而明显增厚。继发细菌感染者则胆囊壁有大量炎细胞浸润,胆囊黏膜可出现多灶性糜烂或溃疡。严重的病例可出现广泛的坏死,称为坏疽性胆囊炎。急性胆囊炎可出现穿孔而导致弥散性胆汁性腹膜炎,或由网膜包裹而形成胆囊周围脓肿。有时胆囊内容物可侵蚀小肠或大肠,而导致胆囊肠瘘。胆囊上皮可出现明显的反应性增生,应注意不要同异型增生和原位癌混淆。

多数急性胆囊炎的炎症消退后,胆囊壁有一定程度的纤维化。黏膜通过再生修复。但胆囊的浓缩功能均受到一定的损害。胆囊可萎缩,管壁可出现钙化。

二、慢性胆囊炎

慢性胆囊炎为胆囊最常见的疾病,常与胆石同时存在。慢性胆囊炎可由急性胆囊炎反复发作演变而来,也可能是长期胆石形成的慢性刺激和化学损伤的结果。患者常有非特异的腹痛症状或右肋下疼痛。

(一)大体

胆囊壁增厚、变硬,浆膜面与周围脏器呈纤维性粘连。胆囊腔变小,常含有胆石,约一半患者有继发细菌感染。黏膜萎缩或可见局部溃疡形成。有时胆囊壁可广泛钙化、纤维化而形成葫芦状或花瓶状,称为瓷器胆囊。

（二）光镜

胆囊上皮可正常或萎缩或增生甚至化生。化生可为肠上皮化生和幽门腺化生。前者常有潘氏细胞和内分泌细胞。与胆囊颈的正常腺体不同,化生的腺体含有较多非硫酸化黏液和中性黏液。肠化时 CDX2 阳性。内分泌细胞可为分泌 5－羟色胺、生长抑素、CCK、胃泌素和胰腺多肽的细胞。胆囊壁明显纤维性增厚,常有淋巴细胞、浆细胞或组织细胞浸润。胆囊黏膜上皮或腺体常深深穿入胆囊壁肌层内形成 Rokitansky－Aschoff 窦（R－A 窦）。

有时穿入囊壁的 R－A 窦可很多,而形成所谓的腺性胆囊炎。有时伴有平滑肌的增生和肥大而使胆囊壁局灶性增厚,形成所谓的腺肌瘤（局灶性）或腺肌瘤病（弥散性）。有时因 R－A 窦内胆固醇结晶沉积而诱发异物巨细胞反应,严重时可形成黄色肉芽肿性胆囊炎。此时镜下可见由大量慢性炎细胞、泡沫状组织细胞和增生的成纤维细胞构成的肉芽肿,有时可有蜡样质肉芽肿形成。

（三）大体

胆囊壁可见黄色隆起的条纹或结节。有时可能同恶性间叶性肿瘤尤其是恶性纤维组织细胞瘤混淆。

（四）其他类型的慢性胆囊炎

1.滤泡性胆囊炎

胆囊壁各层均可见散在的淋巴滤泡形成。

2.弥散性淋巴浆细胞性胆囊炎

胆囊壁内有弥散的淋巴细胞质细胞浸润,常伴有原发性硬化性胆管炎和 IgG4 相关。

3.软斑

罕见于胆囊。在组织细胞胞浆中可见钙或铁阳性的 Michaelis－Gutmann 小体。

第十节　胆囊和肝外胆道肿瘤

一、腺瘤

腺瘤亦称为腺瘤性息肉。女性较多见。小者可无任何症状,偶尔可合并 Peutz－Jeghers 综合征和 Gardner 综合征。根据其生长类型分为管状腺瘤、乳头状腺瘤及乳头管状腺瘤三型。依其细胞特点分为幽门腺型、肠型和胆道型。在胆囊以幽门腺型的管状腺瘤最为常见,在肝外胆道则以肠型管状腺瘤为最常见的类型。

（一）大体

腺瘤可有蒂或无蒂,可见于胆囊、胆管的任何部位。通常为 0.5～2cm 大小,偶尔可见肿瘤超过 5cm,甚至充填大部分胆囊腔。肿瘤呈红褐至灰白色。约 1/3 为多发性腺瘤。

（二）光镜

管状腺瘤与结肠的腺管状腺瘤相似,由类似幽门腺的腺体构成。乳头状腺瘤的特征为树枝状结缔组织核心被覆着高柱状上皮细胞。腺瘤中可含有一定数量的内分泌细胞,尤以 5－

羟色胺细胞常见,约一半病例 ER 阳性。腺瘤上皮可有一定程度的不典型增生甚至原位癌的改变。腺瘤越大,越可能含有恶变的区域。但总体来说,胆囊腺瘤并不一定是胆囊癌的重要的癌前病变。胆囊腺瘤常有 β－catenin 的基因突变而胆囊癌则很少有,胆囊癌中常有 TP53、KRAS 和 P16de 改变,胆囊腺瘤则没有。

在家族性结肠息肉病中,十二指肠壶腹部亦可为结肠外腺瘤的常见部位。据报道 74％ 均可见明显的癌前病变。

二、囊腺瘤

囊腺瘤为一种罕见的良性肿瘤。肝外胆道比胆囊常见。组织结构与胰腺黏液性囊腺瘤相似。肿瘤含有特征性的相似卵巢间质的原始间叶组织,亦可见有内分泌细胞。

三、乳头状瘤病(腺瘤病)

乳头状瘤病(腺瘤病)特征为胆囊或胆道的多发性乳头状瘤形成。临床上可引起梗阻性黄疸、上腹痛及胆绞痛。在所报道的病例中以男性较为多见。

(一)大体

为突入胆囊或胆管腔内的多发性息肉样肿物,大多有蒂,部分可为广基性肿物。

(二)光镜

上皮常有不典型增生,但无间质浸润。部分乳头状瘤中可含有明显的癌灶,有时很难同乳头状癌鉴别。

四、上皮内瘤变(异型增生)

发生于胆囊或肝外胆道的上皮内瘤变(IN)可为乳头型和扁平型,以扁平型多见。

乳头型形态特点为,纤维血管轴心短,衬覆异型增生的细胞。这些细胞可为立方、柱状或长形,核呈不同程度的异型性,极性消失,偶见核分裂。细胞多单层排列,可出现假复层。胞浆嗜酸性,含非硫酸化和中性黏液,约 1/3 可见杯状细胞,异型增生区同正常上皮分界清楚。免疫组化,上皮内瘤变的细胞 CEA 和 CA19－9 阳性。某些病例 P53 过表达及染色体 5q 杂合子缺失。反应性增生与异型增生不同,其细胞成分多样,可见柱状黏液分泌细胞、矮立方细胞、萎缩的上皮和铅笔样细胞,不像异型增生时那样单一,与正常上皮的过渡也是渐进性的,分界不清。

五、胆囊癌

胆囊癌为肝外胆道系统中常见的恶性肿瘤。90％ 以上为 50 岁以上,女性是男性的 3～4 倍。大多数胆囊癌与胆囊结石及慢性胆囊炎尤其是瓷器胆囊关系密切。其他如胆囊肠瘘、溃疡性结肠炎、结肠多发息肉、Gardner 综合征、腺肌瘤病等亦有一定关系。患者多无特异的症状,大多数临床表现与胆石症相似,故很难早期发现。

(一)大体

肿瘤可表现为巨大息肉样肿块,充填胆囊腔内,或呈结节状,弥散浸润使胆囊壁明显增厚。偶尔可呈环状浸润使胆囊形成亚铃状。胆囊癌以发生胆囊底部多见,但大多数病例因已累及大部分胆囊而很难辨别其起源部位。

(二)其他类型的腺癌

1.乳头状腺癌

此型可发生在胆囊或肝外胆道的任何部位,但以胆囊较为多见,约 10％ 可见有跳跃式病变出现。

光镜:肿瘤以乳头状结构为主。乳头由立方或柱状上皮衬覆,上皮可有多少不等的黏液。可有一定的肠上皮分化,如杯状细胞、潘氏细胞和内分泌细胞。

2.黏液腺癌

与其他部位的黏液腺癌相同,黏液应至少占肿瘤的50%。分两型,一型为肿瘤性腺管内含有大量黏液;另一型为黏液背景中有小团肿瘤细胞。

3.囊腺癌

多由囊腺瘤恶变而来,主要为黏液性囊腺癌。

4.透明细胞腺癌

此型少见。肿瘤主要由糖原丰富的瘤细胞构成。瘤细胞界限清楚,核深染。有些细胞则含有嗜酸性胞浆。瘤细胞可排列成巢状、条索状、小梁状或乳头状,偶见像皮革胃那样的弥散性浸润。

5.腺鳞癌

即肿瘤同时具有鳞癌和腺癌两种成分。

腺癌:胆囊癌的80%左右均为分化不同程度的腺癌。腺体可分化很好,形成比较规则的腺腔,也可仅有腺腔样分化的倾向。腺体间可有大量纤维间质。常可见神经周围浸润。胆囊癌中黏液多少不等,但多为涎腺型黏液,这与正常胆囊及胆囊炎时不同。免疫组化瘤细胞通常为$CK7^+$/$CK20^+$。其他标志物如EMA、CEA可阳性。偶可见AFP阳性,部分可见神经内分泌分化。胆囊癌的分子改变涉及多个基因改变的积累过程,包括癌基因、肿瘤抑制基因和DNA修复基因等。约50%的病例有TP53的突变。KRAS突变率报道的差异很大,从2%到59%不等。其他常见的改变包括P16失活、端粒酶的激活和FHTT基因的失活。约占胆囊癌的2%左右。

6.鳞癌

占胆囊癌的4%。多为灰白色广泛浸润的肿块。可分为角化型和非角化型。低分化型可见以梭形细胞为主的区域。免疫组化角蛋白阳性,可同肉瘤鉴别。一般认为起源于胆囊上皮的鳞状上皮化生。

7.小细胞癌

亦称低分化神经内分泌癌。形态同肺小细胞癌一样,癌细胞核圆形或卵圆形、深染、核仁不清楚。偶见瘤巨细胞。核分裂多见(15～20/10个高倍视野)。免疫组化,上皮性标记和内分泌标记可阳性。

8.未分化癌

较多见于胆囊,可占胆囊癌的5%～20%。可分为三型。

(1)梭形细胞型和巨细胞型:此型形态上酷似肉瘤,亦称多形性梭形细胞和巨细胞癌或肉瘤样癌。肿瘤主要由数量不等的梭形细胞、巨细胞和多角形细胞构成,偶见分化好的腺癌成分及鳞状分化区。

(2)伴有破骨细胞样巨细胞的未分化癌:此型含单核性肿瘤细胞和大量破骨细胞样巨细胞,形态上酷似骨巨细胞瘤。免疫组化,单核瘤细胞角蛋白和上皮膜抗原阳性,而破骨细胞样巨细胞则 CD68 阳性。

（3）小细胞型未分化癌：此型由小圆细胞构成，其核呈空泡状，核仁明显，偶见胞浆黏液。这些与小细胞癌不同。

9.结节型或分叶型未分化癌

肿瘤细胞形成界限清楚的结节或分叶状结构，酷似乳腺癌。

10.淋巴上皮样癌

可见于胆囊或肝外胆管，形态与发生于鼻咽的淋巴上皮癌相似。有的与 EB 病毒感染有关，有的则无关系。

11.癌肉瘤

此型肿瘤包含癌和肉瘤两种成分。癌性上皮成分多为腺癌，偶为鳞癌。肉瘤成分以软骨肉瘤、骨肉瘤和横纹肌肉瘤较多。免疫组化：不同成分各有相应的表达。如间叶成分细胞角蛋白和 CEA 阴性，而只在上皮性成分中表达，这些有助于同肉瘤样癌鉴别。如果仅间叶呈肉瘤成分，而上皮为良性，则称为腺肉瘤。

胆囊癌的预后与肿瘤类型和分期有关。乳头状癌倾向于形成突向管腔的隆起，预后较好。而巨细胞癌则预后最差。如肿瘤仅限于胆囊，2 年存活率可达到 45%。

六、肝外胆管癌

肝外胆管包括左右肝管、肝总管、胆囊管和胆总管。肝外胆管癌（ECC）的发生率略少于胆囊癌。50%～75%发生于上 1/3，包括肝门部，以胆总管和肝管、胆囊管汇合处多见；10%～25%发生于中 1/3；10%～20%发生于下 1/3。60 岁以上多见。男女发病率相当。在溃疡性结肠炎、硬化性胆管炎、华支睾吸虫感染和一些先天性胆管畸形，如先天性胆管扩张、胆管囊肿、Caroli 病、先天性肝纤维化、多囊肝和异常胰胆管吻合中发病率增高。临床表现以梗阻性黄疸、体重下降和腹痛为主，亦常因继发性胆道感染而出现发热。

大体：胆管癌可表现为管壁的局部增厚，或呈突入腔内的息肉样肿物，偶尔可引起管腔的环形狭窄或弥散浸润而导致胆管壁弥散增厚。偶尔可呈多中心性，或同时有胆囊癌。上 1/3 的胆管癌常直接侵及肝脏，远端的胆管癌常侵及胰腺。

光镜：绝大多数为各种分化程度的腺癌。高分化者可与胆管的腺瘤相似，诊断恶性相当困难。此时同一腺体内的细胞异型性、核浆比增高、核仁明显、间质或神经周围的浸润、围绕肿瘤腺体的同心圆性的间质反应是诊断恶性的重要特征。除此之外，胆管癌细胞通常有黏液和 CEA 的表达，在其周围的上皮常有化生或异型增生，如鳞状上皮化生和透明细胞变或神经内分泌分化，甚至出现小细胞神经内分泌癌的改变。偶见分化非常好的腺癌，类似于胃陷窝上皮构成的腺瘤。

胆管硬化性癌为胆管癌的一种特殊的亚型，肿瘤起源于肝管汇合处，可蔓延至很长一段胆管。特征为临床病程长、形态分化好、有明显的纤维化。此型应同硬化性胆管炎鉴别。胆管癌约 94% 有 TP53 的过表达，而硬化性胆管炎 TP53 阴性。

乳头状腺癌可呈息肉样堵塞管腔。肿瘤的坏死脱落可使黄疸波动。与胆囊相似，在胆管中黏液腺癌、印戒细胞癌、透明细胞型腺癌、鳞癌、腺鳞癌、小细胞癌、未分化癌等均有报道。肝外胆管癌的预后明显比胆囊癌要好。可能因易引起黄疸而发现较早、治疗较早之故，但肝门部的胆管癌很难切除,故预后差。

七、葡萄状胚胎性横纹肌肉瘤

葡萄状胚胎性横纹肌肉瘤为儿童中肝外胆道最常见的恶性肿瘤,成人中亦有少数报道。临床通常表现为阻塞性黄疸。

(一)大体

呈柔软的息肉状,有时可累及胆囊。

(二)镜下

在上皮下可见肿瘤细胞带。肿瘤由小的未分化的梭形细胞构成。表面上皮通常完好。有的瘤细胞可见到横纹。约 40％的病例诊断时已有转移。

八、原发性恶性黑色素瘤

原发性恶性黑色素瘤可发生在胆囊或肝外胆管,有些病例与分化不良痣综合征伴发,大多数诊断时已有转移。诊断应首先除外皮肤或眼部的恶性黑色素瘤。

九、壶腹部癌

壶腹部是末段胆总管和主胰管汇合并开口于十二指肠之处。由于此处解剖结构复杂,故壶腹部癌的来源一直不清。据我们研究,壶腹癌多伴有胆管黏膜上皮的不典型增生。从早期病例的研究中发现壶腹部癌多起源于胆总管。偶尔可见起源于主胰管者,少数可能起源于壶腹周的十二指肠黏膜。壶腹部癌多发生在 60 岁以上,男性略多。

(一)大体

壶腹部癌可生长在壶腹内,在壶腹部形成圆形隆起(壶腹内型),表面十二指肠黏膜光滑,活检常常阴性;亦可表现为壶腹区的隆起,伴有溃疡形成,或有菜花状肿物形成(壶腹周型)。有些晚期病例可在胰头-壶腹区形成广泛的浸润,以致同胆总管癌和胰头癌很难区别(混合型),文献亦称胰-胆管-壶腹区癌。

(二)光镜

壶腹部癌亦为腺癌,常为低分化腺癌,部分为乳头状腺癌。很多病例表面为类似绒毛状腺瘤或绒毛腺管状腺瘤的形态,但基底部有浸润癌。其他各种类型的腺癌,如黏液腺癌、肠型腺癌、透明细胞癌等均可见到。偶尔有鳞癌或腺鳞癌、小细胞癌的报道。壶腹癌常因梗阻性黄疸而较早就医。故预后较胆囊癌要好。

十、神经内分泌肿瘤

胆囊和肝外胆道均有一定数量的内分泌细胞。胆囊和肝外胆道神经内分泌肿瘤也有报道,以肝外胆道和壶腹部较为多见。肝外胆道及壶腹部神经内分泌肿瘤有时可同小肠肿瘤伴发。多见于 60 岁以上。

肝外胆道、胆囊及壶腹部的神经内分泌肿瘤与胃肠胰的神经内分泌肿瘤相同,从临床有无功能可分为功能性和非功能性两类;功能性肿瘤是指因内分泌肿瘤分泌激素过多,引起临床上激素失衡而出现明显的临床表现或综合征的肿瘤。如胃泌素瘤、生长抑素瘤、致腹泻性肿瘤(VIP 瘤)等。偶可见分泌异位 ACTH、甲状旁腺素样激素、生长激素释放激素或 5-羟色胺等的神经内分泌肿瘤。依据 2010 年 WHO 分类,分成分化好的神经内分泌肿瘤(NET)、分化差的神经内分泌癌(NEC)和混合性腺-神经内分泌癌(MANEC)。

神经内分泌肿瘤可分成三级:1级(Grade1)指肿瘤细胞的核分裂数<2/10高倍视野(HPF)和(或)Ki—67指数≤2010。2级(Grade2)为核分裂数在2～20/10HPF。3级,(Grade3)为核分裂数20/10HPF和(或)Ki—67指数>200 700数核分裂要求至少要数50个高倍视野,Ki—67指数要求在增殖活跃区数500～2000个细胞的基础上,计算Ki—67阳性细胞数。1级和2级的肿瘤为神经内分泌瘤(NET),而3级肿瘤为神经内分泌癌(NEC)。混合性腺—神经内分泌癌由腺癌和神经内分泌癌混合构成,其中每一种成分至少不少于30%。其中的腺癌和神经内分泌癌的成分均要进行相应的分级。

(一)大体

呈灰白色结节,可仅几毫米,也可在胆囊形成较大的肿块侵透胆囊肝床而达肝脏。

(二)光镜

肿瘤形态与其他部位神经内分泌肿瘤相同,由一致的圆形或小多角细胞构成。瘤细胞可排成巢状、花带状或腺管状,其间有丰富的血窦。印戒细胞型及透明细胞型均有报道。有时与Von Hippel—Lindau病伴发。免疫组织化学、电镜和免疫电镜均已证实多种激素的产生,如ACTH、生长抑素、5—羟色胺、胃泌素和胰多肽等。偶有类癌综合征的报道。罕见的情况下,类癌腺癌复合癌可见于肝外胆道系统。

十一、副神经节瘤

副神经节瘤为一种非常少见的良性神经内分泌肿瘤,由排列成巢状的主细胞和支柱细胞构成。纤细的纤维间隔中有丰富的毛细血管,亲银染色阳性。免疫组化:主细胞NSE和嗜铬粒蛋白A阳性,支柱细胞S—100阳性。电镜下可见神经内分泌颗粒。在胆囊,常为手术中偶然发现,但在肝外胆道可导致胆道梗阻。副神经节瘤大部为良性,少部分可为恶性。

十二、颗粒性肌母细胞瘤(颗粒细胞瘤)

胆囊和肝外胆道的颗粒细胞瘤少见。以胆总管和胆囊管较为多见。常见于中年女性。以胆绞痛及腹痛为主要临床表现,偶尔有梗阻性黄疸或胆汁性肝硬化的报道。

(一)大体

肿瘤呈黄白色质韧的结节。通常位于胆管壁内,也可突入腔内或围绕胆管外生长。一般小于1cm,大者可达3.5cm。包膜不明显。

(二)光镜

肿瘤由较大的、一致的卵圆形或多角形细胞构成,在瘤巢的周围可见梭形细胞。细胞核很小,胞浆丰富呈嗜酸性、颗粒状。淀粉酶处理后PAS染色阳性。

(三)电镜

瘤细胞内可见有质膜包绕的空泡和髓鞘结构。故一般认为此瘤起源于神经外胚层。

十三、其他肿瘤

胆外胆道的其他肿瘤:如血管瘤、平滑肌瘤、平滑肌肉瘤、脂肪瘤、脂肪肉瘤、横纹肌瘤、横纹肌肉瘤(尤其是胚胎型横纹肌肉瘤)、恶性淋巴瘤以及AIDS患者中的Kaposi肉瘤均有报道。其形态与发生于其他部位者相同。

十四、瘤样病变

(一)胆囊及胆道息肉

息肉较多见于胆囊,约见于胆囊切除术标本的 1%～10%,依组织形态可分为胆固醇性息肉(50%～90%)、增生和(或)化生性息肉(25%)、肉芽组织性息肉(12%～15%)、纤维性息肉(15%)和淋巴样息肉(<5%)。

1.胆固醇性息肉

主要见于 40～50 岁女性。

(1)大体:息肉呈小桑葚状,黄色,有细的蒂部与胆囊相连,可单发或多发,直径常小于1cm。尽管体积较小,但在 B 超和 CT 上仍可发现。大多数胆固醇性息肉伴有弥散的胆囊胆固醇沉积,但部分病例可见局灶性胆固醇沉积和胆囊结石。

(2)光镜:蒂部由血管结缔组织构成。息肉可有数量不等的绒毛突起,内含大量泡沫细胞样巨噬细胞。

2.增生和(或)化生性息肉

一般直径<0.5cm。常多发,有蒂或无蒂。在胆囊黏膜表面呈局灶性颗粒状或绒毛状突起。

光镜:多为结节状幽门腺增生或胆囊上皮的乳头状增生,或两者并存。也可伴有肠上皮化生和(或)异型增生。与胆囊腺瘤不同的是,增生和(或)化生性息肉主要由增生的高柱状黏液上皮构成。周边无明显分界和纤维包膜,乳头状结构不如腺瘤明显。体积较小,多有蒂。

3.肉芽组织性息肉

又称炎性息肉。多见于 50 岁以上女性。

(1)大体:通常有宽蒂与胆囊相连。病灶直径很少超过 1cm。常与急慢性胆囊炎或黄色肉芽肿性胆囊炎及胆囊结石并存。

(2)光镜:息肉含有丰富的小血管和中性粒细胞、淋巴细胞、嗜酸性粒细胞和浆细胞等炎细胞。

4.纤维性息肉

亦常见于 50 岁以上女性。通常比肉芽组织性息肉大,多同时伴有胆囊结石和慢性胆囊炎。

光镜:常呈分叶状结构,与乳腺的叶状肿瘤或纤维腺瘤相似,由散在的腺体或导管样结构与纤维性间质构成。表面被覆胆囊上皮。纤维间质常有不同程度的水肿,其间有散在的淋巴细胞等炎细胞浸润。

5.淋巴样息肉

多见于 50 岁以上的女性,平均 65 岁。临床表现以慢性胆囊炎、胆石症为主。可多发或单发,呈突出黏膜的小结节,直径通常为 2～5mm。根部多有蒂,常伴有慢性胆囊炎。

光镜:息肉由增生的淋巴组织构成。其间常见淋巴滤泡。生发中心可很大。表面覆盖一层正常的胆囊上皮,又称之为假性淋巴瘤。

6.混合性息肉

不同类型的息肉混合存在,直径大者可达 1.5cm。镜下由两种以上成分构成,如增生性息肉合并胆固醇性息肉。

胆囊息肉诊断一般不困难,主要应注意检查胆囊黏膜上皮有无异型增生性改变。除增生和(或)化生性息肉有约 0.2% 的癌变率外,其他息肉极少恶变。

第十一节 胰腺炎

胰腺炎一般是由各种原因导致胰腺酶类的异常激活而出现胰腺自我消化所形成的。根据病程分为急性胰腺炎和慢性胰腺炎。

一、急性胰腺炎

急性胰腺炎根据病理形态和病变严重程度分为急性水肿型(或称间质型)胰腺炎和急性出血坏死性胰腺炎。主要发病因素为胆道疾病,尤其是胆道结石和酗酒。有的原因不清,称为特发性急性胰腺炎。其他因素包括妊娠、高脂血症、药物、各种原因造成的胰管阻塞以及内分泌及免疫异常等。近来研究认为丁基胆碱酯酶、精胺、亚精胺及组织蛋白酶 B 与胰腺炎的发病有密切关系。一般认为:胆道结石和酗酒可影响瓦特壶腹括约肌的舒缩功能而容易形成胆汁和十二指肠液的反流。酗酒亦可增加胰腺的分泌,使胰管内压升高、小胰管破裂、胰液进入组织间隙。胆汁或十二指肠液反流或肠液进入组织间隙均可激活胰蛋白酶,进而激活胰腺其他酶类,如脂肪酶、弹力蛋白酶、磷脂酶 A 和血管舒缓素等。脂肪酶的激活可造成胰腺内外甚至身体其他部位脂肪组织的坏死。弹力蛋白酶的激活可造成血管壁的破坏而出现出血,严重的出血可造成腹腔积血。激活的磷脂酶 A 使卵磷脂转变成溶血卵磷脂,后者对细胞膜具有强烈的破坏作用而引起细胞的坏死。激活的血管舒缓素可影响全身的血管舒缩功能,引起组织水肿,严重时可引起休克等严重并发症。

(一)急性水肿型(间质型)胰腺炎

此型为早期或轻型急性胰腺炎,其特点是间质水肿伴中等量炎细胞浸润,腺泡和导管基本上正常,间质可有轻度纤维化和轻度脂肪坏死。此型可反复发作。

(二)急性出血坏死性胰腺炎

亦称急性胰腺出血坏死。因胰腺组织广泛的出血坏死及脂肪坏死,胰腺明显肿大、质脆、软、呈暗红或蓝黑色。切面,小叶结构模糊,暗红和黄色相间。胰腺表面、大网膜和肠系膜均有散在灰白色脂肪坏死斑点。

光镜:胰腺组织中有大片出血坏死,坏死区周围有中性粒细胞及单核细胞浸润。胰腺内外脂肪组织均有脂肪坏死。

急性出血坏死性胰腺炎常有严重的并发症,死亡率很高。其主要并发症有:

1.休克和肾功能衰竭

因胰腺广泛坏死和出血、血液和胰液溢入腹腔或邻近组织、加之血管舒缓素的作用,而出现休克。低血压可引起急性肾小管坏死而致急性肾功能衰竭。

2.脂肪坏死

由于激活的胰腺脂肪酶进入血液,身体各部位的脂肪组织均可出现脂肪坏死,尤以骨髓、皮下等处脂肪坏死常见。皮下脂肪坏死多见于踝、指、膝和肘部,呈红色压痛结节,与皮肤粘连。有时病灶弥散像结节性红斑或 Weber－Christian 病。脂肪坏死区有弥散性炎细胞浸润。坏死的组织液化后可从皮肤流出,这种液化物中含淀粉酶。骨髓内脂肪坏死临床表现为疼痛性溶骨性病变,慢性期可出现骨髓内钙化。脂肪坏死皂化吸收大量钙,临床上可出现低血钙和低钙性抽搐。

3.出血

血液可沿组织间隙流至肋骨脊椎角,使腰部呈蓝色(Tumer 征),或流至脐周使脐部呈蓝色(Culler 征)。胰头炎可使十二指肠黏膜弥散出血。有时脾静脉内可有血栓形成,导致胃及食管静脉曲张和出血。

4.假囊肿形成

胰腺炎时大量的胰液和血液积聚在坏死的胰腺组织内或流入邻近组织和网膜内形成假囊肿。囊壁无上皮,由肉芽组织和纤维组织构成。囊内含坏死物质、炎性渗出物、血液及大量胰酶,呈草黄色、棕色或暗红色。囊肿直径 5～10cm,大者可达 30cm。偶尔假囊肿可见于肠系膜、大网膜或腹膜后。胰头部假囊肿可引起胆总管的阻塞或近端十二指肠的梗阻,大的假囊肿可压迫下腔静脉引起下肢水肿。

5.脓肿

胰腺坏死区常可发生细菌的继发感染而形成脓肿。

6.腹腔积液

胰腺炎时常因出血和富含蛋白及脂肪的液体溢入腹腔而形成血性或鸡汤样腹腔积液。腹腔积液可通过横膈淋巴管进入胸腔,引起胸腔积液和肺炎。

7.其他并发症

包括小肠麻痹、小肠肠系膜脂肪坏死而导致的小肠梗死,胰腺脓肿或假囊肿腐蚀胃或大肠、小肠壁而造成的消化道出血等。

临床上,急性出血坏死性胰腺炎通常表现为严重的腹痛,甚至休克,血清和尿中脂肪酶和淀粉酶升高。严重病例可有黄疸、高血糖和糖尿。死因常为休克、继发性腹部化脓性感染或成人呼吸窘迫综合征。急性胰腺炎的死亡率约 10％～20％,当伴发严重出血坏死时可达 50％。

(1)手术后胰腺炎:绝大多数为手术直接损伤的结果,内镜括约肌切开术后的乳头狭窄可导致急性复发性胰腺炎。

(2)胰卒中:尸检时常可见胰腺广泛出血。出血广泛者整个胰腺呈红褐色。镜下,出血主要限于胰腺间质,出血区及周围胰腺组织无炎症反应。这种出血是临终前苦楚期所发生的现象。胰卒中无临床意义,应与急性出血性胰腺炎鉴别。

二、慢性胰腺炎

因慢性胰腺炎多以反复发作的轻度炎症、胰腺腺泡组织逐渐由纤维组织所取代为特征,故有人亦称为慢性反复发作性胰腺炎。多见于中年男性。临床上以腹痛为主,严重时可出现外分泌和内分泌不足的表现,如消化不良和糖尿病等。发病原因以酗酒和胰腺导管阻塞(癌或结石)为主要因素。一般认为肿瘤和结石造成胰管的阻塞,酒精刺激胰腺分泌蛋白质丰富的胰液,浓缩后造成胰管的阻塞是慢性胰腺炎发病中的重要因素。其他因素包括甲状旁腺功能亢进、遗传因素、结节性多动脉炎、腮腺感染、结节病、结核病、软斑病、原发性硬化性胆管炎累及胰腺、HIV 感染等。高脂血症、血色病与慢性胰腺炎也有一定关系。除此之外,接近半数的患者无明显的发病因素。发病机制尚不完全清楚。在亚非国家中营养不良亦可能是所谓热带胰腺炎的重要原因。慢性胰腺炎与囊性纤维化基因突变的密切关系提示此基因改变与慢性胰腺炎的发病有关。另外,羧基酯脂肪酶基因(CEL)、胰分泌性胰蛋白酶抑制剂基因(SPINKI)的突变均可能与其发病有关,约 50% 的慢性胰腺炎有 K-ras 的突变。在慢性胰腺炎的导管和腺泡中可见较多酸性和碱性 FGF 的表达,提示可能在发病中起一定作用。

形态上慢性胰腺炎分为阻塞性慢性胰腺炎和非阻塞性慢性胰腺炎两型。阻塞性慢性胰腺炎多为主胰管靠近壶腹 2~4cm 处的结石或肿瘤阻塞所致。非阻塞性慢性胰腺炎占慢性胰腺炎的 95% 左右。

(一)大体

胰腺呈结节状弥散性变硬变细。灰白色,质硬韧,有时与周围分界不清。

病变可局限于胰头,但通常累及全胰。切面分叶不清,大小导管均呈不同程度的扩张,腔内充满嗜酸性物质—蛋白质丰富的分泌物,可有钙化,当钙化较广泛时,亦称为慢性钙化性胰腺炎。胰腺周可有不同程度的纤维化,有时可导致血管、淋巴管、胆管和肠道的狭窄。

(二)光镜

腺泡组织呈不同程度的萎缩,间质弥散性纤维组织增生和淋巴细胞、浆细胞浸润。大小导管均呈不同程度的扩张,内含嗜酸性物质或白色结石。胰管的严重阻塞可形成较大的胰管囊肿。胰管上皮可受压变扁,或有增生或鳞化。内分泌胰腺组织通常不受损害,并常因外分泌胰腺组织的萎缩而呈相对集中的形态,应注意与胰岛增生鉴别。临床上,内分泌胰腺功能可在相当长的时期无失衡现象,严重病例可有胰岛的萎缩,临床上可出现糖尿病。

有时,瘢痕限于胰头和十二指肠之间称为沟部胰腺炎。

慢性胰腺炎的预后与其病因有关。酗酒者若能戒酒则可大大改善,10 年存活率达 80%,如继续酗酒,则 10 年存活率仅为 25%~60%。慢性胰腺炎的并发症为假囊肿和假动脉瘤形成,假动脉瘤形成有时可造成急性出血。脂肪坏死可见于皮下、纵隔、胸膜、心包、骨髓、关节旁和肝等。

三、自身免疫性胰腺炎

自身免疫性胰腺炎为慢性胰腺炎的一种特殊类型。此病临床上男性稍多于女性,发病高峰年龄为 40~60 岁。血清学检查显示 y-globulin 和 IgG4 升高、出现自身抗体、对类固醇激素治疗有效,提示该病的发生与自身免疫有关。自身免疫性胰腺炎可同时合并其他自身免疫性疾病,如干燥综合征、原发性硬化性胆管炎、原发性胆汁性肝硬化、硬化性涎腺炎、腹膜后纤维化。偶尔合并溃疡性结肠炎、Crohn 病、系统性红斑狼疮、糖尿病或肿瘤等。

研究认为自身免疫性胰腺炎为一种 IgC4 相关的系统性疾病,2 型 T 辅助细胞和 T 调节细胞介导了大部分自身免疫性胰腺炎的免疫反应。

(一)大体

胰头部受累为最常见,其次为胰体尾部。胰腺呈局部或弥散肿大,胰腺导管可出现局灶性狭窄或硬化。

(二)光镜

自身免疫性胰腺炎在组织学上分为两种不同的亚型:Ⅰ型又称淋巴浆细胞性硬化性胰腺炎,为系统性疾病,常伴有淋巴浆细胞性慢性胆囊炎和胆道炎。受累器官中有丰富的 IgG4 阳性的浆细胞。胰腺呈显著的纤维化和明显的淋巴、浆细胞浸润,常伴有淋巴细胞性静脉炎,受累的多为中等或较大的胰腺静脉,导致血管闭塞或血管壁结构破坏。Movat 染色可以清晰显示普通 HE 染色易被忽略的静脉病变。免疫组化显示浸润的炎细胞中有丰富的 IgG4 阳性的浆细胞,有助于自身免疫性胰腺炎的诊断。Ⅱ型又称导管中心型自身免疫性胰腺炎,特征为胰腺导管上皮内中性粒细胞浸润,无系统累及。诊断自身免疫性胰腺炎还应除外恶性疾病,如胰腺癌或胆管癌。

自身免疫性胰腺炎的临床表现与普通的慢性胰腺炎相似,有上腹部不适、体重减轻、胆管硬化导致的阻塞性黄疸、糖尿病等。某些病例有胰腺结石形成。类固醇皮质激素治疗非常有效,但在临床上常常被误诊为胰腺癌而行手术切除。因此自身免疫性胰腺炎的诊断最重要的是与胰腺癌鉴别。自身免疫性胰腺炎的诊断依赖于临床、血清学、形态学和组织病理学特征的综合判断。影像学显示主胰管狭窄,胰腺弥散性肿大或形成局限性肿块,后者易被误诊为胰腺癌。实验室检查显示血清 r－globulin、IgG 或 IgG4 水平的异常升高(136～1150mg/dL,平均600mg/dL),血清胰酶升高或出现自身抗体(如抗核抗体、抗乳肝褐质、抗碳酸苷酶、ACA－抗体或类风湿因子等)。研究报道自身免疫性胰腺炎患者血浆中纤溶酶原结合蛋白抗体阳性率可达 95％,抗乙酰分泌性胰蛋白酶抑制剂的自身抗体也被认为是潜在的有用标志。

四、嗜酸性胰腺炎

原发性嗜酸性胰腺炎极罕见,特征为胰腺实质明显的嗜酸性细胞浸润。全身表现有外周血嗜酸性细胞升高、血清 IgE 升高及其他器官的嗜酸性细胞浸润。胰腺可肿大、萎缩或纤维化,可出现嗜酸性静脉炎。病变可导致肿块形成或胆总管阻塞。除原发性外,嗜酸性胰腺炎常见于寄生虫感染、胰腺移植排斥反应及药物、牛奶过敏等。

五、慢性代谢性胰腺炎

慢性代谢性胰腺炎可发生在某些综合征,如原发性甲状旁腺功能亢进时的高血钙综合征,组织改变与酒精性胰腺炎相似。

六、慢性热带性胰腺炎

慢性热带性胰腺炎为一种主要发生在青年中的非酒精性胰腺炎,主要见于热带国家,如中部非洲、巴西、南亚和印度。疾病的糖尿病期为纤维结石性胰腺病变伴有糖尿病,发病原因尚不清楚。营养不良及食物中氰类毒性、缺乏抗氧化剂及遗传因素均可能与其有关。临床表现主要以腹痛、腹泻及糖尿病、青年发病、胰管内大结石、临床病程进展快及易患胰腺癌为其特点。热带性胰腺炎与胰腺分泌性胰蛋白酶抑制剂基因(PST1/SPINK1)突变关系密切。最近热带性胰腺炎与组织蛋白酶 B 基因的多形性的关系也有报道。控制糖尿病可使其受益。患者多死于糖尿病并发症和糖尿病肾病。

病理改变取决于疾病的严重程度和病程的长短,早期可见小叶间纤维化。在疾病晚期,胰腺皱缩、扭曲、结节状,质实,纤维化明显。在整个胰管中可见不同大小、形状各异的结石。镜下主要特征为胰腺的弥散纤维化及整个胰管的扩张。胰管上皮可脱落或鳞化,腺泡细胞萎缩,导管周常可见淋巴细胞、浆细胞浸润,胰岛亦可萎缩。

七、遗传性胰腺炎

遗传性胰腺炎为发生于至少两代家族成员中的反复发作的胰腺炎症。在这些患者中无其他病因。此病为常染色体显性遗传。典型患者在 10 岁以内发病,临床表现与其他慢性胰腺炎相同,如上腹痛、恶心、呕吐。常伴有高脂血症,高钙血症,血清免疫球蛋白增高,HLA－B12、HLA－B13 和 BW40 频率增高。位于 7 号染色体短臂的阳离子胰蛋白酶原基因(PRSS1)突变与此病有密切关系,两种常见的突变位于第 2 外显子(N291)和第 3 外显子(R122H),其中尤以 R122H 突变最为常见。其他基因突变包括囊性纤维化跨膜传导调节子(CRTF)和丝氨酸蛋白酶抑制剂 Kazal I 型(SPINK1)均可能与发病有关。病变与酒精性慢性胰腺炎相似,如导管周纤维化。少见情况下亦可见导管内结石或假性囊肿形成。

其他特殊类型的胰腺炎有特发性导管中心性慢性胰腺炎和十二指肠旁胰腺炎,推测为继发于副胰管阻塞所形成的假瘤。

第十二节　胰腺癌

胰腺癌一般指外分泌胰腺发生的癌。胰腺癌在全世界均呈上升趋势。因其诊治困难,预后不良,在西方国家已跃居恶性肿瘤死亡的第四位。东方国家中的发病率亦明显上升。我国胰腺癌的死亡率已居恶性肿瘤所致死亡的第八位。由于其发病隐匿,很难早期发现和治疗,5 年存活率不足 2%。接触某些化学物如 p－萘胺、联苯胺和吸烟为高危因素。据估计约 10% 的胰腺癌具有家族性。其中至少有 5 种家族性综合征与其有关,①有 BRCA－2 生殖细胞突变的家族性乳腺癌;②有 P16 基因生殖细胞突变的家族性非典型性多发性黑色素瘤综合征;③STK11/LKB1 基因生殖细胞突变的 P－J 综合征;④DNA 错配修复基因中生殖细胞突变的遗传性非息肉病性结直肠癌;⑤胰蛋白酶原基因的生殖细胞突变的遗传性胰腺炎。胰腺癌患者中糖尿病的发病率升高,可能为 β 细胞产生过多的淀粉样多肽而导致的继发性糖尿病。虽然胰腺癌可发生于青年人,但多见于 50 岁以上的人群,男性略多(男女比为 1.6：1)。根据其发生在胰腺的部位分为胰头癌、胰体癌、胰尾癌和全胰癌。其中胰头癌占 60%～70%,胰体癌占 20%～30%,胰尾癌占 5%～10%,全胰癌约占 5%。约 20% 为多灶性。仅约 14% 的胰腺癌可手术切除。临床上胰头癌大多数因累及胆总管而表现为进行性阻塞性黄疸。体尾部癌则更为隐蔽,发现时多已有转移。约 1/4 患者出现外周静脉血栓。这是因为肿瘤间质中的巨噬细胞分泌 TNF、白介素－1、白介素－6 以及癌细胞本身分泌的促凝血物质共同作用的结果。影像学如 CT、MRI、B 超、PET－CT 等对确定肿瘤具有重要作用。血清 Span－1 和 CA19－9 升高对诊断具有一定的参考意义。

一、大体

大多数胰腺癌为一质地硬韧,与周围组织界限不清的肿块。切面灰白色或黄白色,有时因有出血、囊性变和脂肪坏死而杂有红褐色条纹或斑点,原有胰腺的结构消失。胰头癌体积一般较小,仅见胰头轻度或中度肿大,有时外观可很不明显,触之仅感质地较硬韧和不规则结节感。胰头癌常早期浸润胰内胆总管和胰管,使胆总管和胰管管腔狭窄甚至闭塞。胰管狭窄或闭塞后,远端胰管扩张、胰腺组织萎缩和纤维化。少数胰头癌可穿透十二指肠壁在十二指肠腔内形成菜花样肿物或不规则的溃疡。胰体尾部癌体积较大,形成硬韧而不规则的肿块,常累及门静脉、肠系膜血管或腹腔神经丛而很难完整切除肿瘤。有时肿瘤可累及整个胰体尾部。

二、光镜分型

(一)导管腺癌

胰腺癌80%～90%为导管腺癌。肿瘤主要由异型细胞形成不规则,有时是不完整的管状或腺样结构,伴有丰富的纤维间质。高分化导管腺癌主要由分化好的导管样结构构成,内衬高柱状上皮细胞,有的为黏液样上皮,有的具有丰富的嗜酸性胞浆。这种癌性腺管有时与慢性胰腺炎时残留和增生的导管很难鉴别。胰腺癌的腺管常常不规则、分支状、上皮呈假复层、癌细胞核极向消失。中分化者由不同分化程度的导管样结构组成,有的与高分化腺癌相似,有的可出现实性癌巢。低分化导管腺癌则仅见少许不规则腺腔样结构,大部分为实性癌巢。细胞异型性很大,可从未分化的小细胞到瘤巨细胞,甚至多核瘤巨细胞,有时可见到梭形细胞。在有腺腔样分化的区域,可有少量黏液。肿瘤的间质含有丰富的Ⅰ和Ⅳ型胶原以及fibronectin90%的胰腺导管腺癌可见有神经周浸润。神经周浸润可从胰腺内沿神经到胰腺外神经丛。但要注意的是,胰腺神经可有良性上皮包涵体。慢性胰腺炎时亦可见神经内胰岛成分,应注意鉴别。约半数病例可有血管浸润,尤其是静脉。20%～30%的病例,在癌周胰腺中可见有不同程度的胰腺导管上皮内肿瘤,甚至原位癌。

除以上典型的导管腺癌外,几种特殊的导管腺癌如下:

泡沫腺体型:此型为高分化腺癌,由形成很好的浸润性腺体构成。瘤细胞呈柱状,胞浆丰富、淡染。核极性尚可,但核有皱褶。有时特别容易同良性腺体混淆。最特征性的改变为胞浆泡沫状呈细小的比较一致的微囊状。在胞浆的顶端形成的薄层类似刷状缘的浓染区。虽此浓染的尖端区黏液标记阳性,但微囊状的胞浆则阴性,而良性黏液性导管病变PAS阳性,TP53在这些泡沫腺体的细胞核呈阳性。借此可帮助同良性黏液性导管病变鉴别。

大导管型:偶尔浸润型导管腺癌可因肿瘤腺体的扩张而形成微囊状,尤其是当侵及十二指肠壁时,瘤细胞分化可非常好,应注意同良性扩张的腺体鉴别。此时,成堆的腺体、导管轮廓不规则、反应性增生的间质、腔内坏死性碎屑等有助于癌的诊断。此型预后虽可稍好于普通的导管腺癌但远比黏液性囊腺癌或导管内肿瘤要差。

空泡型:此型中可见腺体套腺体、肿瘤细胞形成筛状的巢,其中有多个大的空泡或微囊。囊中含有细胞碎屑和黏液。这些空泡由多发的胞浆内腔融合而成。局灶性的空泡细胞很像脂肪细胞或印戒细胞。

实性巢状型:胰腺导管腺癌可以无明显的腺体形成而为实性巢状排列,有些像神经内分泌肿瘤或鳞状细胞癌。但大多数病例均含有导管癌灶。有些病例瘤细胞含有丰富的嗜酸性胞浆和单个清楚的核仁,有些病例癌细胞胞浆透明,很像肾细胞癌,有人称为透明细胞癌。

小叶癌样型:偶尔导管腺癌可形成类似乳腺小叶癌的生长类型,癌细胞排列成条索状、靶心状或单个细胞浸润。常可见印戒样细胞,类似胃的弥散型腺癌。

癌细胞自泌成纤维细胞生长因子(FGF)及转化生长因子 a(TGFa)促进其血管形成和纤维间质增生。胰腺导管腺癌通常表达 CK7、CK8、CK18、CK19 及 CA19-9、CEA 和 B72.3。CK20 约 25%阳性。某些单克隆抗体如 DU-PAN-2、Ypan-1、Span-1、Tu、DF3 或血型抗原 LE 均在胰腺癌诊断中具有一定意义。但遗憾的是,目前尚无胰腺癌高度特异的标志物。约 60%的浸润性导管腺癌 MUC1 阳性,MUC3、MUC4 和 MUC5AC 阳性。这点与黏液癌、壶腹癌、结直肠癌不同,这些癌常表达 MUC2。用分子生物学技术检测胰腺癌中癌基因表达和突变,发现 90%以上的胰腺癌中 K-ras 癌基因第 12 密码子均有点突变。这一点可能为从基因水平诊断胰腺癌提供新的思路。e-erbB2 癌基因的表达多出现在浸润性癌组织中,这可能与淋巴结转移的意义相似。约一半的病例有 P53 的突变或异常积聚。95%左右的病例有 p16 失活。DPC4 的失活率约为 50%。其他基因分析显示癌组织中可有 fascin、me-sothelin、Claudin-4、S-100AP、S-100A6 和 S-100P 的高表达。

(二)与导管腺癌相关的变型

1.未分化癌

未分化癌又称为多形性癌或分化不良性癌。此型一般无明确的腺管分化,多表现为实性巢片状的生长方式。未分化癌中 K-ras 突变率与导管腺癌相似。

形态上,胰腺的未分化癌可分为:①梭形细胞型(肉瘤样癌):肿瘤主要由梭形细胞构成。②分化不良性巨细胞癌:肿瘤由奇形怪状的单核或多核瘤巨细胞构成,有时可有绒癌样细胞。瘤细胞排列成实性巢状或呈肉瘤样排列。组织形态易与绒癌、恶性黑色素瘤、脂肪肉瘤、横纹肌肉瘤、恶性纤维组织细胞瘤混淆,但瘤组织作脂肪、横纹肌、黑色素等特殊染色均阴性。网织染色显示有上皮巢状结构,keratin 染色也提示其上皮性质。这种癌经多切片检查常可找到典型的腺癌结构。③癌肉瘤:即上皮及间叶成分均为恶性。④破骨细胞样巨细胞癌:胰腺的破骨细胞样巨细胞癌,又称伴有破骨细胞的未分化癌。肿瘤细胞为未分化的恶性上皮细胞,其间散在不同大小的破骨细胞样巨细胞,尤其是在出血或骨化或钙化区更多。这些巨细胞确实为组织细胞标志(CD68、溶菌酶等)阳性。而上皮标记阴性。破骨细胞样巨细胞癌亦有 K-ras 的突变。胰腺的未分化癌预后极差。绝大多数患者均在一年内死亡。但破骨细胞样巨细胞癌预后稍好。

2.胶样癌

亦称黏液性非囊性癌,以大量黏液产生为特点。切面可呈胶冻状,故与结肠的胶样癌相似。间质中可产生黏液池,其中可见散在的恶性上皮细胞。这些上皮细胞可呈条索状或筛状排列,亦可形成小管或单个印戒状细胞。胶样癌常常伴有导管内乳头状黏液肿瘤或黏液性囊性肿瘤。免疫组化:胶样癌与通常的导管腺癌不同,多为肠型表达,如 CK20、MUC2 和 CDX2 阳性。胶样癌中 K-ras 和 P53 的突变率要胶样癌的预后比导管癌要好得多。外科手术后 5 年存活率可达到 55%,远比导管癌的 12%～15%要好。有些患者死于血栓栓塞性并发症。

3.髓样癌

胰腺的髓样癌偶有报道。像在乳腺和大肠一样,胰腺髓样癌的特征也为推开的边界、合体细胞样分化差的细胞、间质反应很少但常伴有炎细胞浸润。有关其预后尚知之不多。似乎与通常的导管腺癌无大区别。与通常的导管腺癌不同的是,某些髓样癌常伴有结肠髓样癌中常见的遗传改变,如微卫星不稳定等。但 K-ras 突变率非常低。某些病例有结肠癌的家族史,提示有遗传性癌综合征的可能性。

4.肝样癌

极罕见,有多角形细胞排列成实性、巢状或小梁状结构,癌细胞胞浆嗜酸性颗粒状,核居中,核仁明显,可见胆色素。免疫组化可显示肝细胞分化,如 hepatocyte、paraffin-1、多克隆 CEA 和 CD10 阳性,αFP 也可阳性。此时应注意同腺泡细胞癌和胰母细胞瘤鉴别,因这两个肿瘤也可表达 αFP。

5.鳞癌或腺鳞癌

此型约占胰腺恶性肿瘤的 2%,以胰尾部较多。某些病例为腺棘癌。部分可为高分化,有明显角化。部分可为低分化或无角化,甚或基底细胞样。典型的腺鳞癌由腺癌和鳞癌成分混合构成。纯粹的鳞癌非常罕见,如仔细检查,大多数病例均可见多少不等的腺样成分。此型的预后与一般导管腺癌相当或更差。

6.大嗜酸颗粒细胞性癌

胰腺中此型肿瘤罕见,文献中仅有数例报道。肿瘤可长得很大,可有肝转移。组织学特征为肿瘤细胞具有丰富的嗜酸性颗粒性胞浆,核圆形或卵圆形,排列成小巢状,其间有纤维间隔分隔。电镜下瘤细胞胞浆内充满肥大的线粒体。

7.小细胞癌

胰腺的小细胞癌形态上与肺小细胞癌相似,占胰腺癌的 1%~3%。肿瘤由一致的小圆细胞或燕麦样细胞构成,胞浆很少、核分裂很多,常有出血坏死,此癌应注意同淋巴瘤等小细胞恶性肿瘤鉴别。NSE 免疫组织化学染色阳性,此型预后很差。诊断胰腺的小细胞癌应格外慎重,只有在除外肺小细胞癌转移的情况下才能诊断。

8.黏液表皮样癌和印戒细胞癌

在胰腺中偶可见到。

9.纤毛细胞腺癌

形态与一般导管腺癌相同,其特点是有些细胞有纤毛。

胰腺癌细胞特别容易侵犯神经和神经周围淋巴管。胰头癌远处转移较少而局部浸润早,常早期浸润胆总管、门静脉和转移至局部淋巴结,晚期可转移至肝。而胰体尾部癌易侵入血管,尤其是脾静脉而较易发生广泛的远处转移。常见的转移部位有肝、局部淋巴结、胸腹膜、肾上腺、十二指肠、胃、肾、胆囊、肠、脾、骨、横膈等。少见部位有脑、心、心包、皮肤及皮下组织、卵巢、子宫、膀胱和甲状腺。罕见的部位有睾丸、附睾、前列腺、输尿管、脊髓、食管、肌肉、腮腺、乳腺、脐及肛门等。

胰腺癌临床过程隐匿,不易早期发现,亦无特异症状。主要有体重下降、腹痛、背痛、恶心、呕吐、乏力等表现,胰头癌多数有无痛性进行性黄疸。胰腺癌,尤其是胰体尾部癌易合并有自发性静脉血栓形成和非细菌性血栓性心内膜炎。静脉血栓形成又称为游走性血栓性静脉炎或称 Trousseau 症。近年来影像学技术的进展和细针吸取活检等的应用,已有可能比较早期诊断胰腺癌。

第六章　泌尿系统疾病病理诊断

第一节　肾小球疾病

主要病变定位于肾小球,称为肾小球疾病。

一、原发性肾小球肾炎和肾小球病

肾小球病变是体内唯一的或主要的损伤部位;主要由变态反应引起,具体病因不明确(抗原种类繁多,对临床治疗并不重要,所以一般不明确);而且肾小球的病变呈弥散单一性。具有上述三个特点者,称为原发性肾小球疾病。

(一)微小病变性肾小球病和肾小球的轻微病变

微小病变性肾小球病又称无病变的肾小球病、肾小球足突病、肾小球脏层上皮细胞病、类脂性肾病和原发性肾病综合征。

疾病早期,肾脏外观无异常,晚期可见肾脏均匀肿胀,质柔软,色苍白,有大白肾之称。

1.光镜

可见肾小球正常或几乎正常。有时可见肾小球脏层上皮细胞肿胀和空泡变性,肾小球基底膜空泡变性,系膜细胞轻度节段性增生。由于肾小球毛细血管壁的负电荷减少,胶状铁和Alcian 蓝染色不易着色。肾小管上皮细胞肿胀,空泡变性和脂肪变性。

2.免疫病理

显示阴性,偶见 IgM 阳性。

3.电镜

主要病变位于肾小球脏层上皮细胞,显示足突广泛融合,并常有微绒毛变性,上皮胞内易见吞噬泡及脂滴。

微小病变性肾小球病可引起大量蛋白尿和肾病综合征。主要发生于 10~15 岁的儿童和45 岁以上的老年人,80%以上的儿童肾病综合征均由微小病变性肾小球病引起。多数对肾上腺皮质激素治疗敏感,预后好。

本病的病因发病机制尚不清楚,多数人认为与细胞免疫功能失调有关。

肾小球的轻微病变的光镜表现与微小病变性肾小球病相似,即表现为几乎正常的肾小球。在一些文献中,微小病变性肾小球病和肾小球的轻微病变被列为一类,在我国由于历史的沿革,肾病学界将其分为两种疾病。肾小球的轻微病变虽然用光镜不能与微小病变性肾小球病区别,但免疫病理检查显示,前者的免疫球蛋白(IgG 等)和补体(C3 等)微弱阳性或阴性,但电镜下肾小球的轻微病变仅有脏层上皮细胞的节段性足突融合,而且常见不同部位的低密度电子致密物。两者的临床表现也不同,微小病变性肾小球病引起大量蛋白尿和肾病综合征,发病年龄以儿童或老年人为主,而前者症状轻微,仅出现微量蛋白尿或镜下血尿,发病无年龄和性别差异。

有时,仅有光镜材料,其他病理和临床资料均不全,则肾小球轻微病变仅作为临时的尚未最终完成的病理诊断。

IgM 肾病是一组以大量蛋白尿或肾病综合征为主要表现的肾小球疾病。免疫病理学检查可见高强度的 IgM 沉积于肾小球系膜区,光镜检查显示肾小球系膜细胞和基质轻度增生,电镜检查可见肾小球,上皮细胞足突弥散性融合,系膜区电子致密物沉积。由于临床和光镜检查与微小病变性肾小球病相似,所以目前认为它属于微小病变性肾小球病的一个亚型,IgM 和电镜下的电子致密物属于血浆中 IgM 的沉积。

(二)局灶性肾小球肾炎和病变

1.局灶性肾小球肾炎或局灶性肾小球肾病

以局灶性分布(病变肾小球可以是节段性或球性病变)为特点的肾小球肾炎或肾小球病称为局灶性肾小球肾炎或局灶性肾小球肾病,这一病理命名强调了病变分布特点。

病变肾脏的大体观察无明显异常,偶见点状出血。

(1)光镜:可以表现为不同的病变特点,可以出现肾小球的局灶节段性纤维素样坏死(局灶性坏死性肾小球肾炎),局灶节段性或球性细胞增生,主要是系膜细胞和系膜基质增生(局灶性增生性肾小球肾炎),局灶节段性或球性硬化(局灶性硬化性肾小球肾炎或局灶硬化性肾小球肾炎)。据重复肾穿刺的资料分析,坏死、增生和硬化病变可能是一种渐进发展过程。

(2)免疫病理:免疫球蛋白(IgG、IgM)和补体 C3,在病变肾小球乃至光镜下非病变肾小球均有沉积,局灶硬化性肾小球肾炎可呈阴性表现。

(3)电镜:在坏死和增生病变中,可见电子致密物在系膜区沉积,无其他特异性病变。局灶性肾小球肾炎是由免疫复合物沉积引起的,当小量短暂的免疫复合物进入肾时,便可出现以局灶分布为特点的肾小球病变。局灶硬化性肾小球肾炎和肾小球肾病则可能是多种肾小球疾病遗留的病理状态。局灶坏死性和增生性肾小球肾炎可导致多种临床表现,多数以镜下血尿为主,也有以急性肾炎和蛋白尿为主的病例。

近年来,随着各种病理检查的进步,多数局灶性肾小球肾炎均已归类于具体的肾疾病,如局灶增生性 IgA 肾病、局灶性狼疮性肾炎等,真正的病因不明的局灶性肾小球肾炎已很少。

2.局灶节段性肾小球硬化症(FSGS)

虽然也具有局灶性分布的特点,但因其临床表现和病因发病机制具有特殊性,所以应将其列为一独立疾病。

局灶节段性肾小球硬化症导致患者出现大量蛋白尿或肾病综合征,对激素治疗不敏感,预后很差,最终导致肾硬化。

(1)光镜:部分肾小球的部分毛细血管袢塌陷,代之以玻璃样均质蛋白物质沉积,所以又称局灶性节段性肾小球玻璃样变性,病灶内常见泡沫细胞形成,肾小球上皮细胞增生肿胀和空泡变性,病灶周围易出现肾小球囊粘连现象。硬化性病灶最先出现于肾皮质深部或皮髓质交界部位的肾小球,之后再波及其他部位。相应的肾小管出现灶状萎缩,肾间质灶状纤维化。根据病变肾小球的特点,分为五种病理类型:①经典型或门部型:硬化部分位于肾小球血管极处;②顶端型:硬化部分位于肾小球尿极处;③细胞型:在节段性硬化的基础上,肾小球上皮细胞增生、肿胀和空泡变性,伴有轻重不等的内皮细胞和系膜细胞增生;④塌陷型:病变肾小球主要表现为毛细血管襻塌陷,上皮细胞增生和空泡变性;⑤非特殊型:虽有局灶节段性肾小球硬化的特点,但均不能归入上述任何一型。

(2)免疫病理:各种免疫球蛋白和补体阴性,有时 IgM 在局灶节段性病变区大块状沉积,这是血浆蛋白的非特异性沉积。

(3)电镜:在硬化性病灶内,系膜基质明显增生,可伴有电子致密物,上皮细胞变性和剥落,非硬化的毛细血管襻显示广泛的上皮细胞足突融合。

FSGS 属于肾小球足细胞病,是足细胞的基因异常(遗传性或基因突变)造成的。据重复肾穿刺资料分析,患者开始为微小病变性肾小球病,后来出现了 FSGS,因此曾有人认为 FSGS 是微小病变性肾小球病的一个亚型,但多数人认为开始的肾活检标本未穿到病变的肾小球。所以两者并非一种疾病。

局灶节段性肾小球硬化症可继发于各种肾小球疾病,如 IgA 肾病、狼疮性肾炎等,其病因发病机制与原发性 FSGS 截然不同。

局灶节段性肾小球硬化症应与局灶性肾小球肾炎或肾小球病的病变相鉴别,虽然患者也呈局灶性分布,但临床以血尿或轻度蛋白尿为主要表现。局灶性肾小球损伤常导致肾小管和肾间质的萎缩和硬化,所以伴有局灶性肾小管萎缩和肾间质纤维化的肾小球轻微病变,伴有大量蛋白尿或肾病综合征时,有局灶节段性肾小球硬化症的可能。

(三)膜性肾病

膜性肾病又称膜性肾小球肾炎、膜上性肾小球肾炎、膜外性肾小球肾炎和膜周性肾小球肾炎。

因其以肾小球毛细血管基底膜弥散性增厚为特点,故称"膜性",又因缺乏炎细胞反应,所以目前多称为肾病,而不称其为肾炎。

多种原因均可导致膜性肾病,本节所述的膜性肾病仅指那些病因不明的特发性或原发性膜性肾病。特发性膜性肾病引起患者长期大量蛋白尿或肾病综合征,占原发性肾小球疾病的10%,占成人引起肾病综合征的肾小球疾病的 20%～30%,在儿童期少见。

膜性肾病因长期大量蛋白尿可使肾小管上皮细胞弥散性脂肪变性,导致双肾呈"大白肾"的外观。依其病程和病变程度,根据光镜和电镜检查可分为 5 期:

1.早期(Ⅰ期)

早期(Ⅰ期)又称免疫复合物的上皮下沉积期。

(1)光镜:肾小球结构基本正常,与肾小球的轻微病变和微小病变性肾小球病不易区别,有时可见肾小球毛细血管基底膜出现广泛的空泡变性,在 PASM 染色标本中,基底膜呈现微小的空泡状改变,失去正常的细线状特点。尤以斜切的基底膜更为明显。这是由于基底膜对早期沉积的免疫复合物的反应,以及上皮细胞空泡变性、足突融合造成的。

(2)电镜:肾小球上皮下仅有少数电子致密物沉积,基底膜无明显病变。上皮细胞的广泛足突融合及微绒毛样变性。

2.Ⅱ期

Ⅱ期又称钉突形成期。

(1)光镜:肾小球毛细血管基底膜弥散增厚,PASM 染色可见基底膜向外侧增生,出现多数钉状突起。Masson 染色则见钉突之间镶嵌着排列有序的嗜复红蛋白颗粒。

(2)电镜:上皮细胞下有多数电子致密物,致密物之间为钉突状增生的基底膜,上皮细胞的广泛足突融合及微绒毛样变性。

3.Ⅲ期

也称基底膜内沉积期,免疫复合物连续沉积,基底膜持续增生将免疫复合物包绕起来。

(1)光镜:PASM 染色使增厚的基底膜呈中空的链环状。

(2)电镜:基底膜明显增厚,基底膜内可见多数电子致密物沉积。上皮细胞的广泛足突融合及微绒毛样变性。

4.Ⅳ期

有两种病变均列为Ⅳ期,一种是吸收期,即上述各期(以Ⅰ、Ⅱ期为主)免疫复合物停止沉积,并逐渐吸收,则在原沉积部位出现空白区,电镜下呈现虫噬样病变。另一种是硬化期,即Ⅲ期持续进展,基底膜持续增厚,系膜基质逐渐增多,毛细血管腔闭塞,终致肾小球硬化。

5.Ⅴ期

又称恢复期,通过吸收期,增厚的基底膜逐渐恢复正常。

(1)免疫病理:免疫球蛋白 IgG(主要为 IgC4)和补体 C3 沿肾小球毛细血管壁或基底膜呈细颗粒状沉积,Ⅳ期和Ⅴ期则呈弱阳性或阴性。

膜性肾病好发于 40 岁以上的中老年人,青少年的膜性肾病少见,而且多为各种原因引起的继发性膜性肾病膜性肾病主要引起大量蛋白尿或肾病综合征虽有部分病例可自发缓解,但多数预后较差。

膜性肾病是一种免疫复合物沉积病,免疫复合物长期、缓慢地沉积于,上皮细胞下(又称慢性免疫复合物沉积病),所以不会引起炎细胞反应,而是通过旁路激活的补体的终末成分 C5b-C9或称为膜攻击复合物(MAC)导致基底膜损伤。膜性肾病的上皮下免疫复合物主要在原位形成,抗原的来源:①肾小球足细胞膜蛋白(中性内肽酶 neutral endopeptidase,NEP)作为抗原导致原位免疫复合物沉积于基底膜上皮侧;②与肾小管上皮细胞刷毛缘有共同抗原的肾小球足细胞膜蛋白(FxIA,PTBB,gp330),或称 Heymann 抗原;③外源性抗原(小分子、正电荷)穿透 GBM 在上皮下形成原位免疫复合物;④小分子的循环免疫复合物沉积于上皮下。

膜性肾病如上所述,有其一定的病理学特点:①免疫病理学表现 IgG(主要为 IgG4)和 C3 呈细颗粒状沿肾小球毛细血管壁沉积;②光镜下只有肾小球毛细血管基底膜增厚,无明显的细胞增生;③电镜下可见电子致密物只沉积于肾小球上皮下或(和)基底膜内。

所谓不典型膜性肾病与上述典型的膜性肾病不同:①免疫病理学表现 IgG(主要为 IgG1、IgG2、IgG3、IgG4)、IgA、IgM、C3、C1q 等呈颗粒状和团块状沿肾小球毛细血管壁和系膜区沉积;②光镜下除肾小球毛细血管基底膜增厚外,尚有系膜细胞和基质等增生;③电镜下可见电子致密物沉积于肾小球上皮下、基膜内、内皮下和系膜区多部位。

不典型膜性肾病属于继发性膜性肾病,如狼疮性肾炎、乙型肝炎病毒相关性肾炎、丙型肝炎病毒相关性肾炎等。有的具体病因尚不清楚。

(四)毛细血管内增生性肾小球肾炎

毛细血管内增生性肾小球肾炎又称急性弥散增生性肾小球肾炎。因各种感染,特别是溶血性链球菌感染与本病有关,所以又称链球菌感染后肾小球肾炎。病变肾脏体积肿胀,有时可见点状出血。

1.光镜

因病程不同,病理表现可出现一定的差异。发病后一周,病变最明显,肾小球的内皮细胞和系膜细胞弥散性增生,伴有多少不等的多形核白细胞浸润,使毛细血管球体积增大,毛细血管腔狭窄或闭塞,肾小囊腔狭窄呈裂隙状,肾小球上皮细胞下可见团块状嗜复红蛋白(免疫复合物)沉积。有的反应强烈的病例尚可见局灶节段性坏死、微血栓形成,乃至新月体形成。一般而言,随着病程的延长,渗出成分和浸润的白细胞逐渐减少,疾病后期,增生的内皮细胞也逐渐消失而演变为系膜细胞和基质增生为主的肾小球肾炎。

2.免疫病理

免疫球蛋白 IgG 和补体 C3 呈粗大颗粒状沿肾小球毛细血管壁或基底膜沉积,有时也见于系膜区。

3.电镜

肾小球上皮下高密度丘状或驼峰状电子致密物沉积,偶见内皮下电子致密物沉积,内皮细胞和系膜细胞增生肿胀,上皮细胞足突节段性融合。

毛细血管内增生性肾小球肾炎临床表现为急性肾炎综合征,多发生于 5～14 岁的少年,此型肾炎预后较好,多数在半年内恢复正常,少数迁延为系膜增生性肾小球肾炎。

该型肾小球肾炎属于急性免疫复合物沉积病,是由于短期内大量可溶性低分子量免疫复合物自血液循环中沉积所致。较公认的甲种溶血性链球菌的 12 型、3 型、1 型及 49 型的抗原成分可作为外源性抗原。此外,葡萄球菌、沙门菌、肠球菌,乃至分枝杆菌、螺旋菌、原虫、病毒等抗原成分均可作为抗原。还有报道认为链球菌的内链球菌素可先种植于肾小球内,并形成原位免疫复合物。有时仅光镜表现为毛细血管内增生性肾小球肾炎的特点,而免疫病理学和电镜均无特殊表现,可能与病毒感染有关。

(五)系膜增生性肾小球肾炎

系膜增生性肾小球肾炎是一种常见的肾小球疾病。

病变肾脏的大体变化不明显。

1.光镜

肾小球出现弥散的轻重不等的系膜细胞和基质增生,早期以系膜细胞增生为主,继而出现系膜基质的增多。根据系膜增生的程度,分为轻、中和重三级。系膜宽度未超过毛细血管直径,多呈节段性分布,对毛细血管无挤压现象,称为轻度系膜增生。系膜宽度超过了毛细血管直径,呈弥散性分布,对毛细血管有挤压现象,称为中度系膜增生。增生的系膜组织呈团块状聚集,系膜基质增多,毛细血管结构破坏,称为重度系膜增生,基本已到了节段性肾小球硬化的程度。中度和重度系膜增生性肾小球肾炎常伴有灶状或多灶状肾小管萎缩和间质纤维化。

2.免疫病理

免疫球蛋白 IgG 和补体 C3 在系膜区有不同强度的沉积,有时阴性,有的伴有毛细血管壁的沉积。有的系膜增生性肾小球肾炎显示高强度的 IgM 或 Clq 在系膜区沉积,前者称为 IgM 肾病,后者称为 C1q 肾病,是系膜增生性肾小球肾炎的特殊类型。

3.电镜

可见肾小球系膜增生,常见低密度云絮状电子致密物沉积,肾小球上皮细胞可出现节段性足突融合。

肾小球系膜细胞是肾小球内最活跃的成分,相当于单核巨噬细胞系统的一部分,所以很多原因和疾病均可导致系膜增生性肾小球肾炎病变,如毛细血管内增生性肾小球肾炎的恢复阶段,便可表现为系膜增生性肾小球肾炎。

系膜增生性肾小球肾炎在各年龄均可发生,临床上可出现血尿、蛋白尿、肾病综合乃至肾功能损伤等多种表现,预后好坏不等。

本病主要为循环免疫复合物沉积而致病,当多价抗原与高亲和力抗体等量结合而形成难溶的大分子免疫复合物时,便可沉积于系膜区,并使系膜增生。

系膜增生是一种常见的病理现象,多种原发和继发性肾小球肾炎均可如此表现,所以诊断系膜增生性肾小球肾炎时,一定要慎重,尽量找出病因,作出具体的病理诊断,如系膜增生性 IgA 肾病、系膜增生性狼疮肾炎等。

Clq 肾病是指一组以大量蛋白尿或肾病综合征为主要表现的肾小球疾病。免疫病理学检查以 Clq 高强度沉积于肾小球系膜区为特点,光镜以系膜细胞和基质增生为特点,电镜检查可见系膜区电子致密物沉积。属于免疫复合物介导的肾小球疾病。

(六)膜增生性肾小球肾炎

膜增生性肾小球肾炎又称系膜毛细血管性肾小球肾炎。这是一组以肾小球系膜细胞和系膜基质高度增生、广泛系膜插入和毛细血管壁增厚为主要表现的肾小球肾炎,预后较差。根据病因发病机制、病变特点和预后,分为两型。

病变肾脏早期大体变化不明显,大量蛋白尿或肾病综合征时,表现为大白肾,晚期呈现颗粒性萎缩肾。

1.Ⅰ型

该型最多见,占系膜毛细血管性肾小球肾炎的 45% 以上。

(1)光镜:可见肾小球系膜细胞和系膜基质弥散性重度增生,并进而沿毛细血管内皮下间隙向毛细血管壁长入(系膜间位或插入),使毛细血管壁增厚,血管腔狭窄乃至闭塞。由于插入毛细血管壁的系膜基质与基底膜具有相似的染色特点,使增厚的毛细血管壁有双层或多层的基底膜样物质出现,称为双轨征。疾病后期,系膜基质增生尤为明显,毛细血管腔大部分闭塞,使肾小球结构呈分叶状,称为分叶状肾小球肾炎。肾小球病变严重时,可伴发肾小管萎缩和肾间质纤维化的改变。

(2)免疫病理:免疫球蛋白 IgG 和补体 C3 沿肾小球系膜区和毛细血管壁呈弥散的粗颗粒状沉积,有时亦可见 IgM、Clq 和 C4 呈阳性表现。

(3)电镜:除系膜增生和系膜插入外,在系膜区和毛细血管内皮下有电子致密物沉积。

2.Ⅲ型

约占这一组肾小球病的 20%,多见于青年女性。本型的临床表现、病理变化及预后均与

Ⅰ型相似,只是在电镜下显示电子致密物同时存在于肾小球毛细血管的内皮下和上皮下,故有混合性膜增生肾小球肾炎之称。

Ⅰ型和Ⅲ型系膜毛细血管性肾小球肾炎属于免疫复合物沉积病。大分子难溶性免疫复合物沉积于系膜区,进而使系膜处于超负荷状态,是系膜高度增生并出现系膜插入的主要原因。该两型膜增生性肾小球肾炎多见于青壮年,60%呈现肾病综合征,20%～30%呈现急性肾炎综合征,常迁延进展并出现肾功能衰竭。

膜增生性肾小球肾炎应与系膜增生性肾小球肾炎和膜性肾病鉴别。系膜增生性肾小球肾炎仅有系膜组织的增生,不波及基底膜,或仅有局灶节段性系膜插入;膜性肾病只有基底膜增厚,无细胞增生。

(1)C3肾病是一组因补体C3代谢障碍导致的肾小球疾病,临床表现为长期低补体血症,以大量蛋白尿或肾病综合征为常见,也可表现为急性肾炎或慢性肾炎,病理表现以膜增生性肾小球肾炎多见,也可表现为系膜增生性肾小球肾炎、毛细血管内增生性肾小球肾炎。电子致密物沉积病(DDD)或Ⅱ型膜增生性肾小球肾炎(Ⅱtype)是典型的C3肾病,临床除严重的低补体血症外,表现为大量蛋白尿或肾病综合征,病理表现为Ⅱ型膜增生性肾小球肾炎,电镜下以肾小球基底膜条带状电子致密物沉积为特点。

(2)Ⅱ型膜增生性肾小球肾炎:肾小球病变虽然也有系膜细胞和系膜基质的弥散性重度增生,但系膜插入现象不如Ⅰ型和Ⅲ型那样显著。免疫病理仅有补体C3呈粗颗粒状沉积于系膜区,也可波及毛细血管壁,而免疫球蛋白(IgG等)则呈阴性或弱阳性。所以又称C3肾病。电镜下改变最为特殊,可见毛细血管基底膜的致密层被大量连接成带状的电子致密物取代。仅占膜增生性肾小球肾炎的15%。预后最差。

对肾小球的带状电子致密物分析证明,其中并无免疫球蛋白,因此否定了免疫复合物的存在,而是基底膜内糖蛋白或血浆蛋白变性或聚集的结果。此外,补体的激活途径有经典途径、凝集素途径和旁路激活途径,三者均牵扯到C3,在C3激活过程中,出现的C3bBb是C3转换酶,该酶可使C3持续激活,而H因子是该酶的拮抗剂或制动剂,当H因子先天缺失或基因突变时,导致C3代谢异常。此外,多数患者体内可检出C3肾炎因子(C3NeF),C3NeF可与C3bBb结合,两者结合后,使H因子、I因子和CRI失去作用,所以使C3bBb的作用增强和延长,导致补体激活不断进行,造成了患者的持续低补体状态和基底膜的变性,所以,补体代谢障碍是本病发生的中心环节。

(七)新月体性肾小球肾炎

新月体性肾小球肾炎又称毛细血管外增生性肾小球肾炎。是以大量新月体形成为主要特点的肾小球肾炎。

病变肾脏早期的大体表现呈肿胀状态,晚期呈现颗粒性萎缩。

(1)光镜:最突出的特点是大多数肾小球毛细血管壁严重损伤和断裂,肾小囊出现细胞或其他有形成分充填,形成新月体。本病的病理诊断标准应强调两点:①有新月体形成的肾小球必须超过肾小球总数的50%;②所形成的新月体均为封闭肾小囊腔50%以上的大型或闭塞性新月体。新月体的形成首先应归因于肾小球毛细血管壁的严重损伤和断裂,使血液的细胞成分及纤维蛋白大量涌入肾小囊,导致肾小囊上皮细胞增生。早期的新月体主要由肾小囊上皮细胞和浸润的单核巨噬细胞、中性粒细胞组成,称为细胞性新月体。

继而有成纤维细胞增生,胶原纤维形成,称为细胞纤维性新月体。成纤维细胞可由肾间质通,过破坏的肾小囊基底膜长入,也可由肾小囊上皮细胞转化而来。最后由胶原纤维、浸渍的血浆及基底膜样物质共同组成硬化性新月体。硬化性新月体内可出现裂隙并有肾小囊上皮细胞被覆,称为肾小囊的再沟通。组成新月体的各种成分只能充填于肾小球血管极以外的肾小囊,所以只有通过血管极的正切面,才呈现典型的新月体,而错过血管极的切面,仅可见环状体乃至盘状体。肾小球毛细血管袢严重损伤,并被新月体挤压而皱缩于肾小球血管极的一侧。由于多数肾小球损伤严重,导致肾小管多灶状或弥散性萎缩,肾间质多灶状或弥散性单个核细胞浸润和纤维化。

(2)免疫病理:该型肾小球肾炎毛细血管袢严重损伤并导致新月体形成的机制有 3 种类型:①抗肾小球基底膜抗体导致的抗基底膜性新月体性肾小球肾炎(Ⅰ型新月体性肾小球肾炎),约占新月体性肾小球肾炎的 20%,显示免疫球蛋白 IgG 和补体 C3 沿毛细血管壁或基底膜呈细线状沉积;②免疫复合物型新月体性肾小球肾炎是免疫复合物介导的肾小球肾炎(如毛细血管内增生性肾小球肾炎等)的严重表现(Ⅱ型新月体性肾小球肾炎),约占新月体性肾小球肾炎的 40%,显示免疫球蛋白 IgG 或 IgA 或 IgM 及补体 C3 等呈颗粒状沿毛细血管壁和系膜区沉积;③免疫反应阴性(Ⅲ型新月体性肾小球肾炎),约占新月体性肾小球肾炎的 40%,多数由血管炎引起,多数患者血内抗白细胞胞浆抗体(ANCA)阳性。此外,有的病例抗基底膜抗体和 ANCA 双阳性;有的病例全阴性。

(3)电镜:可见毛细血管基底膜断裂和皱缩,纤维素凝聚于肾小囊,上皮细胞、单核细胞及成纤维细胞增生。免疫复合物型新月体性肾小球肾炎可见不同部位的电子致密物沉积。虽然各型新月体性肾小球肾炎的病因不同,其发病机制主要是肾小球毛细血管壁严重破坏和断裂,血液凝固于肾小囊,导致单核细胞浸润、肾小囊上皮细胞增生、成纤维细胞形成,新月体形成。

新月体性肾小球肾炎主要发生于青壮年,血管炎型新月体性肾小球肾炎多见于中老年。临床均表现为急进型肾炎综合征,短期内呈现急性肾功能衰竭,所以又称急速进展性肾小球肾炎或恶性肾小球肾炎。

(八)纤维样肾小球病

纤维样肾小球病是指肾小球内存在类似淀粉样纤维样物质,但刚果红染色阴性,不伴有系统性疾病的一类肾小球疾病。有非淀粉样纤维性肾小球病、刚果红阴性淀粉样变性肾小球病等命名。

纤维样肾小球病的病因、发病机制尚不清楚,多数作者认为是血液循环中的免疫球蛋白沉积、聚合并修饰后而形成,有人通过免疫电镜研究认为,IgG、C3 结合淀粉样 P 物质最终形成了,上述纤维样物质。

(1)光镜:病变肾小球主要表现为系膜无细胞性增宽,进而基底膜增厚,终致肾小球硬化。常表现为系膜增生型、不典型膜性或膜增生型。应用显示淀粉样物质的刚果红等特殊染色均阴性。

(2)免疫病理:IgG、C3 以及轻链蛋白在肾小球系膜区和基底膜沉积,也可阴性。

(3)电镜:病变肾小球内遍布直径 15～25nm、排列紊乱的粗大纤维样物质,较淀粉样纤维粗。有时可见呈平行的管状排列的纤维样物质,称免疫触须样肾小球病,由于后者常与纤维样肾小球病并存,所以可能是前者的一个亚型。

(九)硬化性肾小球肾炎

硬化性肾小球肾炎是上述各种类型肾小球肾炎和肾小球病持续进展的结果。病理特点是多数(超过全部肾小球的75%)肾小球硬化。临床特点则表现为慢性肾功能不全。肾小球硬化是各种原因引起的肾小球结构损伤,系膜增生导致系膜基质增多,或由于硬化性新月体、肾小球周围乃至增生的系膜组织产生大量胶原纤维,最终使肾小球呈现均质无结构的瘢痕球,有时又称为肾小球玻璃样变性。未硬化或病变较轻的肾小球以及所属的肾小管则呈代偿肥大的变化,形成肉眼可见的颗粒性固缩肾,也称终末期肾。有时全小球硬化、节段性硬化、不同程度的系膜增生混杂存在,但全小球硬化的病变占全部肾小球的50%上下,可称为增生硬化性肾小球肾炎,可视为硬化性肾小球肾炎的前趋阶段。

二、继发性肾小球肾炎和肾小球病

全身性疾病累及肾脏而引起的肾小球疾病称为继发性肾小球疾病。这时的肾小球疾病仅作为全身各器官疾病中的一个组成部分,病因明确,若为变态反应引起,抗原也是明确的,并且肾小球的病变不如原发性肾小球病那样具有一致性。

(一)狼疮性肾炎

系统性红斑狼疮是一种常见的自身变态反应性疾病。由于自身抗原和自身抗体相结合的免疫复合物的沉积,导致了全身多系统病变,其中的肾损伤称为狼疮性肾炎,其中以肾小球肾炎最常见。根据临床表现,系统性红斑狼疮患者肾受累频率约为25%～70%,但根据光镜检查资料,则高达90%,而免疫病理和电镜检查则接近100%。

系统性红斑狼疮患者的自身抗原与自身抗体种类很多(抗核抗体、抗双链及单链DNA抗体、抗Sm抗体、抗RNA抗体、抗球蛋白抗体、抗细胞质抗体、抗细胞膜抗体、抗甲状腺球蛋白抗体、抗凝血酶抗体、抗平滑肌抗体等),而且持续时间很长,抗原抗体的比例经常变动,所以形成的免疫复合物特性也较复杂,所形成的免疫复合物沉积性肾小球损伤与原发性肾小球肾炎相比,具有更为复杂的特点。

1.免疫病理学检查

各种免疫球蛋白(IgG、IgA、IgM)和补体(C3、C1q 等)均阳性,而且 IgG1、IgG2、IgG4阳性。

2.电镜

大块高密度电子致密物可在肾小球基底膜外侧、基膜内、内侧、系膜区等多部位沉积。

3.鉴别

上述各型狼疮性肾炎的肾小球病变与相应的原发性肾小球肾炎相比,病变基本相同,但有如下的病变特点作为鉴别。

(1)病变的多样性:同一病例的不同肾小球,同一肾小球的不同节段,可以出现不同的病变,尽管从总体上它们可以表现为一个基本病理类型,但常在每一病理类型中,又可附加其他病变。

(2)病理类型的非典型性:如系膜增生型狼疮性肾炎中常有明显的节段性插入,弥散增生型狼疮肾炎中常出现节段性坏死以及硬化,膜型狼疮性肾炎中又常有较明显的系膜增生等,显然与相应的病变单一的原发性肾小球肾炎不同。

狼疮性肾炎的病变的多样性和病理类型的非典型性是系统性红斑狼疮的病程长、免疫复合物的变异较大造成的。

(3)肾小球毛细血管壁因大量免疫复合物沉积,而使之增厚和僵硬,称为白金耳样改变。

(4)因抗核抗体的作用,使细胞核变性、固缩而形成苏木素小体或称组织内的狼疮细胞。

(5)常伴有与肾小球病变程度不相应的严重的肾小球外病变,如肾间质炎、肾小动脉炎等。

(6)免疫病理检查显示多种免疫球蛋白(IgG、IgA、IgM、IgE 等)、多种补体(C3、C4、C1q等)以及纤维蛋白相关性抗体均可同时出现,构成了"满堂亮"的特点。在沉积部位方面,多表现为系膜区和毛细血管壁的颗粒状和块状多部位沉积,肾小囊基底膜、肾小管基底膜乃至肾间质也常有阳性表现。

(7)电镜检查显示高密度的电子致密物,可出现于肾小球的多个部位,特别是肾小球内皮细胞下的大块电子致密物有一定的诊断意义。此外,在电子致密物中,尚可发现指纹状、管泡状以及颗粒状结晶物,有的很像黏病毒颗粒,并与艾滋病时的内皮细胞中特殊结构相似。

(8)上述各点虽可作为狼疮性肾炎的病理诊断参考,但并不特异。因此,患者的临床表现和血内的自身抗体检查具有重要价值,如果临床诊断指标不足,则很难确诊狼疮性肾炎。

狼疮性肾炎的肾小球病变与患者预后有密切关系,轻度系膜增生型病变预后较好,弥散增生型病变预后最差,局灶型和膜型病变预后居两者之中,进行性硬化型病变则属终末期。肾小球坏死性病变、严重的细胞增生、中性粒细胞浸润、微血栓形成、新月体形成、内皮下大块电子致密物形成和毛细血管壁的白金耳样改变、苏木素小体的出现、肾间质单个核细胞浸润以及纤维素样肾小动脉炎均为活动性病变。狼疮性肾炎活动性病变的出现常与严重的临床表现相伴行。肾小球硬化性病变、肾间质的纤维化和肾小管萎缩的程度,与狼疮性肾炎的慢性化有密切关系。

狼疮性肾炎随着病程的迁延,肾小球病变类型可相互转化,病情恶化,局灶型病变可转化为弥散型病变,轻微病变可转化为坏死和增生型病变,活动性病变增多。疗效显著而病情好转时,严重病变则可逆转为轻型病变,活动性病变消失。通过大宗重复肾穿刺检查,病理类型转化高达 35%,这也是原发性肾小球肾炎不会出现的。

(二)过敏性紫癜性肾炎

过敏性紫癜性肾炎又称 Henoch-Schonlein 紫癜性肾炎。过敏性紫癜是由感染、药物、食物等过敏引起的以皮肤紫癜为主,并可合并出血性胃肠炎、关节炎及肾损伤为特点的综合征。约 1/3 的患者出现肾炎,多发生于儿童和青壮年。过敏性紫癜性肾炎主要累及肾小球,属于免疫复合物沉积并通过旁路激活补体而导致的肾小球肾炎。

1.光镜

可呈现多种病变类型:轻微病变型、局灶型、系膜增生型、毛细血管内增生型、膜增生型、新月体型、硬化型等,其中系膜增生型最多见,约占全部的 50% 以上。

2.免疫病理

各种病理类型共同的特点是在系膜区有高强度的免疫球蛋白 IgA 和补体 C3 呈团块状沉

积,与 IgA 肾病相同。有时可波及毛细血管壁。虽然常有 IgG 和 IgM 伴同沉积,但强度较弱。

3.电镜

可见系膜区有高密度的电子致密物沉积,与 IgA 肾病相似。

过敏性紫癜性肾炎应与 IgA 肾病鉴别,唯一的根据是临床有无过敏性紫癜。

(三)IgA 肾病

IgA 肾病是一种以肾小球系膜区大量免疫球蛋白 IgA 沉积为主要特点的肾小球肾炎。为 Berger 于 1968 年首先报道,所以又称 Berger 病。

具有系膜区 IgA 沉积的肾小球疾病很多,如过敏性紫癜性肾炎、狼疮性肾炎、肝病性肾小球病等。本节所述的 IgA 肾病是指无明显全身性疾病的以系膜区大量 IgA 沉积为主的肾小球肾炎,所以有的学者将其列为原发性肾小球肾炎,有的学者注意到其病理特点与过敏性紫癜性肾小球肾炎相似,所以将其列为过敏性紫癜性肾小球肾炎的一个亚型即继发性肾小球肾炎。

IgA 肾病的发生有明显的地区性,我国、日本、新加坡、韩国、法国、意大利、西班牙、澳大利亚为高发区,占全部肾小球疾病中的 11.7%～43.3%,而美国、英国、加拿大、匈牙利、爱尔兰等地,仅占全部肾小球疾病中的 2%～8.5%。

1.光镜

病变类型很多,包括轻微病变型、局灶增生型、局灶增生硬化型、毛细血管内增生型、膜增生型、新月体型、硬化型等,其中以局灶增生型最多见。

2.免疫病理

各种病理类型的 IgA 肾病的共同特点是在肾小球系膜区有高强度的免疫球蛋白 IgA 和补体 C3 团块状沉积,有时波及毛细血管壁。虽然常有免疫球蛋白 IgG 和 IgM 沉积,但强度较弱。

3.电镜

可见肾小球系膜区有高密度电子致密物沉积。

IgA 肾病的病理变化与预后有关。严重的弥散性系膜增生、毛细血管袢纤维素样坏死、肾小球内微血栓形成、肾小球硬化、毛细血管壁的 IgA 沉积、系膜区大块高密度电子致密物的出现、肾小管萎缩及肾间质纤维化等是预后较差的病理学指征。病理学家根据上述的病理变化,提出了多种病理分型,预示着患者的预后,较有影响的有:Lee 分型、Hass 分型、Oxford(牛津)分型等。

IgA 肾病的病因、发病机制复杂:①遗传因素,有明显的地域性和种族性差异;②黏膜感染(呼吸道、胃肠道、泌尿生殖道等),IgA 分泌和产生增多;③IgA 分为 IgA1 和 IgA2 两个亚型,导致 IgA 肾病的主要为多聚 IgA1,O-半乳糖链缺失,糖基化下降,抑制肝的清除功能;④肾小球系膜细胞有 IgA1 的受体,导致 IgA1 与之结合,激活补体,产生炎症。

(四)肝病性肾小球硬化症

各种慢性肝病及肝硬化患者,经常出现轻微的尿异常或无异常。肾病变主要表现为肾小球的系膜组织增多,称为肝病性肾小球硬化症。

1.光镜

肾小球系膜基质增多,系膜区增宽,毛细血管基底膜不规则增厚,故有肝病性肾小球硬化症之称。

2.免疫病理

免疫球蛋白 IgA 和补体 C3 在系膜区团块状沉积。

3.电镜

在增宽的系膜区有密度较低的电子致密物,毛细血管基底膜不规则增厚,并出现电子密度减低区和透亮区。

本病也为免疫复合物沉积病,病变的肝脏对消化道来源的细菌、病毒及食物中的抗原分解破坏能力下降,从而大量吸收入体内,另外,清除多聚 IgA1 的功能下降,导致体内淤积。

由于本病的病理变化与 IgA 肾病相似,但尿异常很轻或无,所以被认为仅有 IgA 沉积,而非真正的 IgA 肾病。诊断本病时,必须证实有慢性肝病或肝硬化,否则与 IgA 肾病、过敏性紫癜性肾炎和某些狼疮性肾炎不易区分。

(五)抗基底膜肾小球肾炎和 Goodpasture 综合征

Coodpasture 于 1919 年在一次暴发性流感中,首先报道了肾小球损伤合并肺出血的病例,后来证实是由于抗基底膜抗体导致肾小球和肺泡壁的毛细血管基底膜的严重损伤,从而出现了肺与肾的联合病变,称为 Coodpasture 综合征。

1.光镜

本病的肺表现为出血性肺炎,肺泡内出现大量陈旧和新鲜的出血,单核细胞浸润,含铁血黄素沉积,肺泡壁断裂及纤维化。肾小球则表现为 I 型新月体性肾小球肾炎。

2.免疫病理

可见免疫球蛋白 IgG 和补体 C3 沿肺泡壁和肾小球毛细血管壁呈线状沉积。

3.电镜

肺泡壁和肾小球毛细血管壁断裂,纤维素沉积,单核细胞浸润,上皮细胞和成纤维细胞增生。不能发现电子致密物。

抗基底膜肾小球肾炎和 Coodpasture 综合征多发生于青壮年,表现为急性肾和肺功能衰竭,预后很差。

抗基底膜抗体的产生是导致 I 型新月体性肾小球肾炎和 Coodpasture 综合征的根本原因,与炎症、有机化合物的吸入等因素使毛细血管基底膜破坏、自身抗原显现有关。

(六)感染后肾小球肾炎

由明确的病原体感染引起的肾小球肾炎统称为感染后肾小球肾炎。病原体并不直接损伤肾小球,而是通过抗原(病原体的抗原成分)抗体的作用,导致肾小球的变态反应性炎症病变。多种病原体可引起多种肾小球肾炎,包括各种细菌、衣原体、真菌、寄生虫、病毒等。举例如下:

1.甲种溶血性链球菌感染

其毛细血管内增生性肾小球肾炎的关系早在 19 世纪中期即被阐明,所以狭义的感染后肾小球肾炎即指链球菌感染引起的肾小球肾炎,其抗原成分可能一为细菌胞壁的 M-蛋白或胞浆的内链球菌素。

2.肝炎病毒感染引起的肾炎

甲、乙、丙、丁和戊型肝炎病毒不但引起相应的病毒性肝炎,而且可伴同相应的继发性肾小球肾炎。是通过抗原-抗体结合形成的免疫复合物沉积导致的变态反应性炎症。

甲型肝炎病毒仅引起轻度系膜增生性肾小球肾炎,临床出现微量蛋白尿和血尿,表现为隐匿性肾炎,预后良好。

丁型和戊型肝炎病毒对肾脏的影响,目前尚无肯定的报道。

乙型肝炎病毒(HBV)是一种DNA。我国的乙型病毒性肝炎患者和乙型肝炎病毒携带者是高发人群,HBV引起的肾损伤也较常见,历来的研究报道也较多,而且肾内可以发现HBV抗原和抗体,所以称为乙型肝炎病毒相关性肾炎。

(1)光镜:以膜性肾病和膜增生型肾小球肾炎最常见,系膜增生型、毛细血管内增生型及局灶性肾小球肾炎也可出现。膜型乙型肝炎病毒相关性肾炎的肾小球毛细血管基底膜不规则增厚,呈现假双轨或链环状结构,系膜细胞和系膜基质呈弥散性轻至中度增生,Masson染色可见嗜复红蛋白(即免疫复合物)沉积于基底膜内和系膜区,属于不典型膜性肾病,有时也可表现为与典型的原发性膜性肾病相同的病变,但通过免疫病理检查仍有非典型的特点,如免疫病理检查可见各种免疫球蛋白和补体的"满堂亮",电镜下的电子致密物多部位沉积。膜增生型、系膜增生型、毛细血管内增生型乙型肝炎病毒相关性肾炎除免疫病理和电镜下的电子致密物多部位沉积等,与相应的原发性肾小球肾炎也不同。

(2)免疫病理:由于HBV的抗原和抗体成分较复杂,并通过经典途径激活补体,所以,病变肾小球内呈现免疫球蛋白IgC、IgA、IgM,补体C3、C4、C1q和Fibrin全部的"满堂亮"样的阳性,这一点与狼疮性肾炎相似。并且在肾内显示HBV的核心抗原(HBcAg)、表面抗原(HBsAg)、e抗原(HBeAg)的部分或全部阳性。

(3)电镜:可在肾小球毛细血管壁和系膜区的不同部位出现体积和密度均不相同的电子致密物,与相应的原发性膜性肾病不同。而且易在病变肾小球内发现HBV颗粒。其他类型的HBV相关性肾炎也具备这些电镜特点。

HBV可出现表面抗原、表面抗体、核心抗原及抗体、e抗原、e抗体,它们形成了多种抗原抗体复合物,表面抗原和核心抗原导致的免疫复合物分子量较大,以系膜区沉积为主,e抗原形成的免疫复合物分子量较小,主要沉积于基底膜外侧,所以HBV相关性肾炎的免疫病理学表现为多样性,以非典型膜性肾病和膜增生性肾小球肾炎最多见。

丙型肝炎病毒(HCV)是一种单链RNA病毒,可导致丙型肝炎病毒相关性肾炎。HCV感染或与HBV合并感染也较常见。免疫病理学检查显示HCV抗原和抗体出现于肾小球。光镜下与HBV相关性肾炎相同,以膜增生型肾炎更常见。HCV可刺激B淋巴细胞单克隆增生,产生IgM的κ轻链,导致冷球蛋白沉积症。预后较差,常迁延至肾功能衰竭。

总之,下述几点可作为肝炎病毒相关性肾炎的诊断依据:①患者有病毒性肝炎的临床表现和血清学指征;②肾组织内有肝炎病毒或其抗原存在;③非典型膜性肾病的病理表现;④免疫病理呈现抗体和补体的"满堂亮"现象;⑤儿童期原发性膜性肾病极少见,所以儿童的膜性肾病多数是HBV相关性肾炎。

3.流行性出血热引起的肾损伤

流行性出血热是鼠类为传媒的汉坦病毒以皮下和内脏广泛出血为特征的传染病。由于肾内多灶状或弥散性出血,导致急性肾衰竭,称肾综合征出血热。

4.艾滋病病毒感染导致的肾病和肾小球肾炎

世界范围内的艾滋病患者超过了 39 万,每天新增 16000 例。人类免疫缺陷病毒(HIV)是艾滋病感染原,HIV 导致的肾小球损伤称艾滋病病毒相关性肾病(HIV-AN)。HIV-AN患者主要表现为大量蛋白尿、肾病综合征乃至肾功能衰竭,HIV-AN 出现于严重的艾滋病患者,是生命终结的预兆。艾滋病出现 HIV-AN 的患者以黑人多见,约为白人患者的 12 倍。

(1)光镜:多数(65%～75%)表现为塌陷型局灶节段性肾小球硬化症,早期可见部分肾小球的毛细血管襻塌陷,尤以血管极周围最明显,塌陷的毛细血管襻周围的足细胞增生、肥大并且空泡变性,PAS 染色可见粗颗粒的胞浆。晚期出现多毛细血管襻塌陷乃至球性硬化。肾小管灶状或多灶状萎缩,管腔扩张,充以蛋白管型。肾间质灶状或多灶状淋巴和单核细胞浸润和纤维化。小动脉管壁增厚。

艾滋病患者的机会性感染的发生率极高,所以除上述典型的塌陷型 FSGS 病变外,还可见免疫复合物介导的肾小球肾炎,根据 D′Agati V 等对 100 例艾滋病患者的肾活检病理分析,75%为塌陷型 FSGS,10%为膜增生性肾小球肾炎,6%为肾小球微小病变,3%为狼疮性肾炎,2%为急性感染后性肾小球肾炎,2%为膜性肾病,尚有个别的局灶节段性坏死性肾小球肾炎、血栓性微血管病(HUS/TTP)、IgA 肾病、免疫触须样肾病等。

所谓艾滋病性狼疮性肾炎,即患者有 HIV 感染的前提下,临床有系统性红斑狼疮的表现(发热、关节痛、浆膜炎以及多系统损伤,ANA 和抗 DNA 抗体阳性,低补体等)。

(2)免疫病理:仅见 IgM 和(或)C3 在肾小球系膜区局灶性阳性或弱阳性,呈团块状沉积,有时阴性。当出现其他肾小球疾病时,可出现相应的免疫病理学表现,如合并 IgA 肾病时,IgA 强阳性。

(3)电镜:除合并其他肾小球病外,典型的 HIV-CN 无电子致密物,常见肾小球和小血管内皮细胞内的管网状结构,主要位于扩张的滑面内质网内,直径约 24nm。

上述所有 HIV-AN 的病理表现均非其独有的特点,所以患者有 HIV 感染的确切证据是诊断 HIV-AN 的根据。

虽然肾活检标本和动物实验中发现肾脏可有 HIVp24 和 HIVgp120 表现,但尚无证据说明 HIV-AN 由 HIV 直接引起。可能 HIV 所导致的诸多细胞因子和生长因子的变化导致了HIV-AN,如 TGF-β、TNF、IL-1、IL-6 等。

5.急性细菌性心内膜炎

由金黄色葡萄球菌引起,虽然可引起系膜和内皮细胞弥散增生性肾小球肾炎或局灶性肾小球肾炎,但以细菌直接损伤而导致肾的多发性小脓肿最多见。

6.亚急性细菌性心内膜炎

因草绿色链球菌引起,可引起局灶增生性肾小球肾炎。有时因心瓣膜的血栓脱落而导致多发性肾梗死。

7.因脑积水而进行脑室心房分流术的患者

一伴有白色葡萄球菌感染,进而出现系膜增生性或系膜毛细血管性肾小球肾炎,特称为分流性肾炎。

三、代谢性疾病所致肾疾病

各种先天性和后天性代谢异常均可波及肾脏。

(一)糖尿病肾病

糖尿病是常见的糖代谢异常的疾病,与遗传因素有关。糖尿病肾病、是糖尿病严重的并发症,是影响糖尿病患者预后的重要因素。其主要发病机制是:高血糖导致肾血流动力学改变、蛋白非酶糖基化、进入细胞的葡萄糖进行异常的山梨醇代谢途径、葡萄糖转运功能亢进等,均导致多种细胞因子(TGF 等)的增多和活化,使肾小球系膜基质和基底膜样物质等细胞外基质增多。

糖尿病肾小球硬化症是糖尿病肾病的重要组成部分,具有一定的病理学特点。

糖尿病肾小球硬化症的肾脏大体表现为均匀肿大,皮质增厚而苍白。

光镜:肾小球病变有两种类型。

1.弥散性糖尿病肾小球硬化症

肾小球系膜基质弥散性增多,毛细血管基底膜弥散性增厚。

2.结节性糖尿病肾小球硬化症

肾小球系膜区出现圆形或卵圆形均质嗜伊红的结节,镀银染色呈同心圆层状结构,称为 Kimmel－stiel－Wilson 结节,对周围毛细血管有压迫现象,部分呈小血管瘤样扩张。毛细血管基底膜不规则增厚。

上述结节状病变分布不均匀,有的肾小球仅有一个结节,有的则见多个结节。弥散性硬化与结节状硬化可能是糖尿病肾小球硬化症的不同发展阶段。在糖尿病肾小球硬化症病变中,尚可见肾小球毛细血管瘤样扩张,血浆蛋白漏出并呈滴状沉积于肾小囊的基底膜和壁层上皮细胞之间,称肾小囊滴状病变;纤维素样蛋白物质尚可沉积于肾小球毛细血管的内皮下,形成纤维素样帽状病变。滴状病变和帽状病变的出现,是糖尿病肾小球硬化症进展的表现。肾小管基底膜也呈增厚表现,近端肾小管上皮细胞含有大量糖原,使之呈空泡状,称糖原性肾病或 AE 病变,随着肾小球硬化病变的进展,肾小管出现相应的萎缩、肾间质纤维化及淋巴样细胞浸润。

(1)免疫病理:IgG 及血浆蛋白沿肾小球毛细血管壁细线状沉积。这是非特异性血浆蛋白在变性的毛细血管壁内沉积的结果。常用血浆白蛋白作为对照。

(2)电镜:肾小球毛细血管基底膜弥散性均质性增厚,上皮细胞足突广泛融合,严重者较正常基底膜厚 5~10 倍,系膜基质增多,并可逐渐取代系膜细胞。血浆蛋白漏出性病变表现为颗粒状电子致密物沉积,有如细动脉的玻璃样变性。

糖尿病对肾脏的损伤是渐进性的,早期仅表现为肾小球肥大,病程超过 5 年以上,进入糖尿病临床Ⅲ期,便可出现糖尿病肾小球硬化症。1 型糖尿病患者较 2 型糖尿病患者的肾脏病变严重,且出现得早。患者出现大量蛋白尿或肾病综合征。

糖尿病对肾的影响是多方面的,除糖尿病、肾小球硬化症,尚可波及肾血管、肾小管和肾间质。肾血管病变包括肾动脉粥样硬化、小动脉和细动脉硬化。

(二)淀粉样变性肾病

淀粉样变性病是以淀粉样蛋白沉积为特点的全身性疾病。淀粉样变性肾病是淀粉样变性病的重要组成部分。淀粉样蛋白沉积于肾见于淀粉样变性病的 90%。依其主要的生化组成,淀粉样蛋白可分为淀粉样轻链蛋白(AL)和淀粉样蛋白 A 两个主要类型。淀粉样轻链蛋白实际是轻链蛋白沉积病的一个类型。根据前趋性疾病的有无、病变分布特点及淀粉样蛋白的生化组成,淀粉样变性病可分为原发性、继发性、多发性骨髓瘤伴发性、家族性、老年性及局灶性等类型,但对肾的侵犯则相似。

淀粉样变性肾病的肾大体表现为弥散性肿大,质硬而脆。

1.光镜

淀粉样蛋白可沉积于肾的各部分,尤以肾小球受累最严重。嗜伊红细颗粒状的淀粉样蛋白首先沉积于肾小球系膜区,进而毛细血管基底膜弥散性增厚,毛细血管腔狭窄乃至闭塞。肾小动脉血管壁也常见淀粉样蛋白沉积。严重者导致肾小球荒废。

重症者,肾小管基底膜和肾间质也有淀粉样蛋白沉积。多种特殊染色和组织化学方法(变色反应、刚果红染色等)对淀粉样蛋白的确诊有重要作用。尤以刚果红染色最常用,呈砖红色,偏振光显微镜下显绿色。

2.免疫病理

IgG、IgM 可呈弱阳性反应,轻链蛋白(λ、K)和淀粉样蛋白 A 的阳性反应对诊断和分类有意义。

3.电镜

淀粉样蛋白具有特殊的超微结构,表现为长 30~100nm,宽 8~10nm 的无分支的杂乱排列的淀粉样纤维。

(三)脂蛋白肾小球病

脂蛋白肾小球病是一种脂质代谢障碍导致的一种特殊类型的肾小球病。脂蛋白主要通过受体代谢途径进行代谢,apoE 是主要的载脂蛋白,是受体识别脂蛋白的信号和标志,患者的 apoE 出现了变异,导致本病。患者临床表现以蛋白尿、肾病综合征伴血尿为主,后期出现肾功能障碍。

1.光镜

肾小球毛细血管高度扩张,充以含脂质的蛋白物质,形成多数血栓样物质。

后期可见系膜细胞和基质增生。以油红 O 作脂肪染色呈阳性。

2.免疫病理

β脂蛋白和 apoE 阳性。

3.电镜

肾小球毛细血管腔内可见含脂质空泡的蛋白物质充盈。

(四)尿酸肾病

尿酸是人类嘌呤类化合物分解代谢的产物。正常人体尿酸的产生和清除维持着动态平衡。尿酸形成过多或排泄障碍均可产生高尿酸血症。血中尿酸过高则出现尿中尿酸过高,进而使尿酸及其盐类沉积于肾,导致尿酸肾病。

高尿酸血症是尿酸肾病的发病基础。高尿酸血症有原发性和继发性之分。原发性高尿酸血症有的原因不明,有的则因先天性酶异常所致。继发性高尿酸血症多数由于核蛋白分解增加而引起,如药物治疗恶性肿瘤时,短期突发大量肿瘤细胞崩解坏死,导致血尿酸突然增高。部分肾小管功能障碍患者也可导致高尿酸血症。

高尿酸血症可造成两种类型的尿酸肾病。①核蛋白大量分解可形成急性尿酸肾病:由于血尿酸突然增多,当大量尿酸从肾排泄时,尿酸结晶在肾小管、肾盂乃至下尿路急骤沉积,产生肾内和肾外梗阻,使肾小管内压力增高,肾小球滤过率下降,导致急性肾功能衰竭;②原发性高尿酸血症或肾排泄功能下降时,可导致慢性尿酸肾病或痛风肾:痛风患者伴严重肾损伤达41%,死于肾衰竭者占25%,而尸检证实痛风患者100%均有肾损伤;③尿酸结石形成:尿酸盐的溶解度比其他盐类低,因此尿酸结石比其他盐类结石形成的机会要多。

尿酸肾病的主要病变为尿酸和尿酸盐结晶在肾小管和肾间质内大量沉积,尤以肾髓质和肾乳头沉积最多,因乳头部钠离子浓度高,所以尿酸钠最易沉积于乳头区。尿酸及尿酸盐的沉积,起初沉积于肾小管,进而肾小管损伤和崩解,引起肾间质的化学性炎症,早期可见单核细胞和淋巴细胞及异物巨细胞在沉积部位浸润,逐渐演变为纤维化。

(五)高钙血症性肾病

由于高血钙和高尿钙而引起的肾损伤称为高钙血症性肾病。引起高血钙和高尿钙的原因很多,最常见的是甲状旁腺功能亢进和恶性肿瘤引起的骨破坏,偶见于肾小管转运功能异常。

高钙血症导致的肾病变与高血钙持续的时间有关。早期首先表现为肾小管上皮细胞的肿胀、变性、细胞内钙质沉积及细胞坏死,尤以髓袢、远端肾小管和集合管的改变最明显。进而肾小管基底膜钙化,细胞崩解的碎屑充塞于管腔并出现钙化的管型,形成肾内梗阻。再进展,则出现肾间质钙质沉积,沉积部位出现淋巴细胞和单核细胞浸润,纤维化,乃至钙化的瘢痕形成。肾血管壁的钙化也可达到相当严重的程度。虽然肾髓质病变较严重,后期也可波及肾皮质,影响肾小球,导致肾硬化。

(六)低钾血症性肾病

由于钾摄入不足或排出过多造成体内长期缺钾,造成低钾血症,进而使肾脏发生功能和结构的改变,称低钾血症性肾病。

低钾血症是临床常见的电解质紊乱,见于摄入不足(禁食、昏迷、神经性厌食、消化道梗阻等)、胃肠道丢失过多(呕吐、腹泻、引流及胃肠瘘管等)以及尿中丢失过多(大量利尿、肾小管酸中毒及慢性肾脏疾病等)。

长期严重的缺钾首先使肾小管上皮细胞出现粗大空泡变性,尤以近端肾小管为甚,进而崩解、肾小管萎缩和肾间质纤维化,晚期可导致肾小球硬化。

四、异常球蛋白血症的肾损伤

具有合成免疫球蛋白功能的免疫细胞异常增生,并产生过量的异常免疫球蛋白或免疫球蛋白的一些片段,从而形成异常蛋白血症或副蛋白血症,因其主要来自B淋巴细胞和浆细胞的恶性增生,故又称浆细胞病或浆细胞疾患,从免疫学角度,称单克隆免疫球蛋白疾病。本病可由于合成的免疫球蛋白的重链结构异常,使重链不能与轻链装配,显示重链过多,形成重链病;如果只是轻链过盛,仍能与重链装配,则显示单克隆免疫球蛋白和轻链蛋白都增多;如果只合成大量轻链蛋白,则在血内和尿内出现大量轻链蛋白,称为轻链病。

病理状态下的B淋巴细胞或浆细胞异常增生,并合成和分泌具有相同结构异常单克隆免疫球蛋白或 M 蛋白(M－Ig),M 蛋白可通过血清蛋白电泳分析显示,是诊断该类疾病的有用方法。

异常球蛋白可以是单株免疫细胞增生而产生的单克隆球蛋白,如多发性骨髓瘤、巨球蛋白血症等,也可以是多株免疫细胞增生而产生的多克隆球蛋白,如冷球蛋白血症、恶性淋巴瘤、淋巴细胞性白血病、结缔组织病、慢性感染等。这些异常的蛋白可沉积于肾而致病。多数导致大量蛋白尿或肾病综合征,并可影响肾功能。

(一)多发性骨髓瘤肾病

多发性骨髓瘤是浆细胞增生并可合成异常免疫球蛋白的恶性肿瘤。多发性骨髓瘤对肾的损伤是多方面的。

1.骨髓瘤肾小球硬化症或轻链蛋白沉积病

7%～10%的多发性骨髓瘤可合成大量轻链蛋白,在多器官的细胞外沉积,肾是主要的受累器官。

(1)光镜:可见 PAS 阳性的蛋白物质沉积于肾小球毛细血管壁、系膜区及肾小管基底膜,尤以系膜区为甚,使病变的肾小球之系膜区呈现无细胞性结节状硬化,甚至与糖尿病肾小球硬化症难以区分。

(2)免疫病理:沉积的异常蛋白物质以 K 轻链蛋白为主,呈团块状和线状沉积于肾小球系膜区、毛细血管壁和肾小管基底膜。

(3)电镜:可见肾小球毛细血管基底膜内侧及肾小管基底膜内侧有多数电子致密颗粒沉积。

2.骨髓瘤肾病或管型肾病

约 60%的多发性骨髓瘤患者,瘤性浆细胞可以产生大量的轻链蛋白,可由肾小球滤出而存在于尿内。加热至 40～60°时,发生沉淀,加热至 100℃时则溶解,再冷至 60℃时,又可凝固,称为凝溶蛋白或 Bence－Jones 蛋白,过量的凝溶蛋白可与肾小管分泌的 Tamm－Horsfall 蛋白凝结为浓稠的管型,造成肾内梗阻、肾小管损伤,异物巨细胞反应及间质纤维化,形成骨髓瘤肾病。

3.骨髓瘤继发淀粉样变性病

轻链蛋白是淀粉样蛋白的主要成分,所以部分多发性骨髓瘤患者可导致肾的淀粉样变性。

(1)骨髓瘤继发钙化性肾病:骨髓瘤引起溶骨性破坏,造成高钙血症,进而可使肾小球、肾小管及肾间质出现迁徙性钙化。

(2)骨髓瘤继发高尿酸肾病:患者因肿瘤细胞的大量破坏,可出现高尿酸血症并形成尿酸沉积性肾损伤或痛风肾。

(3)骨髓瘤性间质性肾炎:肾间质出现大量骨髓瘤细胞浸润。

(二)特发性单克隆球蛋白病

患者无多发性骨髓瘤、巨球蛋白血症及其他恶性肿瘤的证据,但血清中有异常的 M 蛋白成分,称特发性单克隆球蛋白病。对肾脏而言,以特发性轻链肾病较常见。病理形态与多发性骨髓瘤的肾损伤相同。不过经追踪观察,约 11%的患者最终出现了骨髓瘤。

(三)华氏巨球蛋白血症肾损伤

华氏巨球蛋白血症肾损伤(WM)多见于恶性淋巴瘤患者。淋巴细胞、浆样淋巴细胞及浆细胞呈肿瘤性增生,并产生大量免疫球蛋白 IgM。

1.光镜

由于血内 IgM 含量过高,血液黏滞性增加,使肾小球毛细血管内被大量 PAS 阳性的蛋白物质充填,形成假血栓。可呈现膜性肾病或增生性肾小球肾炎。

2.免疫病理

假血栓中 IgM 阳性。

(四)重链病肾损伤

某些淋巴组织增生性疾病合成过多的免疫球蛋白的重链结构(α、γ、μ、δ、ϵ),使重链不能与轻链装配,显示重链过多,形成重链病,可导致重链病肾损伤。患者出现大量蛋白尿,尿内可见异常的重链蛋白。肾小球的病变可呈现膜性肾病或系膜增生性肾小球肾炎乃至淀粉样变性肾病。

(五)冷球蛋白血症的肾损伤

冷球蛋白是指患者血内出现一种特殊的球蛋白,血浆降温至 4～20℃时,发生沉淀或呈胶冻状,温度回升至 37℃时又溶解。冷球蛋白可导致肾小球损伤,称冷球蛋白血症的肾损伤。常出现于多发性骨髓瘤、巨球蛋白血症、系统性红斑狼疮、干燥综合征、丙型肝炎等感染性疾病以及恶性肿瘤患者。有时呈特发性。冷球蛋白有 3 种类型:①单克隆型冷球蛋白:多见于 B 细胞增生性疾病,以 IgM 多见,其次是 IgG、IgA 及轻链蛋白;②单克隆—多克隆型冷球蛋白:多见于结缔组织病,血清中含有一种单克隆免疫球蛋白,具有抗多克隆免疫球蛋白的活性,此单克隆免疫球蛋白以 IgM 多见,其次是 IgG、IgA,构成 IgM－IgG、IgG－IgG 或 IgA－IgG 型免疫复合物,沉积于肾小球而致肾损伤;③混合型冷球蛋白:多见于炎症性疾病,即血清中含有两种克隆以上的免疫球蛋白,相互构成多种免疫复合物而损伤肾小球。其中以第 2 型引起肾小球病变最常见。

1.光镜

常见毛细血管内增生性肾小球肾炎和系膜毛细血管性肾小球肾炎,与其他原因导致的肾小球肾炎相比,本型具有分布多样化的特点,即同一病例的不同肾小球显示病变轻重不等,分布也不均一,并常见肾小球毛细血管内玻璃样血栓形成及单核巨噬细胞浸润。

2.免疫病理

冷球蛋白血症的肾小球病变可见 IgG、IgM、C3 等沿毛细血管壁及系膜区呈颗粒状团块状沉积。

3.电镜

可见肾小球毛细血管内皮下及系膜区的电子致密物沉积,并有特殊的网格状、柱状、纤维状及小管状等多种结晶出现。

第二节　肾小管疾病

肾小管对于尿浓缩以及多种物质的吸收和排泄有重要作用。是肾单位的重要组成部分。与肾小球和肾间质共同组成功能和结构的统一整体。

一、肾小管上皮细胞变性

由于肾小管具有特殊的吸收和分泌功能,因此,极易产生各种变性病变。混浊肿胀是由于缺血、缺氧和中毒等原因导致的肾小管上皮细胞(以近端肾小管上皮最常见)较轻的可复性变化,光镜下可见细胞肿胀,胞浆呈嗜酸性颗粒状,电镜可见内质网和线粒体扩张肿胀。吸收性蛋白滴状变性或玻璃滴状变性多见于大量蛋白尿时,近端肾小管异常回吸收造成的,光镜可见近端肾小管上皮细胞质内遍布嗜伊红的球状蛋白滴,电镜下可见多数溶酶体形成。细小空泡变性光镜见肾小管上皮细胞疏松肿胀,胞浆内遍布微小空泡,呈泡沫状,可由糖原沉积、脂类物质沉积以及因高张多聚葡萄糖、甘露醇及蔗糖在短时间大量输入所致,电镜下可见细胞内糖原、脂滴、吞噬泡以及溶酶体增多。粗大空泡变性光镜可表现为肾小管上皮细胞肿胀,胞浆内有边界清晰的巨大空泡,电镜可见细胞基底内褶高度扩张,并有大型吞噬泡,见于水盐代谢紊乱,尤以低钾血症时常见。

二、肾小管萎缩

(一)光镜

上皮细胞体积缩小,基底膜增厚。

(二)电镜

细胞核染色质浓缩,细胞器固缩及囊性变。

肾小管萎缩属于慢性病变,常见于肾小球损伤和硬化以及慢性肾间质病变的继发性变化,也见于肾小管上皮细胞变性后的改变。

三、急性肾小管坏死

(一)急性肾小管坏死

急性肾小管坏死是急性肾功能衰竭的重要原因之一。可由肾缺血和毒性物质直接作用而引起,而缺血和毒性物质损伤常同时或先后共同作用于肾小管,所以常以休克肾、挤压综合征、烧伤肾、肝肾综合征、中毒性肾病等命名,从而显示肾小管坏死的综合因素。

1.缺血性肾小管坏死

肾小管上皮细胞的血液供应来自出球小动脉的毛细血管网,各种原因引起的血压下降或休克,使体内儿茶酚胺增加,肾素及血管紧张素分泌亢进,肾血流量减少,肾皮质血管收缩,血管内皮细胞肿胀,血管阻力增加,近髓质血管床开放,形成肾内血运短路,导致肾小管缺血,继而变性和坏死。

2.中毒性肾小管坏死

各种毒性物质均可在肾小管内浓缩,与肾小管上皮细胞直接接触而呈现中毒性损伤,如汞、铅、砷、铋等重金属制剂,四氯化碳、氯仿、甲醇等有机溶媒,多黏菌素、新霉素、氨基糖苷类抗生素(庆大霉素等)、蕈毒、蛇毒、农药、含马兜铃酸的中草药或中成药(如关木通、龙胆泻肝丸等)等。

(二)肾小管坏死

导致急性少尿和无尿,既有肾小球滤过率下降的因素,又有因肾小管上皮细胞坏死所导致的管型阻塞和尿液反漏回肾间质的因素。

1.大体

双肾体积肿胀,皮质苍白,髓质高度淤血。

2.光镜

因缺血、休克引起的肾小管坏死可见近端肾小管管腔扩张,上皮扁平,各种变性及轻重不等的剥脱,远端肾小管及集合管内有细胞碎片浓缩形成的管型,多灶状肾小管基底膜断裂,肾髓质高度淤血,直小静脉可见大量红细胞及幼稚血细胞聚积。毒性物质导致的肾小管上皮细胞坏死较严重,呈现凝固性坏死及脱屑现象。急性少尿和无尿期过后,部分肾小管上皮细胞出现再生现象:细胞核增大,染色质浓缩,这时,患者进入多尿期。肾小球呈现淤血现象。肾间质高度水肿,伴有少数淋巴细胞和单核细胞浸润。

四、肾小管管型

肾小管管腔内的异常物质浓缩凝固形成的圆柱体,称管型。尿蛋白形成的蛋白管型、血尿形成的红细胞管型可见于各种肾小球疾病。特别浓稠的损伤肾小管上皮的特殊管型见于前述的骨髓瘤肾病或管型肾病。各种含盐类或矿物质的管型见于前述的代谢障碍性肾疾病。

第三节　肾间质疾病和肾小管间质疾病

病变主要定位于肾间质的肾疾病总称肾间质疾病。病变主要位于肾小管的肾疾病称为肾小管疾病。肾小管和肾间质的结构与功能关系密切,两者的病变互为因果,相互影响,当因果关系不明确时,则笼统地称为肾小管间质肾病或肾小管间质肾炎。

一、感染性间质性肾炎

(一)肾盂肾炎

由大肠杆菌和其他杂菌上行性感染造成的肾盂肾炎较常见。血行造成的细菌感染导致的肾盂肾炎较少见。根据病程和病理变化,分为急性肾盂肾炎和慢性肾盂肾炎。

1.急性肾盂肾炎

(1)大体:肾肿胀充血,有的可见散在的小脓肿,围以红色充血带。切面可见肾盂黏膜充血,附以脓苔。上行性感染导致的肾盂肾炎,病变分布不均匀,可呈单侧性或双侧性损伤,肾乳头及肾髓质病变较肾皮质病变严重,可见黄色条纹及脓肿。

(2)光镜:上行性感染导致的肾盂肾炎,肾盂黏膜呈脓性卡他性炎,髓质肾间质充血水肿,伴有大量中性粒细胞浸润,并伴有大小不等的脓肿,侵及肾小管时,管腔内充满大量中性粒细胞和脓球,呈现大体表现的黄色条纹状分布,病变严重时,向肾皮质发展。血行性感染导致的肾盂肾炎呈弥散多发性小脓肿。

2.慢性肾盂肾炎

可由于未及时治愈的急性肾盂肾炎转变而来,或因尿路梗阻等诱因未解除,反复发作迁延而成,病变由髓质向皮质逐渐蔓延。

(1)大体:肾表面凹凸不平,有不规则的凹陷性瘢痕,切面可见皮髓质界限不清,肾乳头萎缩变平,肾盏和肾盂因瘢痕收缩而变形,肾盂黏膜增厚、粗糙,若有尿路梗阻,则伴有肾盂积尿。

(2)光镜:病灶轻重不等,混杂有相对正常的肾组织,严重而陈旧的病灶内,肾组织破坏,有大量纤维组织增生,伴有淋巴细胞、单核细胞和浆细胞浸润,并可见陈旧的厚壁脓肿。间质小血管管壁增厚,管腔狭窄。肾小管萎缩,或呈囊性扩张,充以浓稠的蛋白性物质或管型,如甲状腺滤泡。肾小球周围纤维化,晚期则出现肾小球的缺血性硬化。肾盂黏膜增厚伴有慢性炎细胞浸润,上皮细胞可增生为乳头状结构,向下生长呈上皮细胞巢和囊状上皮巢,分布于增生的结缔组织中,称为囊腺性肾盂炎。

黄色肉芽肿性肾盂肾炎和软斑病是慢性肾盂肾炎的特殊类型,大体观察易与肾肿瘤相混。

(二)肾结核病

肾结核病是肺外血源性结核的好发部位。病变开始于皮髓质交界处,初为增生性结核结节,进而扩大而发展为干酪样坏死,破入肾盂后可形成结核性空洞。严重者可将肾组织完全破坏仅剩一被膜包绕的空壳。

二、肾脏结节病

肾脏结节病是一种原因不明的肉芽肿性疾病。

光镜下可见肾间质内多数上皮样细胞性结节,上皮样细胞排列紊乱,不见干酪样坏死,可混有少数多核巨细胞,胞浆内可见 Schaumann 小体、星芒状小体、草酸盐结晶等,有散在的淋巴细胞和单核细胞,上述特点与结核结节截然不同。

三、过敏性间质性肾炎

很多种药物(包括 β 内酰胺类抗生素、非类固醇抗炎药物、利尿药物等)、病原体感染(流行性出血热等)、免疫复合物沉积(狼疮性肾炎、干燥综合征、抗基底膜抗体等)均可通过过敏反应的途径导致过敏性间质性肾炎。以细胞性免疫为主。

(一)大体

双侧肾脏弥散肿胀充血。

(二)光镜

肾间质水肿,淋巴细胞和单核细胞浸润,并混有多少不等嗜酸性粒细胞。病变分布弥散。肾小管上皮细胞变性、灶状坏死,管腔扩张,并有白细胞管型及蛋白管型等。发展为慢性过敏性肾小管间质肾炎时,则间质纤维化明显,肾小管萎缩更为严重,称为慢性肾小管间质肾病。此外,甲氧西林和噻嗪类利尿剂尚可引起间质肉芽肿性病变。

(三)免疫荧光

有时可见 IgG 及 C3,沿肾小管基底膜沉积。

长期服用非那西汀、阿司匹林、咖啡因、可待因以及它们的衍生物和混合剂可以引起慢性肾小管间质肾病和肾乳头坏死,称为镇痛剂肾病。发病机制尚有争论,可能是这些镇痛药或其代谢产物从肾排出时,引起肾内小血管、肾小管及肾间质的慢性损伤所致。

四、马兜铃酸肾病

服用含马兜铃酸的药物导致的急性或慢性严重的肾损伤称马兜铃酸肾病。我国的一些中草药(如关木通、汉防己、广防己、青木香、天仙藤、寻骨风、朱砂莲等)和中成药(如龙胆泻肝丸、冠心苏合丸、耳聋丸、明目丸、清淋丸、排石冲剂等)含有较多的马兜铃酸。急性马兜铃酸肾病主要表现为肾小管坏死,较少见,显然与中药服用特点有关。慢性马兜铃酸肾病较常见,表现为肾小管弥散萎缩和消失,肾间质弥散的无细胞性纤维化,间质小动脉管壁增厚,肾小球缺血,形成典型的慢性肾小管间质肾病。

五、巴尔干肾病

巴尔干肾病是发生于前南斯拉夫、保加利亚和罗马尼亚等地区的地方性肾病。病变与慢性马兜铃酸肾病相同,肾呈现肾间质的弥散性淋巴细胞和单核细胞浸润,伴纤维化,肾小管萎缩及消失。由当地的含马兜铃酸的植物、水和土壤污染导致。

六、其他

有时光镜下可见灶状或多灶状肾小管萎缩和扩张,充以浓稠的蛋白性液体,间质内可见由组织细胞、多核巨细胞、淋巴细胞、浆细胞及成纤维细胞组成的肉芽肿性病变,无干酪样坏死,也无结核杆菌感染的证据,称非特异性肉芽肿性肾小管间质性肾炎。可能由于局部肾小管破裂,尿液外溢,导致异物性反应而形成。

七、肾小管间质肾病

由于肾小管和肾间质关系密切,肾间质病变必然波及肾小管,肾小管疾病也可继发肾间质病变。当病因和病变明确地显示肾小管损伤为主,是首发的,称肾小管疾病。若肾间质病变是首发的,称肾间质疾病。当两者的因果关系不明确,特别是疾病后期,则笼统地称肾小管间质肾病。

肾小管间质肾病应与肾小球疾病继发的肾小管和肾间质病变相区别。前者肾间质和肾小管病变严重,而肾小球则无病变或仅有轻微病变,慢性阶段常出现肾小球缺血性改变和球周纤维化。后者则见肾小球弥散的或局灶的严重病变乃至球性硬化,而肾小管和肾间质的病变相对较轻。

八、代谢异常引起的肾小管间质肾病

由于先天的或后天性代谢障碍,导致体内某些物质增多,并在肾内浓缩、沉积进而导致肾小管和肾间质的病变。尿酸肾病(痛风肾)、胱氨酸肾病、草酸盐肾病及高钙血症性肾病等均可见在肾小管内有相应的结晶物质沉积,甚至有微小结石形成,肾小管上皮细胞变性,肾间质水肿,逐渐出现肾小管萎缩。相似的结晶物质沉积于肾间质,导致化学性炎症反应,异物巨细胞形成及纤维化。

九、肾乳头坏死

肾乳头坏死是一个特殊的临床病理综合征。见于镇痛剂肾病、伴有下尿路梗阻的肾盂肾炎、糖尿病肾病、酒精中毒患者、肾血管血栓形成、镰状细胞病以及血压过低和休克状态下的新生儿。

肾乳头坏死是一种缺血性坏死,与肾乳头的血液循环特点有关。肾乳头的血液供应主要

来自肾髓质深部的直小动脉和肾盏的螺旋小动脉,上述各种肾病变均使肾髓质水肿、炎细胞浸润,肾间质的压力增高,肾盂周围的环形平滑肌和结缔组织相对的缩窄压迫,加以小动脉的损伤,最终导致肾乳头的缺血和坏死。

肾乳头坏死的早期阶段,大体无特殊异常,仅见肾乳头部较坚硬,呈灰白条纹状。光镜见肾间质水肿,髓祥和肾小管周围毛细血管的基底膜增厚,并见肾乳头管上皮细胞、血管内皮细胞和肾间质细胞的局灶状坏死及微小的钙质沉积病灶。肾皮质无明显异常。病变中期的大体表现可见肾乳头皱缩并呈深褐色。光镜见肾乳头部和肾髓质深层的坏死性病灶扩大并相互融合,肾皮质出现灶状肾小管萎缩、间质纤维化及多灶状慢性炎细胞浸润。病变晚期的大体表现为肾体积缩小,重量减轻,肾乳头脱落和皱缩变平。光镜见大部分或部分肾乳头部凝固性坏死,常见钙化性病灶乃至骨化,肾皮质可见局灶状间质纤维化,肾小管萎缩及肾小球硬化。

第四节　肾血管疾病

肾脏是一多血管的器官,很多血管性疾病均可累及肾脏。除常见的老年性动脉粥样硬化症和高血压小动脉病外,各种血管炎也是肾脏常见的疾病。

一、血管类

目前有关血管炎的分类均采用 1994 年 Chapel Hill 会议的分类方案,以受累血管的直径作为分类依据,包括:大动脉炎(高安动脉炎、巨细胞动脉炎)、中动脉炎(结节性多动脉炎、川崎病)、小动脉炎(ANCA 相关性系统性血管炎:显微镜下型多血管炎、Wegener 肉芽肿、Churg—Strauss 综合征)。以及过敏性紫癜、冷球蛋白血症性血管炎、白细胞碎裂性血管炎等。

(一)肾大动脉炎

肾大动脉炎是指主动脉开口到髂动脉起始部的主动脉及其重要分支的起始部的炎性病变。大动脉管壁富于弹力纤维和平滑肌。大动脉炎症性疾病可由病原体感染(梅毒、结核以及其他细菌、真菌等)、原因不明或变态反应(大动脉炎、巨细胞动脉炎、风湿性动脉炎、强直性脊柱炎等)引起。其中大动脉炎较多见,主要累及主动脉,又称缩窄性大动脉炎、高安病(Takayasu病)、无脉病、主动脉弓综合征,急性期病变是大动脉壁中层弹力纤维断裂、平滑肌纤维素样坏死、白细胞和淋巴细胞浸润,慢性期病变是纤维组织增生、僵硬、弹性降低,出现狭窄或瘤样扩张。巨细胞动脉炎除累及主动脉外,常波及颞动脉,病变中除纤维素样坏死和纤维组织增生外,常出现多核巨细胞。波及肾动脉时,导致肾动脉狭窄,相应的肾脏呈现慢性缺血,即缺血性肾病。缺血性肾病主要表现为大面积的肾实质缺血性萎缩,早期为肾小管萎缩,进而肾小球缺血性皱缩乃至缺血性硬化,肾间质纤维化,肾体积缩小,功能减退,出现肾性高血压。

(二)肾中动脉炎

肾脏的叶间动脉、弓状动脉及其分支属于中动脉,与大动脉相比,管壁的平滑肌增多而弹力纤维减少。波及肾脏中动脉的血管炎主要为结节性多动脉炎(PAN)和川崎病。

(1)PAN 的病因不明,可能与变态反应有关,病变可分为四期:①变性期:动脉壁水肿、黏液变性、少量中性粒细胞和多少不等的嗜酸性粒细胞浸润,内皮细胞肿胀;②炎症期:管壁中层纤维素样坏死、中性粒细胞和多少不等的嗜酸性粒细胞浸润,内皮细胞肿胀,可有血栓形成;③肉芽肿期:纤维样坏死病变被增生的肉芽组织和肉芽肿取代,血栓开始机化,伴有淋巴细胞、浆细胞和单核巨噬细胞浸润;④纤维化期:病变被纤维组织取代,机化的血栓可出现再沟通,常有血管瘤形成。PAN 对肾脏因突然血栓形成可导致肾梗死,因慢性的中动脉闭塞或狭窄,可导致大片状缺血和萎缩,因血管瘤破裂,导致肾出血。PAN 常累及多个器官,如:心、脑、胃肠道等。新鲜病灶(变性期、炎症期)和陈旧病灶(肉芽肿期、纤维化期)同时存在。

(2)川崎病的血管病变与 PAN 相似,多数累及心的冠状动脉,部分波及肾的中等动脉。

与 PAN 相比,临床具有突出的特点:儿童和青少年易发,突然发热,四肢末梢充血、红斑、眼结膜、口咽黏膜充血、糜烂,颈部淋巴结肿大和非化脓性炎等,所以又称黏膜皮肤淋巴结综合征。

(三)肾小血管炎

主要为 ANCA 相关性多血管炎,包括显微镜下型多血管炎、Wegener 肉芽肿和 Churg-Strauss 综合征。

ANCA 是指患者血浆中的抗中性粒细胞胞浆的自身抗体(ANCA),通过免疫学检查看分为两种类型:一种靶抗原为中性粒细胞胞浆的髓过氧化物酶(MPO),其抗体分布于细胞质,称 p-ANCA,另一种靶抗原为细胞胞浆中的 3 型蛋白(PR3),其抗体分布于细胞核周围,称 c-ANCA。小血管内皮细胞表面有 ANCA 的受体,导致小血管内皮细胞严重损伤,出现血管炎。

1.显微镜下型多血管炎(MPA)

除肾脏出现寡免疫复合物性(免疫学检查阴性)或 I 型坏死性或新月体性肾小球肾炎外,尚可出现肺、眼、皮肤、关节、肌肉、消化道和神经等多系统和多部位的血管炎。多数患者血内 p-ANCA/抗 MPO 抗体阳性。

肾小球出现节段性纤维素样坏死、大小不等(大新月体和小新月体)和新旧不一(细胞性新月体、细胞纤维性新月体和纤维性新月体)的新月体,肾小囊破坏时,可形成以肾小球为中心的单个核细胞灶状浸润,乃至肉芽肿形成。肾小管多灶状乃至弥散性萎缩。肾间质多灶状或弥散性淋巴和单核细胞浸润和纤维化。小动脉壁增厚,有时可见纤维素样坏死。

2.Wegener 肉芽肿(WC)

常有上呼吸道和肺以及其他部位的坏死性小血管炎,同时或相继出现肾脏的小血管炎病变,肾间质的单核巨噬细胞浸润较明显,并可形成肉芽肿。波及肾小球时,也可出现新月体病变。多数患者血内可见 c-ANCA/抗 PR3 抗体阳性,偶见 p-ANCA/抗 MPO 抗体阳性。

3.Churg-Strauss 综合征或过敏性肉芽肿性血管炎

过敏性肉芽肿性血管炎虽然在 1939 年见于文献,直到 1951 年由 Churg 和 Strauss 做了系统的总结,并得以 CSS 的命名。CSS 必须符合三项标准:①哮喘;②外周血嗜酸性粒细胞增多;③除肺脏以外,尚有两个或多个器官出现血管炎。多数为 p-ANCA 阳性。肾脏病变与 WG、MPA 相似,但多数病例的肾小球病变较轻,可以有节段性纤维素样坏死、部分小新月体或新月体形成,甚至仅有系膜不同程度的增生,肾间质有较多的嗜酸性粒细胞浸润,小叶间动脉或弓状动脉分支纤维素样坏死,周围有肉芽肿形成。

4.其他疾病伴发的 ANCA 相关性多血管炎

系统性红斑狼疮等结缔组织病、过敏性紫癜、药物等也可导致患者 ANCA 阳性,并出现小血管炎病变。一些药物也可导致与 MPA 类似的小血管炎,如丙硫氧嘧啶(PTU)、肼屈嗪、普鲁卡因胺、青霉胺等,这些药物的代谢产物作为半抗原与中性粒细胞的各种细胞质抗原和核抗原结合,导致 ANCA 的形成,多数为 p−ANCA。

二、肾动脉狭窄

各种原因导致肾动脉及其主要分支的狭窄,常引起肾性高血压和肾的弥散性或灶状缺血性萎缩及缺血性肾病。肾小管是出球小动脉供应的组织,所以肾缺血时,首先引起肾小管变性和萎缩,进而出现肾小球缺血皱缩和缺血性硬化。

动脉粥样硬化症的粥肿斑块及粥样硬化性斑块可在肾动脉、肾叶间动脉及弓状动脉内膜形成,导致动脉狭窄。肾动脉主干慢性渐进性狭窄导致缺血性肾病,即肾小管弥散性或大片状萎缩,肾小球缺血性皱缩和缺血性硬化。肾动脉主要分支伴发血栓形成,则可出现肾梗死。动脉粥样硬化斑块崩解破裂时,可形成肾内胆固醇栓塞,导致急性肾功能衰竭,是近年来开展的各种动脉插管术的并发症。

大动脉炎,如高安病(Takayasu 动脉炎)、巨细胞性动脉炎等,虽然主要侵犯主动脉及其主要分支,当波及肾动脉时,可造成肾动脉狭窄,导致高血压、缺血性肾萎缩或缺血性肾病。

各种先天性和后天性肾动脉发育不良可导致肾动脉狭窄,如肾动脉纤维肌性结构不良(包括肾动脉内膜纤维组织增生、肾动脉中层纤维组织增生、肾动脉中层肥厚、肾动脉中层分离和肾动脉周围纤维组织增生等)。其中肾动脉中层纤维组织增生和肾动脉中层分离等,因动脉中层严重破坏,常伴有动脉瘤形成和节段性扩张。

放射性肾损伤见于肾及其邻近器官的恶性肿瘤进行放射治疗的并发症,急性期可见肾动脉及其分支的内膜水肿乃至纤维素样坏死,慢性期则为动脉全层的纤维化。

三、肾细动脉硬化症

肾细动脉硬化症是原发性高血压和症状性高血压的主要病变。严重的肾细动脉硬化症可导致肾体积缩小,表面呈细颗粒状。

(一)光镜

入球小动脉管壁有血浆浸渍,呈均质粉染的半透明状,即玻璃样变性。相应的肾小球出现缺血性皱缩乃至硬化,下属肾小管萎缩和消失,肾间质单个核细胞浸润和纤维化。后期萎缩和代偿肥大的肾单位相间出现,形成大体所见的颗粒性萎缩肾。

(二)免疫病理

玻璃样变的细动脉壁有 IgM 沉积。

(三)电镜

可见玻璃样蛋白为含有脂类物质的颗粒状电子致密物。肾小球基底膜皱缩,系膜基质增多。

细动脉玻璃样变性时,弓状动脉和小叶间动脉可出现肌层肥厚、内弹力膜断裂以及内膜纤维组织增生的病变。

四、血栓性微血管病

以内皮细胞损伤为主,进而出现肾小球毛细血管、细动脉、小叶间动脉乃至弓状动脉血栓形成、管壁增厚、管腔狭窄的特殊病理形态,称血栓性微血管病(TMA)。病因不同,可分属不同的临床肾脏疾病(溶血性尿毒症综合征、血栓性血小板减少性紫癜、恶性高血压、系统性硬化症等),常导致肾性高血压和急性或慢性肾功能障碍。

(1)大体:急性期肾脏肿胀充血,可见点片状出血,有时可见大小不等的梗死病灶。慢性期肾脏体积缩小,呈颗粒状或瘢痕状萎缩,有时可见血肿。

(2)光镜:肾皮质坏死和肾梗死:由于肾小动脉病变、血栓形成,导致肾实质急性缺血,出现灶状或大片状缺血性梗死或肾皮质坏死,尤以溶血性尿毒症综合征多见。

肾小球病变特点因疾病严重程度和病程不同,表现也不一样。急性期可见肾小球毛细血管淤血。基底膜增厚(内疏松层增厚导致),有时基底膜出现双轨征,内皮细胞增生肿胀,毛细血管腔闭塞,称内皮细胞病。并导致肾小球缺血,称缺血性肾小球,这种病变以先兆子痫和子痫最明显。并可见节段性纤维素样坏死和毛细血管内微血栓形成,常与肾皮质坏死并存。系膜区水肿、纤维素和红细胞碎片沉积,并可出现系膜溶解,系膜溶解时,病变区着色极差,周围毛细血管腔呈血管瘤样扩张,该病变易见于骨髓移植患者。有时可见小型新月体形成。肾小球旁器肥大多见于系统性硬化症和恶性高血压。

肾小球缺血性皱缩和缺血性硬化见于血栓性微血管病的急性期和慢性期,尤以慢性期最多见。

肾血管的病变对血栓性微血管病有特殊的病理诊断价值。小叶间动脉、细动脉或入球小动脉内皮细胞增生和肿胀,基底膜内疏松层增宽,管腔狭窄,是血栓性微血管病常见的较轻的,血管病变。细动脉的纤维索性血栓形成是血栓性微血管病的进一步发展和较特异的病变,常见于溶血性尿毒症综合征和血栓性血小板减少性紫癜。有时可见动脉壁的纤维素样坏死,以恶性高血压和系统性硬化症多见。小叶间动脉和弓状动脉分支的病变主要为动脉内皮细胞肿胀、内膜水肿、黏液变性及纤维素和红细胞碎片沉积,也可见血栓形成,后期动脉内膜平滑肌细胞(称内膜平滑肌细胞)增生,进而结缔组织和胶原纤维增生,形成同心圆状排列,导致管腔狭窄,出现很有特征的葱皮状改变。病变进一步发展,内膜的胶原纤维和弹力纤维同心圆状增生,形成动脉内膜纤维化。血栓被机化,并可出现再沟通现象,有如肾小球,称肾小球样结构。

由于肾血管和肾小球的病变,肾小管上皮细胞继发性轻重不等的颗粒和空泡状变性乃至坏死。慢性期则呈现萎缩和消失。肾间质水肿、灶状单个核细胞浸润。慢性期则呈现纤维化。

(1)免疫病理:根据导致血栓性微血管病的病因不同,有时出现各种免疫球蛋白和补体阳性,如系统性红斑狼疮。有时则呈阴性或IgM弱阳性,如溶血性尿毒症综合征、恶性高血压等。但损伤严重的肾血管和肾小球,纤维蛋白强阳性。

(2)电镜:肾小球内皮细胞增生肿胀,内质网增多、扩张,内皮下间隙增宽,内疏松层增宽,管腔狭窄。小动脉和细动脉的病变与光镜检查相对应:内皮细胞肿胀、内膜平滑肌细胞和胶原纤维增生等。

常见的以血栓性微血管病为病理特点的肾脏疾病:

(一)溶血性尿毒症综合征

溶血性尿毒症综合征(HUS)由微血管溶血性贫血伴破碎的红细胞、血小板减少和急性肾衰竭组成。以儿童多见。90%的HUS有腹泻的前驱症状,大肠杆菌0157和志贺痢疾杆菌I型为主要致病菌。另有10%的HUS无腹泻。

肾小球、肾细动脉和小动脉以及肾小管和肾间质均有上述的病变。Habib等将其分为三型:①肾皮质坏死型:可呈灶状、多灶状或弥散分布,其预后与坏死的范围有关;②肾小球病变为主型:肾小球内皮细胞弥散性增生和肿胀,微血栓形成,该型多见于有腹泻的儿童,临床上常可自愈,但病理上可遗留肾小球硬化,少数迁延为终末固缩肾;③动脉病变为主型:小动脉血栓形成、内膜葱皮状增厚、管腔狭窄,肾小球病变轻微或伴缺血性病变,多见于年长的儿童和成年人,预后很差。

(二)血栓性血小板减少性紫癜

微血管溶血性贫血、精神神经症状、血小板减少、发热和肾功能损伤是血栓性血小板减少性紫癜(TTP)的五个主要症状。以成年人多发,女性多见。无腹泻的前驱症状。

病变与HUS相似,只是病变分布广泛,脑、肾、心、肺、胰、脾、肾上腺等均可见TMA病变,并出现相应的症状。

尽管TTP和HUS在发病年龄、病变范围和临床表现方面有所不同,但并非绝对,常有交叉现象,而且两者病变相似,所以有人认为两者是同一疾病的两种亚型,称TTP/HUS。近年的研究认为,TTP可能与vWF剪切酶活性降低相关,而后者与基因突变和自身免疫相关。

(三)恶性高血压

恶性高血压临床表现为:①严重的高血压,舒张压大于130mmHg;②视网膜出血、絮状渗出物和视盘水肿;③心功能不全;④高血压脑病乃至脑卒中;⑤肾功能减退,常有蛋白尿和血尿。临床上具备前两条即可诊断。病变以小叶间动脉内膜增厚、黏液变性、葱皮状纤维化、肾小球缺血最常见,也可出现入球小动脉血栓形成和肾小球节段性纤维素样坏死。

(四)系统性硬化症

系统性硬化症,又称硬皮病:本病属于结缔组织病,多见于40~50岁的女性,病变很弥散,临床表现也波及多系统和多器官,包括皮肤僵硬、内脏纤维化(食管僵直吞咽困难、消化吸收不良、肺间质纤维化、心脏肥大和心律失常、关节强直和肌肉纤维化、肾功能损伤等)、严重持续的高血压等。

肾脏病变主要累及肾弓状动脉的主要分支和小叶间动脉,急性期动脉内皮细胞肿胀、内膜水肿黏液变性和纤维素样坏死,偶见血栓形成,慢性期动脉内膜呈同心圆状纤维性增厚,管腔狭窄,肾小球弥散性缺血。

(五)妊娠相关性血栓性微血管病

妊娠期间出现以肾外损伤为主的TMA可见于任何时期,但多见于6~9个月。主要有先兆子痫/子痫性肾病、肾皮质坏死和产后急性肾衰竭。

先兆子痫/子痫性肾病主要表现为肾小球毛细血管内皮细胞弥散性增生和肿胀,毛细血管腔狭窄,有内皮细胞病之称。C4d和C4bp沿肾小球基底膜沉积,C4d是一种激活的补体片段,借共价键与内皮细胞结合,导致内皮细胞的增生与损伤。电镜下可见肾小球内皮下间隙增宽,小动脉病变不明显,分娩后可恢复。

肾皮质坏死多见于先兆子痫/子痫的并发症,主要由于肾小动脉痉挛收缩、内皮细胞肿胀、内膜水肿增厚乃至血栓形成,常导致急性肾衰竭,预后与坏死的范围大小有关。

先兆子痫、子痫和妊娠相关性血栓性微血管病伴有肝功能障碍称 HELLP 综合征,即肝功能下降、肝酶升高,血管内溶血,血小板减少和急性肾衰竭的简称,患者表现为肝大,肝细胞脂肪变性,肾脏则呈现血栓性微血管病的表现。

产后急性肾衰竭常发生于分娩后至产后 3 个月,病变与溶血性尿毒症综合征相似,是成人 HUS 的常见类型,与病原体感染有关。

(六)毛细血管内皮病

肾小球毛细血管内皮细胞弥散增生和肿胀,而病因不明确,称毛细血管内皮病。各年龄组均可发病,无性别差异,临床以急性肾功能损伤多见,可有少量蛋白尿和血尿或大量蛋白尿乃至肾病综合征。常呈现多器官的损伤,尤以肝和消化道损伤多见,在肾脏损伤的同时,可出现肝脾肿胀,消化功能异常,乃至腹腔积液形成。多数预后较好,有自限性。可见肾小球毛细血管内皮细胞弥散增生和肿胀,系膜增生不明显,呈贫血状。部分患者入球小动脉和小叶间动脉也可见内皮细胞增生和肿胀。肾小管和肾间质无特异性变化。

其他器官小血管内皮细胞也常受累,如肝脏汇管区小血管的内皮细胞和肝窦库普弗细胞也可出现增生和肿胀,管腔狭窄乃至闭塞,导致肝功能受损乃至门脉高压和大量腹腔积液。电镜检查可见肾小球毛细血管内皮细胞弥散增生,线粒体和内质网肿胀。增生肿胀的内皮细胞充塞于毛细血管腔,少见或不见红细胞。基底膜内疏松层增厚,有如妊娠相关的肾小球病。上皮细胞足突节段性融合。肾小球内无电子致密物,有时在内皮细胞内发现管网状病毒样结构。

五、弥散性血管内凝血

弥散性血管内凝血是多种原因导致的全身性微血管内弥散性血栓形成的疾病。肾是主要的受累器官。肾小球、肾间质的毛细血管及细动脉和小动脉内可见玻璃样微血栓和小血栓形成,同时出现相应的肾小管变性和坏死。在疾病的纤溶期,小血栓可能消失。肾小球系膜细胞因对凝血块和碎片的吞噬和吸收而出现增生变化。

六、肾皮质坏死

肾皮质坏死是由于多种原因导致的肾皮质凝固性坏死。常见于子痫、产科大出血、重症感染、溶血性尿毒症综合征、血栓性血小板减少性紫癜以及弥散性血管内凝血。发病机制主要为肾小动脉痉挛或血栓形成,继而导致肾皮质缺血性坏死。大体表现肾皮质苍白,肾髓质淤血。光镜下可见皮质全层的肾小球和肾小管呈弥散性或局灶性缺血性坏死。

七、肾静脉血栓形成

肾静脉血栓形成多见于肾病综合征,也见于严重脱水的婴幼儿、下腔静脉回流障碍及静脉炎患者。上述疾病使血液浓缩,肾静脉血流缓慢及血液凝固性增高,最终使肾静脉主干及其分支形成血栓。肾静脉血栓可呈单侧或双侧,可完全阻塞或不全阻塞。受累肾脏体积肿胀,肾间质高度水肿,晚期导致间质纤维化。肾小球毛细血管高度扩张,并可出现微血栓及中性粒细胞浸润。

第五节　肾肿瘤及瘤样病变

一、肾囊肿病

(一)单纯性肾囊肿

1.病因和临床特点

病因和临床特点是肾最常见的囊性病变,占超声检查囊性病变的 5%~12%,随着年龄增加,发病增长,20%以上发生在 50 岁以上的成年人。患者常无症状,在体检或尸检中发现。偶尔伴发出血或感染,出现疼痛。发生在肾皮质较肾髓质多见。

2.病理改变

(1)肉眼:可单发、多发或双侧肾,大多数直径<5cm,与肾盂和肾盏不相通。腔内充满透明浆液性液体,囊壁光滑。

(2)镜下:多单房性,囊壁内衬单层立方或扁平上皮。

(二)常染色体显性遗传(成年人型)多囊肾

1.病因和临床特点

临床表现包括:腰痛、肾包块、血尿高血压及肾衰竭。扩张的囊肿进行性损害双侧肾实质,导致肾衰竭为特征的遗传性疾病。是常染色体显性遗传性疾病,PKD1(16p13.3)和 PKD2(4q12-23)基因突变相关。发病率(1~2)/1000。

2.病理改变

(1)肉眼:病变多为双侧性,肾明显肿大,有大小不等的囊腔。

(2)镜下:囊肿发生于各段肾小管及肾小囊,囊壁被覆立方或扁平上皮,并见灶状的息肉状增生,囊腔之间见肾实质,肾小管萎缩,肾间质纤维化。

(三)常染色体隐性遗传(婴儿型)多囊肾

1.病因和临床特点

占出生婴儿的 1/20000。6p21.1-p12 号染色体短臂基因异常是本病的病因。肝和双肾均受累,5 年存活率 80%~90%。

2.病理改变

(1)肉眼:双肾明显肿大,囊肿呈细长圆柱状,自髓质向表面呈放射状,主要为扩张的充满液体的集合管。

(2)镜下:囊腔被覆立方或扁平上皮,其间有正常的肾小管和肾小球。

(四)髓质海绵肾

肾髓质和肾乳头的集合管扩张,使肾髓质呈海绵样外观。病理改变如下。

1.肉眼

肾体积正常或轻度增大,囊肿多而小,局限于肾锥体和肾乳头。

2.镜下

集合管扩张形成圆形或不规则形的囊腔,与肾盂相通,内衬单层立方上皮或扁平的上皮细胞。肾间质有炎症和纤维化,肾小管萎缩。

(五)髓质囊肿病

1.病因和临床特点

肾髓质集合管囊性扩张为特点。根据遗传特点和发病年龄分为 3 型。

(1)儿童肾髓质囊肿病:常染色体隐性遗传,小儿期发病。

(2)成年肾髓质囊肿病:常染色体显性遗传,成年发病。

(3)遗传性肾及视网膜发育不良:常染色体隐性遗传,青少年发病。

2.病理改变

(1)肉眼:双肾体积正常或中度萎缩,颗粒状,皮髓质变薄,肾髓质内出现多个小囊腔。

(2)镜下:肾髓质的囊腔内衬扁平的肾小管上皮,肾小球硬化,肾小管萎缩,肾间质可见淋巴细胞浸润及纤维化。

3.并发症

均进展为肾衰竭。

(六)获得性肾囊肿性疾病

1.病因和临床特点

见于长期肾透析患者或未接受肾透析的尿毒症患者。

2.病理改变

(1)肉眼:位于肾皮质或髓质,囊内为血性液体。

(2)镜下:被覆扁平上皮、立方形上皮或柱状上皮。

1)光镜:肾小球系膜结节状无细胞增宽和硬化。

2)免疫病理:增宽的系膜区纤连蛋白阳性。

3)电镜:系膜区和基底膜出现细小的纤维样物质(直径<10nm)。

3.并发症

可发展为乳头状腺瘤、乳头状癌或透明细胞癌。

二、肾细胞肿瘤

肾细胞癌是成年人常见的肿瘤,平均年龄 55～60 岁,儿童也可以发生,男女比例 2:1。双侧发生占 1%。肾细胞癌可以继发于其他疾病。包括:von Hippel－Lindau 病,获得性囊肿病,成人多囊肾,肾小管硬化,神经母细胞癌等。肾细胞癌患者通常有血尿(59%)、腰痛(41%)及腹部包块(45%)。同时有 3 个改变的仅占 9%。其他表现包括体重下降、贫血、发热。少数患者还出现副肿瘤综合征的表现,系统性淀粉样变,多发性神经肌病,胃肠道紊乱,肝脾大及肝功异常。

大多数肾细胞癌位于肾皮质,较大的肿瘤可突到肾外形成肿块,肾细胞癌 5 年存活率70%,还与患者性别、种族、年龄、肿瘤分期、肿瘤的大小及转移、囊性变、浸润肾静脉、浸润肾盂、显微镜下分级、显微镜下亚型肿瘤坏死、细胞增生指数、P53 及 CD44S 过度表达血管密度等有关。

(一)透明细胞性肾细胞癌

1.病因和临床特点

透明细胞性肾细胞癌是肾最常见的恶性肿瘤。多见于老年人。临床表现为血尿、肾区疼痛、肾区肿块。分子遗传学显示 3 号染色体短臂缺失，VHL 基因突变。

2.病理改变

(1)肉眼：肿物位于肾皮质，有纤维性假包膜。金黄色、实性，有出血、坏死、囊性变、多彩状。

(2)镜下：实性巢索状、管状、腺泡状或乳头状排列，癌巢间是丰富的窦状血管间质，细胞立方形、柱状，胞质透明或嗜酸性颗粒状，含糖原和脂类物质，无黏液，核圆形、卵网形、不规则形，核染色质细腻或粗颗粒状、块状。出现肉瘤样结构，提示预后差。

3.免疫组化

低分子量 CK、CK8、CK18、CK19、vimentin、CD10、EMA 阳性，高分子量 CK 阴性。

4.分级标准

Fuhrman 分级(10 倍物镜下) I 级，核均匀一致，圆形，直径＜10μm，染色质增多，无核仁。II 级，核增大，核略不规则，直径 15μm，染色质细颗粒状，核仁不明显。III 级，核不规则，直径 20μm，大核仁，核仁易见。IV 级，核多形性，染色质增多，怪异核，直径 20μm 或更大，1 个或多个大核仁。

5.鉴别诊断

(1)肾上腺皮质癌：透明细胞癌免疫组化 Inhibin(－)。

(2)卵巢透明细胞癌：肾细胞癌 CK34βE12 和 CA125(－)。

(3)甲状腺透明细胞癌：肾细胞癌 Thyroglobulin(－)。

(4)间皮瘤：肾细胞癌 calretinin、mesothelin、CK5/6(－)。

(二)多房性囊性肾细胞癌

1.病理改变

(1)肉眼：边界清楚，大小不等的囊腔，内为浆液性或血性液体。

(2)镜下：囊腔内衬单层或多层上皮细胞，胞质透明，核小而圆，染色质深染，或者衬覆的上皮细胞脱落，囊壁间隔为致密的胶原，可见灶状透明细胞。

2.免疫组化

囊壁间隔内的透明细胞 CK、EMA 阳性，CD68 阴性。

(三)乳头状肾细胞癌

1.病因和临床特点

占肾细胞癌 15%，部分 c－MET 基因突变有关，老年人好发。

2.病理改变

(1)肉眼：肾实质内边界清楚的肿物，有纤维性假包膜。有出血、坏死、囊性变，多彩状。

(2)镜下：乳头状、小梁状或乳头实体状排列，纤维血管轴心内有砂砾体、泡沫状巨噬细胞和胆固醇结晶，细胞立方状、柱状、多角形，胞质嗜酸性、嗜碱性、双染，小圆核，核仁不明显或者大的不规则的核，核仁明显。I 型：乳头被覆单层细胞，小立方形，胞浆少，预后好；II 型：乳头表面被覆假复层上皮胞细胞,核大,嗜酸性胞质。

3.免疫组化及分子遗传学

CK7 阳性。7、17 号染色体三倍体,Y 染色体丢失,cMET 基因突变。

4.预后

预后较差。预后较透明性肾细胞癌好。较嫌色细胞癌差。

(四)嫌色性肾细胞癌

1.病因和临床特点

占肾细胞癌的 5%,多无症状,预后较透明细胞性肾细胞癌好。

2.病理改变

(1)肉眼:边界清楚,无包膜,分叶状实性肿块。均质,黄棕色或褐色。

(2)镜下:实性片状、管状、小梁状、乳头状排列,可见肉瘤样结构。细胞界限清楚,圆形、多角形,胞膜较厚,胞质略透明磨玻璃状或嗜酸性细颗粒状,核周晕明显,核皱褶,染色质深,间质玻璃样变性,可见偏心性的厚壁血管、灶状坏死或钙化。

3.免疫组化

EMA、低分子量 CK、CK7 阳性,CD10 阴性,vimentin 阴性,肉瘤样区 vimentin 阳性。

4.分子遗传学

1 号染色体或 Y 染色体缺失,或 1、6、10、13、17、21 号染色体混合性缺失。

(五)集合管癌

1.病因和临床特点

来源于集合管上皮细胞的恶性肿瘤。罕见,占肾细胞癌 1%～2%。临床表现是腹部疼痛,季肋部肿块,血尿。预后较透明性肾细胞癌差。

2.病理改变

(1)肉眼:体积小的肿瘤位于肾锥体,体积大的肿瘤位于肾中央,肾髓质。边界不清,切面灰白,实性、硬韧,有坏死及囊性变,常侵及肾周和肾窦脂肪组织。

(2)镜下:不规则小管状、乳头状排列或肉瘤样结构,周围有纤维结缔组织反应增生,大量炎细胞浸润。细胞立方状,胞膜不明显,胞质嗜酸性、嗜碱性或嫌色,可见腔内或细胞内黏液。核大,核仁明显,高恶性分级。周围的小管上皮细胞有异型性,无尿路上皮癌。

3.免疫组化

高分子量 CK、植物血凝素、vimentin 阳性,CD10 阴性。

4.分子遗传学

1、6、14、15 和 22 号染色体单倍体。

(六)肾髓质癌

1.病因和临床特点

罕见。青年好发,男性多见。常伴发镰状细胞性血液病,预后差。

2.病理改变

(1)肉眼:位于肾髓质,浸润性生长,边界不清,侵及肾窦。

(2)镜下:网状、管状、梁状、乳头状、腺样囊性结构、卵黄囊瘤样结构。胞质嗜酸性,核染色质细腻,核仁明显。间质纤维化、水肿,有中性粒细胞浸润,边缘有较多淋巴细胞,常见胞质内滴状黏液和镰状红细胞。

3.免疫组化

AE1/AE3、EMA、CEA 阳性。

(七)Xp11.2 易位/TFE3 基因融合相关性肾癌

1.病因和临床特点

多见于 10 岁以下的儿童。

2.病理改变

(1)肉眼:肿物切面黄褐色,有出血、坏死。

(2)镜下:不同的 TFE3 融合基因有不同的组织学形态:透明细胞呈乳头状排列或胞质嗜酸性颗粒状的细胞排列呈巢状。

3.免疫组化

TFE3 核阳性,肾细胞癌标记物抗原、CD10 阳性,vimentin 灶性阳性,CK 灶性阳性,EMA 灶性阳性。

(八)神经母细胞瘤相关性肾细胞癌

1.病因和临床特点

见于长期存活的儿童肾母细胞瘤患者。双肾均可发病。

2.病理改变

镜下:实性和乳头状结构,胞质丰富,嗜酸性,核轻度至中度异型性。

3.免疫组化

EMA、vimentin、CK8、CK18、CK20 阳性。

(九)黏液性管状和梭形细胞癌

1.病理改变

(1)肉眼:肿物境界清楚,灰色,浅褐色,质地均一。

(2)镜下:立方形细胞排列条索状或小而狭长的小管状结构,小管间为黏液样间质,混杂有梭形细胞区域,细胞温和,核级别低。

2.免疫组化

CK7、CK18、CK19、EMA、vimentin 阳性,CD10 阴性。被认为是乳头状肾细胞癌的梭形细胞亚型。

(十)肾乳头状腺瘤

1.病因和临床特点

多见于老年人。各种晚期肾疾病的硬化肾,长期透析肾多见,无症状。

2.病理改变

(1)肉眼:位于肾皮质,直径<5mm 的球形结节,灰白色,边界清楚。

(2)镜下:小管状、乳头状、小管乳头状结构排列。细胞形态一致,胞质少,双染性或嗜碱性、嗜酸性,核圆形、椭圆形,核染色质细腻,核仁不明显,无病理性核分裂象及坏死。

3.免疫组化

低分子量 CK、vimentin 阳性。

(十一)嗜酸细胞腺瘤

1.病因和临床特点

多见于老年人,无临床症状。

2.病理改变

(1)肉眼:肿物界清楚,无包膜,红褐色,中央见星状瘢痕,有出血,无坏死。

(2)镜下:实性巢索状、管状、腺泡状、微囊状结构。细胞圆形或多角形,嗜酸性颗粒状胞质,小圆形泡状核,见小核仁,偶见大而深染的怪异细胞核,无病理性核分裂象。

3.免疫组化

高分子量 CK 阳性,vimentin 阴性。

三、后肾肿瘤

(一)后肾腺瘤

1.病因和临床特点

青壮年,女性多见。

2.病理改变

(1)肉眼:位于肾皮质,边界清楚,无包膜,灰色、褐色、黄色,质软或韧,常见出血、坏死、囊性变。

(2)镜下:管状、腺泡状排列。间质少或疏松水肿样、黏液样或玻璃样变性。细胞形态一致,胞质少,嗜酸性。核一致,圆形、卵圆形,核染色质细腻,核仁不明显,无病理性核分裂象。有的有乳头状结构,常见砂砾体。

3.免疫组化

CK、vimentin、CD57 阳性。

(二)后肾腺纤维瘤

后肾腺纤维瘤是上皮成分和间叶成分的混合性肿瘤。

病理改变见上皮成分与后肾腺瘤相似,间叶成分为梭形的成纤维细胞样细胞束状排列,核卵圆形或梭形,核仁不明显,可有透明变性和黏液变性,偶混有脂肪、软骨及神经胶质,并可见砂粒体。

(三)后肾间质瘤

1.病因和临床特点

少见,发生于儿童的良性肾肿瘤,与后肾纤维瘤的间质成分相同。

2.病理改变

(1)肉眼:位于肾髓质,黄褐色、分叶状的纤维性肿块,有囊性变。

(2)镜下:肿瘤细胞梭形或星芒状,胞质纤细不清,核细长,包绕陷入的肾小管和血管,在黏液样的背景中形成洋葱皮样同心圆结构或者睫状体样结构,小动脉异常增生,中膜的平滑肌细胞转变成上皮样细胞,肾球旁器细胞增生,有异源性分化,如神经胶质和软骨分化。

3.免疫组化

CD34 阳性。

四、肾母细胞性肿瘤

(一)肾母细胞瘤

1.病因和临床特点

来源于肾胚基细胞的恶性肿瘤,又称 Wilm 瘤。多见于 6 岁以下的儿童,50％3 岁以下。临床表现腹部包块,偶见血尿、疼痛,由于肾素的分泌,患者出现高血压。

2.病理改变

(1)肉眼:双肾都可受累,球形巨大瘤块,边界清楚,有纤维性假包膜,灰白色或棕褐色,鱼肉状,易间出血、坏死及囊性变。

(2)镜下:3 种基本成分。未分化的胚芽组织、间胚叶性间质、上皮样成分。

1)胚芽细胞型:弥散性、结节状、缎带状以及基底细胞样分布,细胞小圆形,胞质极少,核染色质粗糙,核仁不明显。

2)间胚叶性间质型:幼稚的黏液样细胞和梭形细胞为主,可有脂肪组织、平滑肌组织、骨骼肌组织、骨和软骨,神经胶质细胞。

3)上皮样型:形成胚胎性的肾小管、肾小球,移行上皮异源性分化包括纤毛上皮、产生黏液上皮、鳞状上皮,神经上皮成分、神经母细胞、成熟的神经节细胞、神经胶质细胞。

肾母细胞瘤的间变成分:①核增大,与相同类型的细胞相比,直径超过 3 倍。除骨骼肌性肿瘤细胞以外,胚芽细胞、上皮样细胞与间质细胞均适用;②染色质增多增粗;③核分裂象增多;④化疗后改变:坏死黄瘤样细胞、含铁血黄素沉积和纤维化,胚芽组织向较成熟的上皮、间叶成分和肌源性成分分化。

3.免疫组化

胚芽组织表达 vimentin,灶状表达 NSE、desmin、CK,上皮成分表达 CK、EMA、植物血凝素;间胚叶成分:横纹肌表达 actin,神经成分表达 NSE、GFAP、S－100;胚芽成分和上皮成分表达 WT1,间胚叶成分不表达 WT1。

4.遗传学改变

20％的散发肾母细胞瘤有 WT1 基因突变。

(二)肾源性残余

1.病因和临床特点

肾内出现灶状异常的可发展为肾母细胞瘤的胚胎性肾组织成分。见于 3 岁以下的儿童。

2.病理改变

肉眼:肾内点片状灰白色小结节。

(1)叶周型:位于肾周缘,多灶,有明显的边界,由肾胚芽组织和小管样结构组成,伴有硬化性间质。

(2)叶内型:分布于肾皮质和髓质。单发,边界不清且不规整,成熟的间质中有肾胚芽组织和小管样结构。

(3)弥散性或多灶状肾源性残余称为肾母细胞瘤病。

(三)部分囊状分化的肾母细胞瘤

1.病因和临床特点

发生于儿童。

2.病理改变

(1)肉眼:大小不等的薄间隔的囊腔,有假包膜,与周边肾组织分界清。

(2)镜下:囊腔内衬扁平、立方或鞋钉样上皮细胞或无衬覆上皮,间隔内有未分化或分化的间叶成分、胚芽和肾母细胞瘤的上皮成分,有时见骨骼肌和黏液样间叶成分。

五、间叶性肿瘤

(一)肾透明细胞肉瘤

1.病因和临床特点

少见,见于2岁左右儿童,恶性度高,易复发及骨转移。

2.病理改变

(1)肉眼:肾髓质或肾中央球形肿块,无包膜,边界清,均质性,鱼肉状,黏液样,囊性变。

(2)镜下:巢状,条索状、梁状或栅栏状排列,间质内为网状纤维血管间隔或黏液样变性、纤维化、玻璃样变性。细胞上皮样、梭形、多角形。胞膜不清楚,胞质浅染或空泡状。核小圆形,染色质细腻,核仁不明显,核分裂象少见。形态多样,有经典型、上皮样型、梭形细胞型、硬化型、黏液样型、囊肿型、血管周细胞瘤型、栅栏状排列型。

3.免疫组化

vimentin、Bcl-2阳性,CD34、S-100、Desmin、CD99、CK、EMA阴性。

(二)肾骨骼肌样瘤

1.病因和临床特点

好发于婴幼儿,平均年龄1岁,3岁以上诊断本病要慎重。常合并颅内的神经外胚叶恶性肿瘤。

2.病理改变

(1)肉眼:边界不清的实性瘤块,无包膜,有出血坏死,常见浸润和卫星结节。

(2)镜下:实性条索、片状排列。弥散性、浸润性生长。细胞圆形、多角形,胞质丰富,嗜酸性颗粒状,圆形或椭圆形的嗜酸性包涵体,核泡状,显著的红核仁。有上皮样型、纺锤样细胞型、硬化型、淋巴瘤样型。

3.免疫组化

vimentin阳性,FMA灶状强阳性,INII阴性。电镜下见细胞质内包涵体由互相缠绕的中间丝构成。

4.遗传学改变

22号染色体长臂的hSNF5/INI1肿瘤抑制基因失活。

(三)先天性中胚层细胞肾瘤

1.病因和临床特点

发生于婴儿肾和肾窦的低度恶性的成纤维细胞性肿瘤。儿童最常见的先天性肾肿瘤。发病年龄<1岁。

2.病理改变

(1)肉眼:质地硬韧,编织状;富于细胞者质地软,有囊性变和出血。

(2)镜下:束状交错排列的成纤维细胞,核细长,胞质淡染,核分裂象少见,包绕和穿插于残留的肾小管和肾小球;细胞型:实性条索状和片状排列,大的梭形细胞或多角形细胞,胞质丰富,泡状核,多个大核仁,核分裂象多见。

3.免疫组化

vimentin、actin 阳性。

4.遗传学改变

11、8、17 号染色体非整倍体,t(12;15)(p13;q25)发生 ETV6 和 NTRK3 基因融合。

(四)儿童期骨化性肾肿瘤

1.病因和临床特点

起源于肾锥体发生于肾盏的良性肿瘤。罕见,男性多见。

2.病理改变

骨样物质形成粗大的小梁、网状互相连接,其间见立方形骨母细胞样细胞,梭形细胞大小一致,片状排列,核椭圆形。

3.免疫组化

骨母细胞样细胞 EMA 和 vimentin 阳性,CK 阴性。

(五)血管周细胞瘤

血管周细胞瘤少见,发生于肾窦或肾周脂肪。增生的梭形血管周细胞间为大量鹿角状毛细血管。免疫组化:CD34 阳性,CD31、actin、CD99 阴性。

(六)平滑肌肉瘤

1.病因和临床特点

罕见,是肾最常见的肉瘤,发生于肾被膜、肾实质、肾盂平滑肌组织、肾静脉。见于成年人。

2.病理改变

(1)肉眼:肿物体积大,实性,灰白色,质软偏硬韧,有坏死。

(2)镜下:梭形细胞栅栏状、丛状、杂乱排列。坏死、核异型性、核分裂象多见提示恶性度高。

(七)骨肉瘤

骨肉瘤极其罕见。

(八)肾血管肉瘤

1.病因和临床特点

罕见,好发于男性。

2.病理改变

(1)肉眼:发生于肾被膜,边界不清,海绵状,有出血。

(2)镜下:细胞梭形、圆形或不规则形,核长或不规则,奇异核和多核细胞,常见核分裂象。分化好的区域见大小不等的毛细血管管腔,分化差的区域见多形的肿瘤细胞,大片的梭形细胞或上皮样细胞形成原始管腔。

3.免疫组化

Ⅷ因子、CD31、CD34 阳性。

(九)恶性纤维组织细胞瘤

1.病因和临床特点

肾旁或腹膜后肿块,被认为来源于肾被膜。

2.病理改变

鱼肉状,有出血坏死,常侵及肾静脉和腔静脉。梭形细胞、组织细胞样细胞和多核巨细胞呈片状混杂排列,局部栅栏状或席纹状排列。

(十)血管平滑肌脂肪瘤

1.病因和临床特点

来源于血管周细胞的良性间叶性肿瘤,部分病例伴有结节性硬化症。见于成年人,女性多见。

2.病理改变

(1)肉眼:发生于肾实质和髓质,可以多灶、双肾发生。肿物边界清楚,无包膜,黄色或红褐色,易见出血,向肾周脂肪组织呈膨胀性生长。

(2)镜下:多少不等的成熟脂肪组织、不规则的缺乏弹力层的厚壁血管和平滑肌构成。平滑肌细胞在血管壁周围呈放射状生长,呈梭形细胞束状排列,或呈圆形上皮样细胞片状排列,胞质嗜酸性或透明。可有脂肪母细胞。

3.免疫组化

平滑肌细胞和脂肪细胞共同表达黑色素细胞的标记(HMB45、MelanA、Tyrosinase、CD63)和平滑肌的标记(SMA、MSA、Calponin)。

4.并发症

可发生远处转移。累及局部淋巴结可能属于多灶性生长,非转移性。

(十一)上皮样血管平滑肌脂肪瘤

1.病因和临床特点

具有恶性潜能的间叶性肿瘤。以增生的上皮样细胞为主,具有经典的血管平滑肌脂肪瘤的 3 种成分。见于成年人,50%以上患者有结节性硬化症。

2.病理改变

(1)肉眼:体积大,灰褐色、白色、棕色、有出血坏死,浸润性生长,有时侵及肾外组织或肾静脉、腔静脉。

(2)镜下:上皮样细胞巢状、片状排列,在血管周围呈套袖状分布。细胞网形、多角形。胞质丰富、颗粒状,嗜酸性,泡状核,核仁清楚。可见核分裂象、血管浸润、出血、坏死和肾周脂肪组织的浸润。

3.免疫组化

表达黑色素细胞的标记(HMB45、HMB40、CD63、Tyrosinase、Melan A、microphthalmia转录因子),平滑肌标记(SMA、MSA)的表达各不相同。

4.并发症

有淋巴结、肝、肺、脊柱转移。出现坏死、核分裂象、间变的细胞核和肾外扩散时,提示预后不好。

(十二)平滑肌瘤

1.病因和临床特点

多见于成年人。最常发生于肾被膜,其次肾盂的平滑肌组织、肾皮质的血管平滑肌。

2.病理改变

边界清楚,有钙化、囊性变,无坏死。梭形细胞交错束状排列,无细胞异型性和核分裂。免疫组化显示 actin、desmin 阳性。

(十三)血管瘤

血管瘤常见于年轻人和中年人。反复血尿。单侧、单发。肾盏、肾盂最常受累。肿物无包膜,红色海绵状或红色条纹状。组织学分类包括毛细血管瘤和海绵状血管瘤。

(十四)淋巴管瘤

淋巴管瘤少见的肾良性肿瘤。多见于成年人。儿童出现双侧肾淋巴管瘤,提示有淋巴管瘤病。可位于肾被膜、肾皮质,更常见于肾盂周围和肾窦壁。弥散性的囊性病变,囊腔相互交通,内含清亮液体,有纤维间隔,内壁衬以扁平内皮细胞。免疫组化显示阳性,CK 阴性。

(十五)球旁器细胞瘤

1.病因和临床特点

分泌肾素的良性肿瘤,又称肾素瘤。多见于成年人,女性多见。临床表现是持续性顽固的高血压、低血钾、血浆肾素水平高。

2.病理改变

(1)肉眼:单侧,位于肾皮质、灰黄色、边界清楚的小结节。

(2)镜下:多角形、梭形、小圆形细胞排列呈实性、不规则条索状。胞质嗜酸性颗粒状,核染色质细腻。间质毛细血管和血窦丰富或透明样变、黏液样变。也有管状乳头状结构,衬覆立方形细胞。胞质 PAS 和 Bowie 染色阳性。

3.免疫组化

renin、actin、vimentin、CD34 阳性,管状结构的立方形细胞 CK 阳性。

4.超微结构

胞质内含菱形或多角形肾素的内分泌颗粒。

(十六)肾髓质间质细胞瘤

1.病因和临床特点

又称肾髓质纤维瘤。多见于成年人。

2.病理改变

位于肾髓质锥体内的灰白色、边界清楚的小结节。瘤细胞星形或多边形,泡状核,胞质透明,杂乱分布于疏松的间质内,有的间质完全是不规则嗜酸性的淀粉样物质。瘤细胞内含中性脂肪、磷脂和酸性黏多糖。

(十七)肾内神经鞘瘤

肾内神经鞘瘤罕见。发生于肾实质、肾门、肾盂、肾被膜。边界清楚,分叶状或圆形肿块,棕褐色或黄色。光镜下部分梭形细胞栅栏状排列(Antoni A),部分细胞少而结构疏松(Antoni B)。

(十八)孤立性纤维性肿瘤

孤立性纤维性肿瘤位于肾实质和肾被膜。多少不等的梭形细胞呈不规则状、席纹状或短束状排列混杂有少细胞区的胶原纤维带。免疫组化:CD34、Bcl-2、CD99 阳性。

(十九)脂肪肉瘤

原发于肾的脂肪肉瘤罕见,多是腹膜后的脂肪肉瘤累及肾或肾周组织。分化好的脂肪肉瘤应与脂肪成分居多血管平滑肌脂肪瘤相鉴别。

六、间叶和上皮混合性肿瘤

(一)囊性肾瘤

囊性肾瘤见于成年人的良性囊性肿瘤。肾实质内边界清楚的多房性囊肿,内壁光滑,内含无色液体,各囊之间以及与肾盂不相通。囊壁被覆单层扁平、矮立方或鞋钉样上皮细胞,胞质透明或嗜酸性,间隔内无细胞或类似于卵巢间质。

(二)混合性,上皮和间质肿瘤

1.病因和临床特点

由上皮和间质成分混合呈实性和囊状生长的肾肿瘤。成年女性多见。临床表现为腹部疼痛、血尿。

2.病理改变

(1)肉眼:位于肾中央,膨胀性生长,突入肾盂,由多个囊腔和实性区域构成。

(2)镜下:由大囊、微囊和小管构成。大囊囊壁内衬柱状、立方状上皮,形成乳头状簇,有的囊壁衬尿路上皮。微囊和小管内衬扁平、立方和柱状上皮,胞质透明、淡染、嗜酸性。间质内有多少不等的梭形细胞,核大,胞质丰富,显示不同程度的平滑肌、成纤维细胞或肌成纤维细胞分化。

3.免疫组化

上皮成分表达 CK、vimentin,梭形细胞表达 actin 和 desmin。

(三)滑膜肉瘤

滑膜肉瘤是伴有上皮成分分化的梭形细胞肿瘤。

1.病理改变

(1)肉眼:实性,可见出血坏死、囊性变。

(2)镜下:单相分化的肥胖的梭形细胞,互相交错呈束状或实性片状排列。核卵圆形,胞质少,核分裂象多见。束状排列的肿瘤细胞与黏液样区域交替。囊腔内衬上皮为多角形细胞,胞质嗜酸性,核位于腔面,核分裂象不活跃。

2.免疫组化

vimentin、Bcl-2、CD99 阳性,desmin、MSA 阴性,囊腔内衬,上皮 CK、EMA 阳性。

3.分子遗传学改变

$t(X;18)(p11.2;q11)$形成 SYT-SSX 融合基因。

七、神经内分泌肿瘤

(一)肾类癌

肾的原发性类癌非常罕见。

1.病理改变

边界清楚的实性肿块,分叶状,黄褐色、浅棕色或红棕色。质软或质中偏硬,有灶状出血、钙化、囊性变,坏死不常见。细胞排列成巢状、条索状、小梁状,核圆形、规则,无核分裂象,无血管浸润。

2.免疫组化

NSE、CgA、Syn 阳性。

(二)肾神经内分泌癌

1.病理改变

质软、灰白色,有坏死。片状、巢状、小梁状排列。细胞小圆形、梭形,分化差,胞质少。核染色质丰富,核仁不明显,核分裂象丰富。易见脉管内癌栓,坏死广泛,有血管周围 DNA 沉积,同时伴有尿路上皮癌。

2.免疫组化

CK 点状阳性,CgA、Syn、CD56、NSE 阳性,Ki67。

(三)原始神经外胚叶肿瘤(Ewing 肉瘤)

原始神经外胚叶肿瘤在肾罕见。

1.病理改变

(1)肉眼:位于肾髓质和肾盂,灰褐色、灰白色、分叶状,有出血坏死、囊性变,侵犯肾周脂肪组织、肾静脉或下腔静脉。

(2)镜下:形态相对单一的小多角形细胞,核圆形,胞膜清晰,胞质透亮,染色质细腻,有小核仁,有的核呈无结构的浓缩状态,核分裂象多见,常见坏死。

2.免疫组化

CD99 胞膜阳性,vimentin 阳性,vimentin 和 CK 为核周或 Golgi 器附近的点状阳性。

3.分子遗传学改变

t(11;22)(q24;q12)形成 EWS－FLII 融合基因。

(四)神经母细胞瘤

肾内原发性神经母细胞瘤非常罕见。可能来源于肾上腺残余或肾内交感神经,有的是肾上腺神经母细胞瘤累及肾。易误诊为肾母细胞瘤。

1.病理改变

原始神经组织分化,胚胎样细胞,核圆形,染色质颗粒状,可见菊形团、神经原纤维。

2.免疫组化

NSE、Syn、S－100、CgA 阳性。

(五)副节瘤/嗜铬细胞瘤

肾的副节瘤/嗜铬细胞瘤非常少见。

八、淋巴造血组织肿瘤

(一)淋巴瘤

肾原发性淋巴瘤指单独发生于肾,而非系统性淋巴瘤累及肾。肾是淋巴瘤第 2 个最常见的累及部位。淋巴瘤的所有亚型均可发生于肾,最常见的弥散大 B 细胞性淋巴瘤。

(二)浆细胞瘤

肾的原发性髓外浆细胞瘤罕见,多数为多发性骨髓瘤的肾内扩散。首先要除外其他部位的浆细胞瘤。

(三)白血病

肾的白血病是指白血病细胞在肾间质浸润而不伴有结节形成。

九、生殖细胞肿瘤

生殖细胞肿瘤罕见。多数肾的生殖细胞肿瘤系睾丸肿瘤转移所致。原发性的肾绒毛膜癌罕见,不易与低分化的伴有合体滋养叶细胞的尿路上皮癌相鉴别。畸胎瘤很少见,可能是波及肾的腹膜后畸胎瘤或畸胎瘤样的肾母细胞瘤。

十、瘤样病变

(一)肾炎性假瘤

肾炎性假瘤由大量胶原、肌成纤维细胞和炎细胞组成的瘤样结节。

(二)黄色肉芽肿性肾盂肾炎

黄色肉芽肿性肾盂肾炎多见于 40～60 岁女性。有下尿路感染的临床症状。病理改变如下。

1.肉眼

肾髓质内界限不清的肿块,切面灰黄色。

2.镜下

中央为坏死组织,有小脓肿,周围为大量组织细胞、泡沫细胞和多核巨细胞,最外层为浆细胞、淋巴细胞和肉芽组织。与透明细胞性肾细胞癌鉴别。免疫组化透明细胞性肾细胞癌 CK 阳性,CD68 阴性。黄色肉芽肿性肾盂肾炎则相反。

十一、肾盂肿瘤

肾盂的常见的良性上皮性肿瘤有尿路上皮乳头状瘤和内翻性乳头状瘤。肾盂的常见的恶性上皮性肿瘤包括尿路上皮癌、鳞状细胞癌和肾盂腺癌,其他肿瘤包括肾盂未分化癌和肾盂癌肉瘤。

(一)尿路(移行细胞)癌

1.病因和临床特点

大多数尿路(移行细胞)癌发生在成年人,约占肾原发性肾细胞癌的 7%。1/4 的患者可伴有乳头坏死。在先天性马蹄肾发病率增加。血尿是最常见的表现。尿细胞学检查是高敏感及准确的检查方法,特别是高级别病变。

2.病理改变

(1)肉眼:肿瘤质软,灰红色,肿物表面光滑,类似膀胱肿瘤。肿瘤弥散累及全部肾盂,肿瘤可以延伸到输尿管。高级别的肿瘤可以浸润肾实质,甚至可浸到肾被膜。大体上能与肾细胞癌鉴别,肿瘤呈灰白色,颗粒状,肾盂广泛受累。肾静脉常受累。

(2)镜下:尿路上皮癌,无论发生在肾盂、输尿管与膀胱肿瘤形态一致。高级别占70%,比膀胱高。肾盂肿瘤累及集合管易与肾腺癌相混淆。周围上皮可以发生增生及原位癌。

3.免疫组化

CK7及CK20阳性,P53及P27过表达。

(二)肾盂未分化癌

1.病理改变

位于肾盂附近或肾髓质。实性片状排列,细胞形态多样,异型性不一。

2.免疫组化

高分子量CK阳性。

(三)肾盂癌肉瘤

肾盂癌肉瘤发生于肾盂的具有癌和肉瘤特点的恶性肿瘤。上皮性成分是移行细胞癌、腺癌、鳞状细胞癌,肉瘤成分常见软骨肉瘤、骨肉瘤。

第六节　膀胱和尿道上皮性肿瘤

一、良性上皮性肿瘤

(一)内翻乳头状瘤

1.临床特征

现在认为很少见,中、老年男性多发;多见于膀胱三角区、颈、前列腺尿道部;单发,血尿、尿路梗阻为常见症状。

2.组织学分类及镜下改变

(1)孤立性肿块,表面光滑,息肉样或分叶状常见,小者为结节,一般<3cm,极偶见>8cm。

(2)大体可见蒂或为广基。

(3)组织学改变为上皮巢内陷,细胞排列致密,卵圆形、梭形,表面被覆正常泌尿道上皮,周围细胞栅栏状排列。肿瘤内细胞排列可分为梁状－细胞梁状排列;形成囊－内为扁平上皮;腺样型－细胞腺样排列内为黏液上皮。

(4)肿瘤内一般无核分裂,罕见于基底或接近于基底层的上皮。

(5)可有鳞化:鳞状上皮呈分层涡状,见不到带有细胞角化的鳞状上皮。

(6)病因不清,有人认为为反应性增生性病变,来源于布氏巢或慢性上皮炎症,与癌有一定相关性,但不是癌前病变。

3.鉴别诊断

(1)内翻乳头状瘤与布氏巢鉴别:布氏巢大体为膀胱黏膜小的异常不规则改变,很少结节形成。

(2)内翻乳头状瘤与腺性膀胱炎鉴别:腺性内翻性乳头状瘤易与腺性膀胱炎混淆,但两者鉴别有时无重要意义。Askmen 认为,内翻乳头状瘤实际上是腺性或囊性膀胱炎过度增生形成的。

(3)内翻乳头状瘤与内翻性生长的乳头状癌:主要鉴别在:①癌肿的体积大,为膀胱内生性肿块,推进性浸润性生长。浸润的识别:包括生长方式;基底膜的形态;间质反应;收缩现象;异常分化。②内翻性生长的癌细胞丰富并具有具有一定程度细胞不典型性和一定数量的核分裂。③出现角化性鳞状上皮化生多为癌。④出现显著乳头状及分支生长为癌。⑤内翻乳头状瘤与癌并发率为 20%

(二)尖锐湿疣

1.临床特征

常是外生殖器、会阴、肛门等处尖锐湿疣的并发肿瘤,罕见单发于尿道。病变可以散在单个,大多是弥散分布,呈光滑的粉褐色乳头状外观,甚至是天鹅绒样外观。

2.镜下改变

鳞状上皮乳头状增生并挖空细胞形成,一般进行 HPV 检测确诊。有癌变可能疣状癌浸润癌。

(三)鳞状细胞乳头状瘤

临床特征及镜下改变:非常少见,发生于老年女性,无特殊临床症状,与 HPV 感染无关。肿瘤由具有乳头状轴心的鳞状上皮组成,上皮细胞无不典型性挖空细胞。

(四)绒毛状腺瘤

镜下改变:膀胱内乳头状肿块,镜下肿瘤具有纤维血管轴心,覆盖着假复层柱状上皮,细胞核呈杆状,较拥挤排列,核染色质深染,偶见核仁,与肠腺瘤相似。可伴有原位及浸润性腺癌,活检诊断时须排除浸润。

二、尿路上皮增生性病变和非浸润性癌

组织学分类:尿路上皮增生性病变和非浸润性癌,其形态可分为扁平状和乳头状,包括仅仅为细胞层次增多的单纯增生,伴细胞不典型性改变的增生和伴有异型增生的非浸润性癌,目前这种异型增生→浸润前病变都称为上皮内瘤变,根据异型程度分为低级别和高级别。

(一)膀胱尿路上皮扁平状增生和非浸润性癌

WHO 组织学分类:

扁平状尿路上皮增生。

扁平状病变(尿路上皮增生)伴不典型性。

反应性不典型性尿路上皮增生。

尿路上皮不典型增生,意义待定。

尿路上皮轻度及轻度至中度异型增生(低级别尿路上皮内瘤)。

尿路上皮中度至重度异型增生及原位癌(高级别尿路上皮内瘤)。

尿路上皮不典型性和异型增生的用法及含义的区别:大多学者将异型增生表示癌前病变,而不典型性表示反应性病变,特别强调细胞的改变。

1.扁平状尿路上皮增生

镜下改变:表面上皮增厚,层次增多,但从基底到表面,成熟明显为正常的尿路上皮,属良

性,无不良的预后意义。

2.反应性尿路上皮不典型

镜下改变:由轻度异常的急性或慢性炎的尿路上皮组成,异常表现为细胞核均匀性增大,空泡状,核仁明显,中位,核分裂象常见,细胞增大,胞质增多,有鳞状细胞样外观,但无染色质过多、核的多形性及染色质分布的不规则等细胞学上恶性的改变,因而不应该看作是肿瘤性增生。它常见于有结石、近期经过器械检查、导尿等病况。

3.意义待定的尿路上皮不典型性

(1)镜下改变:炎性不典型增生与肿瘤性不典型增生难以区别的病变,其细胞的不典型与炎症的严重程度不成比例,表现为程度稍重的核多形性和(或)染色质过多,以至于不能肯定地除外早期肿瘤。

(2)临床意义:"意义待定的尿路上皮不典型性"并不是一个废纸篓,对这类不典型增生的意义待定,指对患者需要随访,待炎症消退后再做检查。

4.尿路上皮异型增生

镜下改变:现在常指为低级别尿路上皮内瘤变。尿路上皮扁平状增生并呈肿瘤性增生有明显细胞异型改变,细胞排列失极性,核圆形,拥挤,但细胞异型改变轻,位于中下 $1/3 \sim 1/2$ 层,其细胞和结构的改变不足以诊断尿路上皮原位癌。

5.尿路上皮原位癌

(1)大体特征:即为高级别尿路上皮内瘤,被公认为浸润癌的前驱病变,原位癌通常为多灶性,好发于膀胱三角、侧壁和膀胱顶,膀胱镜下可看到天鹅绒样斑块或者颗粒状斑块,巨检时也可以看到红色绒毛样突起。

(2)镜下改变:尿路上皮内出现细胞学上的恶性细胞,表现为核的大小不规则、染色质过多,可累及全层或一部分。可出现于表浅层或基底层或呈"派杰病"样,个别或成群的恶性肿瘤细胞散布于正常的尿路上皮中。核分裂象常见于上皮中层或浅层。可累及 VonBrunn 巢或囊性膀胱炎,表层上皮容易自发性或受损脱落,以至于在黏膜面仅存留少数癌细胞,即为悬挂状原位癌一过去所谓的"脱屑性膀胱炎"。

(3)诊断及鉴别诊断:目前诊断膀胱原位癌:①不需要整层出现不典型性,原位癌可呈派杰病样,散在分布或呈悬挂状原位癌,上皮脱失仅残留少量癌细胞。②原位癌细胞不一定需要高核/质比例。③原位癌的表面可仍保留伞细胞。④原位癌内细胞的不典型性的严重程度有一定的变动范围。当观察原位癌细胞的不典型型时,重要的参考是与其周围的正常上皮做比较。所以目前原位癌的组织学亚型包括大细胞原位癌、小细胞原位癌、剥脱性或黏附性原位痛、Paget 样原位癌、微乳头型原位癌、伴鳞状或腺样分化的原位癌、伴微浸润的原位癌。

(二)膀胱尿路上皮乳头状增生和非浸润性癌

包括:尿路上皮乳头状增生;尿路上皮乳头状瘤;尿路上皮乳头状肿瘤,低度恶性潜能;非浸润性乳头状尿路上皮癌,低级别;非浸润性乳头状尿路上皮癌,高级别。

1.尿路上皮乳头状增生

认为可能是膀胱低级别乳头状尿路上皮性肿瘤的前驱病变。

镜下改变:微隆起、波浪状、微乳头状或假乳头状生长,上皮的层次不定,表面被覆的尿路上皮没有不典型性,增生上皮病变的基底部,常有一小而扩张的毛细血管,但缺乏发育良好的纤维血管轴心。

2.尿路上皮乳头状瘤

镜下改变:外生性的乳头状肿瘤,乳头分离,偶有分支,但不融合;纤维血管轴心的间质可有水肿或一些炎细胞,被覆了与正常膀胱黏膜上皮无区别的尿路上皮。一般患者都在 50 岁以下的年轻人,乳头状瘤少见,常单发孤立,上皮缺乏异型性,包括上皮层次及细胞无不典型性,表面伞细胞常很明显,核分裂象罕见,若有则均位于基底部,且没有不典型者,细胞层次一般4～5 层,均在 7 层以下。

3.尿路上皮乳头状肿瘤,低度恶性潜能(PUNLMP)

1)大体特征:为尿路上皮的乳头状肿物,典型的乳头状瘤,但细胞增生的厚度明显超过正常尿路上皮的厚度。男性多见,肿瘤多为 1～2em,单发多,海藻样有蒂。

2)镜下改变:乳头纤细并分支、不融会,细胞层次多,但没有或者有很轻微的异型性,细胞密度增加,极性存在,核轻度增大,基底部的细胞呈栅状排列,伞细胞存在,核分裂象不常见,若有则都位于基底部。

3)免疫组化:CK20 阳性细胞在表层,Ki67 阳性率低,此瘤预后好,可复发,手术后 5 年复发率为 35%～47%,几乎不发展为癌。

4.非浸润性乳头状尿路上皮癌,低级别

1)大体特征:约 70%发生在靠输尿管开口的膀胱前、后壁;大多(78%)单发,少数(22%)可多发,有蒂。

2)镜下改变:乳头纤细,分支伴轻度融合,肿瘤细胞核的极性、大小、形态和染色质结构和低度恶性潜能的尿路上皮乳头状肿瘤有明显不同,表现为核增大、形态不一,染色质分布不均,可出现核仁,但常不明显,核分裂通常位于基底部,亦可出现在任何水平上。

3)临床意义:本瘤多复发达 48%～71%,但发展为浸润癌和致死者少见(<5%)。如出现高级别区域则应归入高级别。

5.非浸润性乳头状尿路上皮癌,高级别

1)大体特征:肿瘤可为乳头状或结节状、无蒂实性肿块,单发或多发。

2)镜下改变:尽管有时乳头不清但确有乳头状结构而且乳头分支常融合,在组织结构和细胞学上在低倍镜下就可见均有明显异型性,与低级别非浸润性乳头状尿路上皮癌在核极性、大小、形状、染色质方面均有明显差异,表现在细胞核多形性,明显核大小不一,染色质分布不规则,核仁明显,核分裂常见,并呈不典型改变及出现在肿瘤表层,细胞层次可明显较厚,但由于瘤细胞聚集力减弱,而变得层次不定。

3)诊断及鉴别诊断:对低度恶性潜能尿路上皮乳头状肿瘤、低级别非浸润性乳头状尿路上皮癌和高级别非浸润性乳头状尿路上皮癌间的鉴别,根据定义可知高级别非浸润性乳头状尿路上皮癌和前两者不同在与低倍镜下就可见在组织结构和细胞学均有明显异型性,相反低度恶性潜能尿路上皮乳头状肿瘤、低级别非浸润性乳头状尿路上皮癌在低倍镜下组织结构和细胞学异型改变均不明显,但在高倍镜下两者出现差别:低度恶性潜能尿路上皮乳头状肿瘤乳头分支不融会,细胞层次多,仅细胞密度增加,但没有或者很轻微的异型性,极性存在,核轻度增大,基底部的细胞呈栅状排列;低级别非浸润性乳头状尿路上皮癌乳头分支伴轻度融合,肿瘤细胞核增大、形态不一,染色质分布不均,可出现核仁,核分裂亦可出现在任何水平上,可见灶性极性紊乱。

三、膀胱浸润性癌

(一)浸润性尿路上皮癌一般概念

新分类在肿瘤中强调癌的浸润和非浸润,浸润性癌组织类型复杂,浸润又分早期浸润和深部浸润。早期浸润仅侵及固有层而未侵犯肌层。

1.组织学级别

在所有高级别乳头状癌中应仔细寻找固有层是否有浸润。低级别肿瘤中固有层浸润比较少见,但在高级别肿瘤中则比较常见,达到 70%～96%。另外,TURBT 中组织学级别与膀胱切除术中病理分期密切相关。

2.上皮间质界面

纵切面时,非浸润性乳头状癌间质－上皮界面光滑、规则,而在浸润性肿瘤中,可见到大小不等、形状不规则的癌巢,或单个的癌细胞浸润到间质。基底膜的形态学变化能提供有价值的诊断线索,非浸润性肿瘤纵切面上基底膜轮廓规则,而在浸润性肿瘤中,基底膜常缺乏或断裂。

3.肿瘤细胞特征

早期浸润性尿路上皮癌局灶性浸润常有以下特征:间质内出现单个癌细胞或不规则形状的癌巢呈蟹足状或指状向间质内生长;在浸润的边缘,浸润的肿瘤细胞呈巢状,有丰富的嗜酸性胞质,中低倍镜下,这些微浸润的肿瘤细胞常常呈异常分化即似乎比表面的非浸润性肿瘤细胞分化更好。

4.间质反应

包括炎性、黏液样或纤维性间质,假肉瘤样间质,癌细胞周围的收缩假象。固有膜内浸润的肿瘤细胞周同可引起明显的炎症反应。在浸润的肿瘤细胞巢之间可以发生促纤维结缔组织增生的间质反应,出现明显的伴有梭形成纤维细胞的细胞性间质、数量不等的胶原和(或)伴有黏液样背景的少细胞性间质。偶尔可见肿瘤细胞诱导旺盛的成纤维细胞异形增生,类似于恶性梭形细胞成分,呈假肉瘤样间质反应。该特征尽管可作为浸润的有价值的线索,但要避免误诊为肉瘤样尿路上皮癌。假肉瘤样间质反应常为非膨胀性生长,局限于浸润的细胞巢周围,异形的细胞常发生退变。癌细胞周围的收缩假象在确定微小浸润时很有帮助,多是单个肿瘤细胞或小细胞巢周围出现收缩裂隙,类似淋巴管或血管浸润。通常情况下,间质的反应较少见,因此,肿瘤是否有早期浸润的诊断必须依赖于肿瘤上皮细胞的典型特征来判断。

(二)浸润性尿路上皮癌组织学变型

1.尿路上皮癌伴鳞状分化

病理学特征及免疫表型:在膀胱癌约 21%,肾盂癌约 40% 有鳞状分化,鳞状分化可为基底样及透明细胞亚型,IHC CK14 及 L1 抗原可显示鳞状分化。新标记 Uroplkins 可用来区别,常常尿路上皮阳性而鳞化上皮不表达。

2.尿路上皮癌伴腺样分化

病理学特征及免疫表型:在膀胱癌约 6%,在组织中要混合有纯腺样结构,注意假腺样是坏死或人为形成,同时在 $14\%\sim63\%$ 的典型尿路上皮癌中可以出现细胞质内黏液,均不是腺样分化,IHC 标记 Muc5ac—apomuin 可显示腺样分化。诊断时要提供腺样分化比例,预后意义不明。

3.巢样变型

(1)临床特征:极少见的侵袭性癌,男性为主,70%的患者死于 $4\sim40$ 个月。

(2)镜下改变:组织学为欺骗性良性"deceptively benign",细胞较小,异型小或无,常在浸润处表现为核肥大、染色质丰富及相对深染。

(3)诊断及鉴别诊断:最主要的诊断依据在于浸润的特征及深部细胞的异型改变。须与布氏巢,囊性、腺性膀胱炎,内翻性乳头状瘤,肾源性腺瘤,类癌,副节组织和副节瘤相鉴别。

4.微囊变型

(1)镜下改变:尿路上皮癌呈囊性排列,从微囊到直径 $1\sim2$mm 的囊的,囊圆形、卵圆形,有时扩张,内为坏死物或分泌物,缺乏内衬上皮。

(2)鉴别诊断:扁平或尿路上皮可有黏液细胞的分化须于尿路上皮癌伴柱状上皮腺样分化,囊性膀胱炎,腺性膀胱炎和肾源性腺瘤,同时亦要和伴有管状分化的巢样型鉴别,本型与膀胱腺癌无关。

5.微乳头变型

(1)临床特征:相当于卵巢的浆液性乳头状癌和乳腺微乳头状浸润性癌,共报道约 60 例,男性为主,$50\sim90$ 岁,平均 66 岁,常见临床症状为血尿。

(2)镜下改变:微乳头癌组织学表现 2 个特征。有中心血管轴乳头状位于肿瘤表面,在横切面为小球样结构,浸润灶为细小细胞集或有中央乳头,周围裂隙类似淋巴管浸润,当然大多数病例有血管、淋巴管浸润。微乳头型的单个细胞核有明显核仁及不规则分布的染色质,细胞质嗜酸或透明,核分裂可多可少。

(3)临床意义:尽管少数为低级别,但大多数是高级别、高分期、高转移的尿路上皮癌,当遇到无明显原发灶的微乳头癌转移,尿路上皮癌要考虑,尤其是男性和妇科正常的女性。

6.淋巴上皮瘤样变型

(1)临床特征:相似鼻咽部淋巴上皮瘤,少于 40 例,男性多于女性,多发老年人平均 69 岁,血尿为主,常为 T_2、T_3 期,病因不明,来源于干细胞分化的有变异的上皮,EBV 检测结果不一。

(2)镜下改变:肿瘤常为实性、浸润周围正常组织,可混有尿路上皮癌、鳞状细胞癌、腺癌,但以淋巴上皮瘤样癌为主。未分化肿瘤细胞呈巢、片、条索状分布,细胞有大的多形型核,核仁明显;间质背景为淋巴细胞(T、B 细胞)、浆细胞、组织细胞偶有中性白细胞、嗜酸性粒细胞。原位癌少见。

(3)免疫组化:上皮成分 CK、AEI/AE3,CK7,CK8+,CK20 阳性少,注意有时会忽略癌细胞而诊断为慢性膀胱炎。

(4)鉴别诊断:包括低分化尿路上皮癌、鳞癌伴淋巴间质浸润,淋巴瘤。

7.淋巴瘤样变型或浆细胞变型

(1)临床特征:相似于淋巴瘤和浆细胞瘤,报道少于 10 例。

(2)镜下改变:在松散的或黏液样间质背景上出现单一的肿瘤细胞,有透明或嗜酸的胞质,并呈浆细胞样特征见偏位的粗大染色质核及小核仁,同时有典型高级别尿路上皮癌。

(3)免疫组化及鉴别诊断:单一的肿瘤细胞和淋巴瘤或浆细胞瘤鉴别困难,CK,CK7 阳性,CK20 部分阳性,淋巴细胞标记阴性。

8.肉瘤样变型(伴或不伴异源性分化)

(1)镜下改变:形态上、免疫组化上双相分化,就包括癌肉瘤和肉瘤样癌,肉瘤样癌可有尿路上皮癌、腺癌或小细胞癌的不同程度的分化,可有黏液样间质;间叶成分常为未分化高级别梭形细胞肿瘤;异源成分为骨肉瘤、软骨肉瘤、横肉、平肉、脂肉、血管肉瘤或多异源成分分化。

(2)免疫组化:癌分化区域,上皮标记阳性,间叶成分 VIM 阳性或特异相关成分阳性。现代研究示单一来源。

(3)鉴别诊断:术后梭形细胞结节、炎性假瘤无明显细胞异型,但亦要和少见的癌伴化生间质出现良性骨、软骨及假肉瘤样间质反应。远处转移常见,确诊后生存1~48 个月,平均 17 个月。

9.尿路上皮癌伴巨细胞型

(1)镜下改变:高级别尿路上皮癌可伴上皮性瘤巨细胞或肿瘤出现未分化区域似肺巨细胞癌。在肺非常常见。

(2)鉴别诊断:尿路上皮癌伴间质巨细胞反应为破骨巨细胞或异物巨细胞、尿路上皮癌伴滋养细胞分化。有时巨细胞较多似骨巨细胞瘤。

10.尿路上皮癌伴滋养细胞分化

组织学特征:滋养细胞分化在尿路上皮癌程度不一,高级别浸润性尿路上皮癌 IHC 可有 HCG 及其他胎盘蛋白表达或有数量不等的合体滋养细胞,极少绒癌分化亦有报道。

11.透明细胞变型

镜下改变:肿瘤细胞为胞质富有糖原的透明细胞,注意到这种透明细胞可灶性可广泛分布的方式在和透明细胞腺癌、转移性肾细胞癌和前列腺癌是重要的,这种方式可以在乳头或原位,更多在低分化尿路上皮癌。

12.脂质细胞变型

组织学特征:尿路上皮癌极偶见包含大量脂质肿胀细胞类似印戒细胞腺癌,鉴别诊断包括脂肪肉瘤和印戒细胞腺癌。

13.未分化癌

组织学特征:该项下包含不能归入其他类型的肿瘤,早期文章包括小细胞癌、巨细胞癌、淋巴上皮瘤样癌,现在应该极其少见。

第七节　膀胱和尿道软组织肿瘤

一、膀胱软组织良性肿瘤

(一)炎性肌纤维母细胞瘤

炎性肌纤维母细胞瘤(IMT),又名炎性假瘤、炎性假肉瘤样纤维黏液样肿瘤、结节性筋膜炎、假肉瘤样肌纤维母细胞性肿瘤和纤维黏液样假瘤。

1.临床特征

大多数病例为年轻女性,然而有文献报道该病以男性为主,无年龄倾向。肿瘤大小1.5～13cm。临床主要表现为血尿,也可有膀胱刺激、尿路梗阻症状、腹痛或膀胱肿块。罕见情况下可出现发热和体重减轻等。

2.大体特征

肿瘤呈息肉样肿块或黏膜下结节,可伴或不伴有溃疡形成,切面灰白色、质实和胶冻样。

3.镜下改变

组织学上,IMT的组织学构型可分为结节性筋膜炎样、纤维组织细胞瘤样和瘢痕或硬纤维瘤样,肿瘤主要由肌成纤维细胞组成,细胞呈梭形,胞质嗜酸,间质疏松水肿或黏液样变,细胞核卵圆形,偶有异型,可见单个明显的核仁。核分裂象为0～20个/10HPF。罕见不成熟的神经节细胞样肌成纤维细胞。肿瘤内可见慢性炎症细胞如淋巴细胞和浆细胞浸润,部分病例可见嗜酸性粒细胞和中性粒细胞。亦可见到红细胞外渗,弓状血管明显可见,少数病例肿瘤可浸润到肌层甚至膀胱周围软组织。

4.免疫组化

IMT的免疫组化表型不一,IMT可表达actin和vimentin,actin在IMT中可呈局灶性弱阳性到弥散性强阳性,a－SMA可表达于63%,肿瘤细胞可斑片状表达CK和EMA,至少局灶性表达desmin,不表达myoglobin,8%～89%可表达ALK蛋白。ALK阳性和阴性的IMT尽管形态学没有明显区别,但有研究发现两者的临床生物学行为不同,ALK－1阳性的IMT发病年龄在5～73岁。有IMT局部复发的病例,在其原发灶和复发灶中肿瘤细胞均表达ALK－1,而AKL－1阴性的IMT均未见复发。ALK－1免疫组化的可靠性得到了荧光原位杂交(FISH)和细胞遗传学的证实,发现ALK基因的易位,且其免疫组化均表达ALK蛋白。目前在IMT中已发现了几种ALK融合子的变异型,如TMP3/1p23－ALK、TMP4/19p13.1－ALK、CLTC/17q23－ALK、CARS/11p15－ALK和RANBP2/2q13－ALK。其中ALK蛋白与原肌球蛋白(TPM3,4)、半胱氨酰－tRNA合成酶、RNA结合蛋白2和网格蛋白重链基因(CLTC)的融合较为特异。细胞遗传学和FISH在膀胱IMT中也发现了几种变异的ALK融合子,包括TPM3－ALK、TPM4－ALK和ALK－ATIC嵌合子。

5.鉴别诊断

包括手术后梭形细胞结节(PSCN)、平滑肌肉瘤、胚胎性骨骼肌肉瘤和假肉瘤样肌成纤维细胞增生(PMP)。IMT和PSCN的鉴别仅在于学术上,因为这2种病变存在很多相似性,有研究认为它们可能是同一病变的不同过程。IMT体积一般大于PSCN,但细胞密度较低,核分裂象较少,PSCN中嗜酸粒细胞较为多见。两者在初次手术后均为非手术治疗。黏液性平滑肌肉瘤形态学上瘤细胞成分比较一致,细胞有异型,核分裂象多,并可见不典型核分裂象。葡萄簇型RMS除了显示细胞密度高和不典型核分裂象多外,还常可见到上皮下生发层和原始的小圆蓝细胞,胞质内可见横纹。

(二)平滑肌瘤

平滑肌瘤较罕见,但它是膀胱中最常见的良性软组织肿瘤。

1.临床特征

好发年龄为 30～60 岁,平均 44 岁。女性多见。临床症状主要为尿潴留和尿频,其次为膀胱烧灼感和尿急,血尿和腰痛少见,少数患者可无症状。

2.大体表现

肿瘤多位于膀胱内,部分位于膀胱外或壁内。大体上,肿瘤体积较小,境界清楚,色灰白或灰红,无出血和坏死。

3.镜下改变

肿瘤主要由交叉束状的平滑肌细胞组成,胞质中等到丰富,嗜酸性,细胞数量中等,间质无黏液变,核卵圆形或雪茄样,居中,两端钝圆,无核深染、多形性和单个细胞坏死等异型性改变,未见核分裂象。

4.免疫组化

大多数平滑肌瘤弥散性强阳性表达 SMA、MSA、actin 和 vimcnrin,30％病例表达 CD34,而 CKpan 和 S－100 蛋白常表达阴性。

(三)血管周上皮样细胞肿瘤

血管周上皮样细胞肿瘤(PEComa)是一种少见的恶性潜能未定的间叶性肿瘤,共同表达肌源性和黑色素细胞源性免疫标记。

1.临床特征

发生于膀胱的 PEComa 目前仅报道 3 例,女性 2 例,男性 1 例,年龄 19～48 岁。临床症状主要为排尿困难和血尿。

2.大体表现

肿瘤呈分叶状,表面光滑,位于膀胱肌层内。

3.镜下改变

肿瘤细胞呈上皮样或梭形,胞质丰富,透亮到颗粒状嗜酸性,部分病例肿瘤细胞围绕血管排列,核圆形或卵圆形,大小较一致,有或无核仁,核分裂象无或很少,偶见核内包涵体。梭形细胞呈束状排列或巢状,其间可见纤细的血管间质。

4.免疫组化

肿瘤细胞一致性表达 HMB45 和 melan－A,弱表达 SMA、desmin 和 CD117,不表达 S－100、AE1/AE3、myoglobin、Syn、CgA。

(四)副节瘤

副节瘤发生在膀胱的少见。

1.临床特征

发病年龄 16～74 岁,平均 45 岁,多见于年轻女性,男女比例为 1：3。临床症状包括血尿、高血压和儿茶酚胺增高引起的症状。

2.大体表现

肿瘤常位于膀胱壁内,部分呈多灶性,主要位于膀胱侧壁和后壁。

3.镜下改变

肿瘤细胞排列成致密的巢状,其间由相互沟通的血管分隔,肿瘤细胞呈圆形或多角形,胞质丰富嗜酸性或颗粒状,细胞核空泡状,染色质细腻颗粒状,位于中央,可见支持细胞,常无核分裂、坏死和血管侵犯。

4.免疫组化

肿瘤细胞弥散性表达神经内分泌标记如嗜铬素、突触素和 NSE,支持细胞 S−100 蛋白阳性,肿瘤细胞也表达 vimentin,但不表达 CK7、CK20 和 AE1/E3。

5.鉴别诊断

主要应该与颗粒细胞瘤、尿路上皮癌巢状亚型、转移性大细胞神经内分泌癌和恶性黑色素瘤相鉴别。颗粒细胞瘤有丰富的嗜酸性颗粒状胞质和 S−100 蛋白弥散性强阳性,缺乏副节瘤的器官样生长构型、纤细的血管间质、CgA 阳性和支持细胞 S−100 蛋白阳性。尿路上皮癌巢状亚型缺乏纤细的血管网络和瘤细胞 S−100 蛋白和 CgA 表达阴性。

转移性大细胞神经内分泌癌组织学特征为坏死、核分裂象多和细胞多形性,免疫组化虽也表达神经内分泌标记,但肿瘤细胞同时也表达 CK,而支持细胞 S−100 蛋白表达阴性。与转移性类癌的鉴别主要依靠病史。副节瘤细胞内也可含有黑色素,易与恶性黑色素瘤混淆,但后者肿瘤细胞表达 HMB45、S−100 蛋白和 Melan−A,而不表达神经内分泌标记。

二、膀胱软组织肉瘤

(一)平滑肌肉瘤

平滑肌肉瘤是膀胱最常见的软组织肉瘤。

1.临床特征

发病年龄为 15~75 岁,绝大多数好发于 60~80 岁,男性多见,男女之比为 2:1。虽然少数患者发生于环磷酰胺治疗后 5~20 年,大多数发病原因不明。临床表现主要为肉眼血尿,少数患者有排尿困难、尿路梗阻症状或腹部肿块。

2.大体表现

肿瘤可发生于膀胱各部,但膀胱顶部和侧壁最常见。大体上,肿瘤体积较大,质实,鱼肉状或纤维性息肉样肿块,无包膜,常累及膀胱壁全层,切面黏液样或胶样,可见出血坏死,肿瘤常常累及膀胱黏膜面致溃疡形成。

3.镜下改变

分化好的平滑肌肉瘤肿瘤细胞排列成束状,细胞呈长梭形,胞质嗜酸,核深染,见或不见小的核仁。高级别平滑肌肉瘤由伴有高度多形性的空泡状核的梭形细胞组成,核仁大,不典型核分裂象,偶见散在的多核巨细胞。黏液样平滑肌肉瘤内可见中等量薄壁血管,黏液样背景中见有随意排列的轻度不典型梭形细胞。上皮样平滑肌肉瘤肿瘤细胞呈圆形,胞质透亮。肿瘤表面可见淋巴细胞、浆细胞浸润。虽然有炎症性、巨细胞性和多形性平滑肌肉瘤的分类,但在膀胱少见报道。平滑肌肉瘤的分级依赖于细胞的异型性,低级别平滑肌肉瘤的核分裂象<5 个/10HPF、轻度到中度的细胞学异型、轻微坏死和浸润性边缘,而高级别平滑肌肉瘤则肿瘤细胞的核分裂象>5 个/10HPF、中等到显著的细胞学异型和大量坏死。

4.免疫组化

肿瘤细胞表达 MSA 和 vimentin,而 Desmin 表达差异大,0%~60%病例呈弱或局灶性表达,上皮性标记物仅有散在阳性,ALK−1 表达阴性。

5.鉴别诊断

包括平滑肌瘤、肉瘤样癌、骨骼肌肉瘤(RMS)、恶性周围神经鞘膜瘤(MPNST)、胃肠道外GIST、手术后梭形细胞结节(PSCN)和炎性肌纤维母细胞瘤(IMT)。

平滑肌瘤境界清楚,无浸润性生长,瘤细胞异型性小,缺乏核分裂象和坏死。肉瘤样癌常有高级别尿路上皮癌病史,或伴有原位或浸润性尿路上皮癌成分,免疫组化瘤细胞常表达 CK和 EMA,而 desmin 和 MSA 常为阴性。RMS 多见于儿童,以胚胎性 RMS 多见,成年人罕见,肿瘤细胞内可见横纹,黏膜下可见生发层结构,免疫标记肿瘤细胞表达 myoenin。MPNST 常常有S-100 蛋白表达。膀胱浆膜的胃肠道外 GIST,表达 CD117、CD34,C-kit 基因外显子突变。PSCN 和 IMT 均有较多的核分裂象、浸润性生长和炎细胞浸润,与平滑肌肉瘤相似,但前者肿瘤细胞异型性不明显,且常表达上皮性标记。

(二)骨骼肌肉瘤

骨骼肌肉瘤(RMS)多见于儿童和青年人的恶性肿瘤,约有 20% 的 RMS 发生于膀胱,是儿童最常见的膀胱恶性肿瘤,男性略多见,偶见于成年人。伴有神经纤维瘤病 I 型的儿童较易发生膀胱和前列腺的 RMS。

1.临床表现

主要为肉眼血尿,其次为腹部肿块和阻塞性尿路梗阻症状。

2.大体表现

膀胱 RMS 好发于膀胱三角区。各种类型均可发生,但胚胎型 RMS(包括葡萄簇型)最常见。大体上胚胎型 RMS,特别是葡萄簇状亚型,常表现为息肉样或分叶状肿块,突出于膀胱腔内,肿瘤表面可见黏膜,切面黏液样或胶冻样,可见出血坏死。

3.镜下改变

胚胎型 RMS 表现为细胞丰富区与疏松黏液区交替排列,由无定向的、小的、未分化的、核深染的圆形或梭形细胞组成,可见骨骼肌母细胞和伴有嗜酸性胞质的分化细胞,约 50% 病例梭形细胞胞质内见有横纹。葡萄簇状 RMS 在黏膜下可见由小圆蓝色原始细胞组成的生发层或致密层,生发层下为少细胞的、疏松水肿或黏液样肿瘤。肿瘤细胞密度取决于肿瘤浸润膀胱壁的深度。生发层内可见到含有横纹的长的"条带状"核深染的细胞。

腺泡状 RMS 也可发生于膀胱内,肿瘤细胞排列成腺泡状,其间由丰富的透明变性的纤维血管间质分隔,肿瘤细胞立方形或多角形,核深染。腺泡状结构外周的肿瘤细胞聚集,黏附于纤维组织上,而中央的细胞黏附性差呈游离状,常无骨骼肌母细胞和含有横纹的肿瘤细胞。

4.免疫组化

肿瘤细胞表达 desmin、MyoD1 和 myogenin。部分病例表达 MSA、myoglo-bin 和 myosin。

5.鉴别诊断

包括其他恶性和良性梭形细胞肿瘤,如 IMT、平滑肌肉瘤、神经纤维瘤和肉瘤样癌。这些肿瘤从形态学和临床上易与 RMS 鉴别,骨骼肌分化标记物免疫组化检测可有助于 RMS 的诊断。

(三)其他

包括血管肉瘤、恶性纤维组织细胞瘤(MFH 或称未分化肉瘤)、恶性周围神经鞘膜瘤

(MPNST)等均少见。

(一)尿路上皮肿瘤

1.浸润性尿路上皮癌

①伴鳞状分化;②伴腺样分化;③伴滋养细胞分化;④巢样型;⑤微囊型;⑥微乳头型;⑦淋巴上皮瘤样型;⑧淋巴瘤样型;⑨浆细胞型;⑩肉瘤样型;⑪巨细胞型;⑫未分化型。

2.非浸润性尿路上皮肿瘤

①原位尿路上皮癌;②非浸润性乳头状尿路上皮癌,高级别;③非浸润性乳头状尿路上皮癌,低级别;④低度恶性潜能的非浸润性乳头状尿路上皮肿瘤;⑤尿路上皮乳头状瘤;⑥内翻性尿路上皮乳头状瘤。

3.鳞状细胞肿瘤

①鳞状细胞癌;②疣状癌;③鳞状细胞乳头状瘤;④腺性肿瘤。

4.腺癌

①肠型;②黏液型;③印戒细胞型;④透明细胞型;⑤绒毛状腺瘤。

5.神经内分泌肿瘤

①小细胞痛;②类癌;③副神经节瘤。

6.黑色素细胞肿瘤

①恶性黑色素瘤;②痣。

(二)间叶性肿瘤

(1)骨骼肌肉瘤。

(2)平滑肌肉瘤。

(3)血管肉瘤。

(4)骨肉瘤。

(5)恶性纤维组织细胞瘤。

(6)平滑肌瘤。

(7)血管瘤。

(8)其他。

(三)造血及淋巴组织肿瘤

(1)淋巴瘤。

(2)浆细胞瘤。

(四)混杂性肿瘤

(1)尿道旁腺、尿道球腺和小腺体癌。

(2)转移瘤和继发蔓延肿瘤。

第七章　神经系统疾病病理诊断

第一节　颅内神经鞘瘤

一、听神经鞘瘤

(一)概述

19 世纪 80 年代,Cruveilhier 描述了一位患听神经鞘瘤的少女的局部和全身症状发展情况。局部症状是由肿瘤的直接压迫所致,包括进行性听力丧失,三叉神经痛,面肌抽搐;全身症状是由颅内压增高引起,包括头痛、视觉缺失,嗅觉减退,味觉障碍。这些症状从 19 岁开始,一直伴随着她直到 26 岁死亡。Cruveilhier 随后进行尸体解剖,对发现的一个较大听神经瘤进行了如下描述:源于内听道,质地坚韧的良性病变。该肿瘤已侵蚀颞骨、压迫周围神经,但未见真正的侵袭。这是首次详细描述小脑脑桥角(CPA)病变临床和病理特点的记载。

Cushing 在 20 世纪初把注意力集中于 CPA 病变,并且首先采用积极措施成功地切除肿瘤。他强调对临床高度怀疑的病例,仔细地获取病史和完整的体格检查,以便早期发现肿瘤。然而当时的手术技巧不适于处理 CPA 病变,手术结果也相对较差。为了降低肿瘤全切除带来的高死亡率和致残率,他倡导分块和部分肿瘤切除。这样肯定能降低致残率,但一般肿瘤都会复发。

CPA 肿瘤手术切除的现代时期始于 20 世纪 60 年代 House 的工作。House 和 Hitselberger 倡导用手术显微镜,改进了 CPA 肿瘤的经迷路和颅中窝入路。利用这些技术,他们完成了肿瘤全切除,致残和死亡率明显改善。与此同时,在手术显微镜的帮助下,也对枕下入路手术进行了改进。而今,训练有素的颅底外科医生精通各种手术入路,对每个患者制定了相应的手术计划。在大宗病例报道中,死亡率已降至 1％,致残率也逐渐降低。

CPA 最常见的病变是听神经瘤,正确的命名应该是前庭神经施万细胞瘤。Brackman 和 Bartels 于 1980 年报道 1354 例大宗病例中,91％的肿瘤为前庭 Schwann 细胞瘤,3％为脑膜瘤,2％为原发性胆脂瘤,剩余的 4％为其他病理学类型。MRI 明显改善了肿瘤类型的术前评估。现代神经外科医师面临的挑战是完成肿瘤全切的同时,最大限度地保留神经功能。以下将对听神经瘤的临床表现,诊断,治疗选择,以及显微手术技巧进行介绍。

(二)临床表现

1.听力丧失

听神经瘤的临床表现各异。典型表现为患者逐渐出现进行性单侧或不对称性的高频感觉神经性听力丧失,常伴有耳鸣。听力丧失可能突发出现,也可以进行性发展多年。10％～22％的听神经瘤患者出现突发的感觉性听力丧失。详细追问病史,26％以上的患者称其在病程中的某一时刻出现过短暂性听力丧失。

随着影像学技术的改进,尤其 MRI 检查的诞生,听力正常的患者中听神经瘤的发现率正在增加。5%～15%听神经瘤患者的纯音听阈是正常的。许多肿瘤是偶然被发现的。有报道称 10 例听神经瘤患者其听阈均正常。听神经瘤患者最常见的主诉为伴有耳鸣的主观性听力丧失。眩晕、头昏,无任何耳蜗症状也经常遇到。听神经瘤在被确诊之前,听力丧失持续的时间约为 4 年。

听神经瘤患者的耳科学表现各不相同,不对称性听力丧失在听神经瘤患者中发生率相对较低。因此,必须采用经济而有效的方法,以便在病程的早期做出判断,使假阴性检查降低到最低限度。

2.耳鸣

发生率为 53%～70%,表现为高音调、持续性、单侧或不对称性。然而,随着听力的丧失,耳鸣也可能发生变化。耳鸣通常是轻到中度的,很少有功能完全丧失。除了局限于一只耳朵外,耳鸣不能作为潜在听神经瘤的特征。

3.眩晕与平衡不稳

在听神经瘤患者中真正意义的眩晕比平衡不稳少见。如果出现时,平衡不稳趋向于轻到中度。平衡不稳很少能使人残废,除非巨大肿瘤对小脑和脑干造成压迫。眩晕的发生率为18%～58%。前庭功能失调的发生率与肿瘤大小有关。Selesnick 等证明眩晕在肿瘤较小的患者常见,而平衡不稳在肿瘤较大的患者多见。

4.三叉神经功能障碍

三叉神经受累的表现为感觉减退、感觉异常或少见的感觉缺失,典型者发生于颜面中部。三叉神经受累的发生率非常高,约 50%的患者有该神经受累的表现,体格检查 88%有三叉神经功能障碍。三叉神经受累程度与肿瘤的大小成比例。

5.头痛

头痛是听神经瘤患者另一常见的症状,头痛的发生率也与肿瘤的大小成比例。Selesnick等报道肿瘤小于 1em 的患者无头痛。肿瘤 1～3cm 的患者有 20%诉头痛,大于 3cm 时有 43%的人有头痛史。

6.面神经功能障碍

面部麻痹是听神经瘤的迟发遗患。典型的表现为初始逐渐发作的面部无力,也有以面肌抽搐为首发表现的,大多位于颧支的分布区。面神经感觉纤维对压迫耐受较差,因此在早期即表现面部感觉减退。Hiselberger 报道听神经瘤患者 85%存在感觉减退。面神经感觉纤维功能障碍的另一表现是乳突区疼痛,发生率约为 25%。

(三)病理

听神经鞘瘤有完整包膜,表面大多光滑,有时可略呈结节状,形状和大小根据肿瘤的生长情况而定,一般在临床诊断确立后,其体积大多已超过直径 2.5cm 以上。肿瘤的实质部分色泽灰黄至灰红色,质地坚而脆。瘤组织内常有大小不等的囊腔,内含有淡黄色透明囊液,有时并有纤维蛋白凝块。肿瘤与小脑临界值出粘着较紧,但一般不侵犯小脑实质,分界清楚。肿瘤多有一角深入内听道内,使开口扩大,此处脑膜常与瘤紧密粘连。面神经紧贴于瘤的内侧,因为粘连较多,常常无法用肉眼分清,因此手术保留面神经成为难题。

听神经鞘瘤的病理组织检查特征可概括为四种：

1.瘤细胞排列呈小栅栏状。

2.互相交织的纤维束。

3.有退变灶及小的色素沉着区。

4.有泡沫细胞细胞核的栅栏状排列为特征，细胞的原纤维也平行，细胞束与原纤维互相交织，瘤细胞的这种原纤准极性排列称为 Antioni A 型组织，而 Antioni B 型组织呈疏松网状非极性排列，又称之为混合型。不管肿瘤的组成以何者占优势，瘤内的间质均由细的网状纤维组织组成，胶原纤很少，常可伴有各种退行性变，如脂肪性变，色嗪沉着及小区域的出血等。

二、三叉神经鞘瘤

(一)概述

三叉神经鞘瘤少见，约占颅内肿瘤的 $0.2\%\sim1\%$，占颅内神经鞘瘤的 5% 左右。大多数为良性，恶性者少见。肿瘤起源于三叉神经半月节，可向颅中窝生长表现为颅中窝底肿瘤，也可向颅后窝生长表现为颅后窝肿瘤，易与听神经鞘瘤相混淆。多数表现为哑铃形肿瘤，骑跨于岩骨尖，累及中、颅后窝。肿瘤可侵犯岩骨尖、蝶骨大翼内侧、颅中窝底、蝶鞍内面、鞍背等，按肿瘤的生长方向、累及的范围不同可产生不同的临床表现。最早出现的症状为三叉神经受刺激或破坏症状，表现为一侧面部发作性疼痛、麻木。三叉神经痛常为不典型发作。以后逐渐出现咀嚼肌无力及萎缩。如肿瘤侵犯颅中窝，可逐渐出现动眼神经麻痹、视力障碍、同侧眼球突，幻嗅和颞叶癫痫发作。晚期可影响脑脊液循环而产生脑积水症状。如肿瘤向颅后窝生长，可逐渐出现展神经和面听神经症状，表现有复视、周围性面瘫及进行性耳聋，晚期可有小脑症状，后组脑神经症状及颅内压增高症状。如肿瘤骑跨于中、颅后窝者，因其内侧紧靠中脑、大脑、颈内动脉、动眼、展神经，常可引起对侧轻瘫、颅内压增高及小脑症状、动眼、展神经麻痹。

(二)诊断

主要根据临床三叉神经损害的表现及 X 线检查的特点而定。X 线平片有典型的岩尖前内部的骨质破坏，边缘清晰完整。位于颅中窝的肿瘤，可见卵圆孔及圆孔的扩大，鞍背及后床突的破坏。CT 扫描肿瘤表现为网形或类圆形、哑铃形占位病变，呈略高密度改变，强化明显，边界清楚，骨窗位常见岩骨破坏明显。MRI 表现，T_1 加权图像成低信号，T_2 加权图像为高信号，比较符合特征的表现是颞骨岩尖部在 T_1 加权图像中呈现的高信号消失，有时可见到海绵窦内美克尔腔扩大、变形，海绵窦内信号也发生异常。横位与冠状位，矢状位扫描有助于显示肿瘤的特点，并与听神经鞘瘤、脑膜瘤相鉴别。

三、颈静脉孔区神经鞘瘤

颈静脉孔区神经鞘瘤是指发生于舌咽、迷走和副神经神经鞘瘤的统称，约占颅内肿瘤的 $0.1\%\sim0.2\%$。这些神经从延髓发出后，先集结在颈静脉孔而后出颅，肿瘤多在颈静脉孔处发生和发展，临床上往往难以区别肿瘤生长于哪一条神经，即使在显微镜下亦难以区别。

临床表现多为偏头痛和枕颈部持续性疼痛。可因咳嗽或转颈而加重。舌咽、迷走、副神经损害，表现为声音嘶哑、吞咽困难、饮水呛咳。喉科检查可见患侧声带麻痹，患侧胸锁乳突肌和斜方肌乏力或萎缩。肿瘤压迫小脑，则可出现小脑型共济失调；压迫脑干时，则出现对侧的锥体束征。影响脑脊液循环时，则出现颅内压增高症状。亦可压迫高颈髓而出现高位脊髓压迫症。

持续性偏头痛或枕部疼痛并伴有一侧声带麻痹、胸锁乳突肌和斜方肌乏力或萎缩,对早期诊断有较大的价值。头颅 X 线平片示颈静脉孔扩大或枕骨大孔骨质破坏。CT 及 MRI 检查可协助诊断手术切除,在注意保护后组脑神经、延髓、椎动脉前提下,争取完全切除。

四、神经纤维瘤病

多发性神经纤维瘤又称为神经纤维瘤病,一般认为是属于先天性发育缺陷所致,有一定的遗传倾向。受累神经肿大增粗是其特征性变化。肿瘤呈纺锤状,质软无囊变,显微镜下见细胞成分较神经鞘瘤少,分布紊乱,细胞核呈纺锤形,细胞内无栅栏状排列,用特殊染色可见细小神经纤维通过肿块,而神经鞘瘤无此种表现。临床表现全身皮肤常有褐色色素沉着斑点,皮肤可触及肿块,可沿一条神经发生多个肿瘤或全身皮下多处发生肿瘤,肿瘤亦可发生于脊神经、脑神经和内脏神经。脑神经主要好发于双侧听神经,其他如三叉、展、舌咽、舌下神经也可发生。同时伴有其他颅内病变也是本病的特点之一,如伴发有多发性脑膜瘤、结节性硬化症、脊柱裂等。

临床表现根据肿瘤累及的神经不同而不同。

治疗以手术为主,单个发生的肿瘤可作局部切除,多发的肿瘤可分期切除。

第二节　颅内转移瘤

一、概述

颅内转移瘤是指身体其他部位的恶性肿瘤转移到颅内者,是常见的颅内肿瘤之一。目前公认肿瘤来源的前三位是肺癌、乳腺癌、黑色素瘤。男性以肺癌转移瘤最常见,女性以乳腺癌转移瘤最常见。从每种癌肿发生颅内转移频率来看,最常见的是黑色素瘤,其次为乳腺癌和肺癌。肿瘤细胞可经以下途径转移到颅内:①血液系统:这是最常见的途径。原发性肿瘤细胞首先侵入体循环中的静脉血管,形成肿瘤栓子,经血流从右心房、右心室到达肺部血管,随血流进入左心室再经颈内动脉或椎－基底动脉系统转移到颅内,这是肺外病变的常见转移途径。而肺癌及肺部转移瘤所致癌栓可直接进入肺静脉再经左心室进入颅内,这是肺癌、乳腺癌、黑色素瘤等病变的转移途径。②直接侵入:邻近部位的肿瘤如鼻咽癌、视网膜母细胞瘤、颈静脉球瘤、耳癌、头皮及颅骨的恶性肿瘤可直接浸润,破坏颅骨、硬脑膜或经颅底孔隙侵入颅内,也可称之为侵入瘤。③蛛网膜下隙:这是极少数肿瘤的转移途径,如脊髓内的胶质瘤或室管膜瘤可经此入颅;眶内肿瘤也可侵入视神经周围固有的蛛网膜下隙从而转移到颅内。④淋巴系统:肿瘤细胞可经脊神经和颅神经周围的淋巴间隙进入脑脊液循环或经椎静脉丛侵入颅内,这实际上是经淋巴－蛛网膜下隙的转移方式。但由于淋巴系统与静脉系统有广泛交通,故而癌肿经淋巴转移后,最终绝大部分还是经血流转移到颅内。颅内转移肿瘤大多为多发,呈多结节型。

随着医疗诊断与治疗方法改进和人类寿命的延长,癌症患者的生存率得到提高,颅内转移瘤的发生率也相应增加。目前,颅内转移瘤的发生率一般在 $20\% \sim 40\%$ 之间。在神经外科,颅内转移瘤占脑瘤手术总数的比例也增加到 $15\% \sim 20\%$ 。

二、病理

(一)原发肿瘤的部位

肺癌是最常见的原发病变,占所有颅内转移瘤的一半左右,其次为黑色素瘤、乳腺癌、子宫及卵巢肿瘤、消化道肿瘤等。有相当一部分患者的原发灶找不到,甚至颅内转移瘤术后仍未找到原发灶。

(二)转移瘤的部位

1.脑实质转移瘤

大多数发生在大脑中动脉供血区,最常见转移部位为额叶,依次为顶叶、颞枕叶,可同时累及2个以上脑叶,甚至可同时累及双侧大脑半球。这些转移瘤常见于皮质与白质交界处。经椎—基底动脉系统转移的大多见于小脑半球,也可至脑干。

2.软脑膜和蛛网膜

常见于急性白血病、非霍奇金淋巴瘤、乳腺癌、肺癌和黑色素瘤等的转移。基底池、侧裂池最常受累。有时脑室内脉络丛和脑室壁上也见肿瘤细胞沉积。

3.硬脑膜

常见于前列腺癌、乳腺癌、恶性淋巴瘤、黑色素瘤、神经母细胞瘤、甲状腺癌、骨源肉瘤等的转移。由于硬脑膜与颅骨解剖上毗邻,故常有相应处颅骨的转移,可有增生或破坏;硬脑膜转移是儿童转移瘤的常见类型。

(三)原发肿瘤的病理类型

腺癌是最常见的原发病病理类型,其次为鳞癌、未分化癌、乳头状癌、肉瘤等。

第三节 脑干肿瘤

一、概述

脑干肿瘤主要包括星形细胞瘤、室管膜瘤、胶质母细胞瘤、海绵状血管畸形、血管网状细胞瘤、结核瘤、脑囊虫及转移瘤等。以往认为脑干肿瘤不能手术切除,现在国内外已有大量手术切除成功的报道。脑干肿瘤的典型症状为"交叉性瘫痪",即同侧颅神经下运动神经元性瘫伴对侧肢体上运动神经元性瘫。

脑干肿瘤约占颅内肿瘤的1%～8%,其中胶质瘤占40%以上。

二、病理

脑干肿瘤多位于脑桥,呈膨胀性生长,可沿神经纤维束向上或向下延伸。一般将脑干肿瘤分为三型:①弥散型,约占67%,肿瘤与周围正常的脑干神经组织无分界,瘤细胞间存在有正常的神经元细胞和轴突。肿瘤的病理类型常为不同级别的星形细胞瘤(Ⅰ～Ⅳ级)。②膨胀型,约占22%,肿瘤边界清楚,瘤体与周围脑干神经组织之间有一致密的肿瘤性星形细胞轴突层(肿瘤膜囊壁)。肿瘤的病理学类型多为毛细胞型星形细胞瘤(Ⅰ级),约有40%的肿瘤含有血管性错构瘤,称之为血管星形细胞瘤。③浸润型,约占11%,肿瘤肉眼观似乎有一边界,但实际上瘤细胞已侵入到周围的脑干神经组织内,神经组织已完全被瘤细胞破坏。肿瘤的病理学类型多见于原始神经外胚层瘤。一般弥散型多为恶性,膨胀型多为良性。

肿瘤大体可见脑干呈对称性或不对称性肿大,表面呈灰白色或粉红色。如肿瘤生长快,恶性程度高,可见出血、坏死,甚至囊性变,囊液呈黄色。

第四节　原发性脑血管病

一、高血压性脑出血

高血压性脑出血(HICH)多发生于中老年人群,患者脑实质内突然自发性出血,通常伴有意识障碍、偏瘫、失语等神经系统症状,多有明确的高血压病史,是高血压病晚期常见的严重并发症和主要致死原因之一。高血压性脑出血发病率北方明显高于南方,男性多于女性。其出血部位主要是基底神经节(壳核和屏状核之间外囊以及丘脑)和大脑白质内,少数在小脑、脑桥内。

(一)病因及发病机制

由于长期高血压,小动脉壁脂质透明变性,内膜下脂质和蛋白质沉着,可累及全身血管,尤其是脑血管。在长期高血压的作用下,小动脉壁的病变致使其弹性下降,脑底部的穿支动脉可发生血管壁坏死、扩张或粟粒状微小动脉瘤形成等继发病变。这些细小的穿支动脉直接自颅底的大动脉发出,承受的血压高于其他部位同等直径的小动脉,所以在突然升高的血压冲击下容易破裂出血。

(二)病理学改变

高血压性脑出血病例大体解剖中多可见到明显的脑内小动脉硬化性改变以及出血侧大脑半球隆起,脑回受压变平,脑沟变窄等病理变化。严重时出血可向外侧穿破大脑皮质,表现为蛛网膜下隙出血;血肿也可向内侧突破内囊和基底节,当出血量大时可穿破脑室壁,引起侧脑室与第三脑室积血;发生在脑桥、小脑的出血可破入第四脑室,血液甚至可经过中脑导水管逆行进入侧脑室。出血灶周围的脑组织会出现受压、变形、水肿、坏死、移位和继发出血等继发病理改变。

心脏、肾脏、脾脏也有相应高血压的病变。

二、脑动静脉血管畸形破裂出血

颅内血管畸形,又称颅内血管瘤,是一种先天性脑血管发生学上的异常。根据病理组织学的改变,可将其分为脑动静脉血管畸形、海绵状血管畸形、毛细血管扩张症、静脉性血管畸形、血管曲张症和混合型血管瘤。其中以脑动静脉血管畸形最为常见,其发病与颅内动脉瘤的比接近1:1,男性患病率可达女性的2倍,20～40岁高发,平均发病年龄为25岁,比颅内动脉瘤发病早20～30年。据统计,约有20%的病例是在20岁以前发病的,64%的病例在40岁以前发病,81%的病例在50岁以前发病,95%的病例在60岁以前发病,超过60岁再发病的不到5%。因此,60岁以上出现的脑出血及蛛网膜下隙出血多半不是脑动静脉血管畸形引起的,而应首先考虑高血压及动脉粥样硬化等病因。

(一)病因及发病机制

脑动静脉血管畸形是由于胚胎发育过程中动脉与静脉未完成分离所致。动静脉之间缺乏毛细血管,因而动脉血直接流入静脉,血流阻力减小,产生一系列的血流动力学上的改变,主要表现为局部脑动脉压的降低和脑静脉压的增高,以及其他脑血供的紊乱等情况。

(二)病理学改变

大体解剖可见一团畸形血管形成血管巢,内含有动脉与静脉,多处动静脉直接相连,中间缺乏毛细血管衔接。血管巢大小不等,整个大脑半球均被累及。动静脉血管畸形在脑的各个部位均可发生,但最多见于皮质与白质的交界处,呈锥状,底部面向大脑皮质,尖端对着白质深部,甚至延伸到侧脑室壁。引流静脉多呈现扩张、扭曲改变,内含有鲜红的动脉血。在畸形血管之间夹杂有变性的脑组织,常有出血的痕迹。在病变区内,血管间隙之间存在脑组织,这是此病的病理特征之一,也是其区别于血管性新生物的重要标志。病变表面的软脑膜及蛛网膜增厚发白,可伴有出血后的黄染。畸形血管增粗、扭曲、充满血液,常见到血栓形成。此外,病变邻近的脑实质内常有脑萎缩,甚至慢性缺血性梗死。组织学可见脑小血管壁结构不规则,同一血管断面上既有动脉壁的结构(血管壁厚,可见多层平滑肌细胞、胶原和弹力纤维等),又有静脉壁的结构(血管壁薄)。

三、颅内动脉瘤破裂出血

颅内动脉瘤是颅内动脉壁由于局部血管异常而产生的动脉壁瘤样突起。颅内动脉瘤是蛛网膜下隙出血的首要病因,约占70%。在脑血管意外中,本病仅次于脑血栓和高血压性脑出血,居第三位。本病的高发年龄段为40~60岁,也有约2%的动脉瘤在幼年时发病,最小年龄仅为5岁,最大年龄为70岁。颅内动脉瘤破裂出血的患者约1/3在就诊前死亡,1/3死于医院内,1/3经过治疗得以生存。

(一)病因及发病机制

颅内动脉瘤破裂出血常见的诱因有劳累、咳嗽、情绪激动、用力大小便、性生活等。破裂前常有头痛、眩晕、黑蒙、感觉和运动障碍等前驱症状。这些症状可能与瘤体增大、少量出血有关。颅内动脉瘤的发病机制总体来说仍不清楚,主要有"中膜缺陷""动脉瘤壁胶原改变""内弹力层缺陷""血流动力学变""alpha-1抗胰蛋白酶活性改变"等理论。

它们均能从某一方面解释某种类型的动脉瘤的发生机制,但却都不能解释所有类型的动脉瘤的发生机制。大部分学者认为,获得性内弹力层的破坏是脑动脉瘤形成的必要条件,因为这一层是保证脑动脉壁弹性的重要结构。内弹力层退变可能是由于动脉硬化、炎性反应和蛋白水解酶活性增加等原因所致。内弹力层退变、脑动脉分叉处中膜缺失或中膜纤维结构和排列异常以及血流动力学的改变等,这些因素的共同存在导致脑动脉壁更加薄弱。高血压并非主要致病因素,却能促进动脉瘤的形成和发展。

(二)病理学改变

肉眼观:可见动脉瘤呈球形或浆果状,外观紫红色,瘤壁极薄。绝大部分动脉瘤破口位于瘤顶,破口处与周围组织粘连。动脉瘤出血破入基底池和蛛网膜下隙。巨大动脉瘤内常有血栓形成,甚至钙化,血栓分层呈"洋葱"状。

镜下观:可见部分动脉瘤壁仅存一层内膜,没有中层平滑肌组织,弹性纤维断裂或消失。瘤壁内有炎性细胞浸润。电镜下可见瘤壁弹力板消失。

四、颈动脉海绵窦瘘

颈动脉海绵窦瘘(CCF)一般是指颈内动脉海绵段的动脉壁或其分支发生破裂,以致与海绵窦之间形成异常的动静脉交通,也称为颈内动脉－海绵窦瘘。由颈内动脉和颈外动脉的硬脑膜分支血管与海绵窦形成的异常动静脉沟通又叫海绵窦硬脑膜动静脉窦。下面主要讨论颈内动脉海绵窦瘘。本病以40～60岁的女性多见。

(一)病因及发病机制

外伤是造成颈动脉海绵窦瘘的最主要的原因,除了外伤之外,自发性直接型颈动脉海绵窦瘘约有60%存在颈内动脉壁中层的病变,包括海绵窦段颈内动脉的动脉瘤、Ehles－Donlos综合征Ⅳ型、假黄色瘤病、马凡氏综合征、纤维肌肉发育不良、神经纤维瘤病、迟发性成骨不良、病毒性动脉炎以及少见的原始三叉动脉残留等。

(二)病理学改变

大体解剖常见颈动脉海绵窦瘘伴有硬脑膜血管畸形或过度扩张的静脉破裂引起颅内出血,有时出血流经颅底骨缝进入蝶窦或进入蛛网膜下隙。

五、硬脑膜动静脉瘘

硬脑膜动静脉瘘(DAVF)特征是硬脑膜区域的动静脉分流,与脑动静脉血管畸形类似,也是血液可以在动静脉之间流动,不同之处在于它位于硬脑膜,与硬脑膜静脉窦相联系,而不是位于脑内,多发生于横窦、乙状窦、海绵窦及上矢状窦等。

(一)病因及发病机制

硬脑膜动静脉窦多为自发性,病因至今不清。很多学者认为是先天性的,也有学者认为是在硬脑膜内先有血栓形成,后导致形成硬脑膜动静脉瘘。外伤可以导致窦内血栓的形成,而后逐渐发展成硬脑膜动静脉瘘,或损伤静脉窦附近的动静脉,造成硬脑膜动静脉瘘。

(二)病理学改变

硬脑膜动静脉瘘的宏观病理改变幅度很大,是否存在真正的瘘巢一直存在争议。大体解剖可见由大的动脉直接开口进入静脉囊到丛状的供应动脉排入静脉或桥静脉等一系列表现。如果大动脉直接开口进入桥静脉,则极易发生颅内出血,进而诱发猝死。

六、脑血管淀粉样变性出血

脑血管淀粉样变性出血(CAAH),也称嗜刚果红性血管病,是一类由脑血管淀粉样变性(CAA)引起β－淀粉样蛋白(Aβ)在大脑皮质和髓质的中小动脉中,层和外膜上沉积所致的脑出血病症。淀粉样蛋白在脑内的沉积可以是任何疾病的组成部分,但不伴有全身性淀粉样蛋白沉积。CAAH好发于颞叶、枕叶、额叶皮质等处,是老年人原发性非外伤非高血压性脑出血的常见原因之一,约占自发性脑出血的10%,多发生于55岁以上,并随年龄增加而增多。

(一)病因及发病机制

正常情况下,脑组织内产生的Aβ可以通过细胞外酶降解、细胞内清除与转运等方式减少,从而有效地阻止Aβ的沉积,但在某些病理情况下,Aβ生成增加或清除障碍均可以导致Aβ沉积于脑血管管壁,导致血管淀粉样变性。

(二)病理学改变

CAA中淀粉样蛋白沉积在皮质和软脑膜血管的中层和外膜,可见于毛细血管,静脉少见。血管中层的平滑肌细胞缺失而被淀粉样蛋白所代替,血管弹力层破裂或破坏,还可以出现血管壁的类纤维蛋白样坏死、微动脉瘤形成、脑梗死等继发改变。刚果红染色呈砖红色,苏木精染色呈浅粉色均质物,而甲基紫染色变成红色,偏光显微镜下为苹果绿色双折光。X线衍射呈β片层结构。电镜下,可见无规则排列、直径为8~10nm不分支的纤维样结构,有时呈束状。

七、烟雾病

烟雾病(MMD),又称颅底异常血管网病、自发性Willis环闭塞症,是一种未明病因的以双侧颈内动脉末端以及大脑前动脉和大脑中动脉起始部内膜缓慢增厚、管腔逐渐狭窄甚至闭塞、颅底穿支动脉代偿性扩张等为特征的疾病,儿童和成人均可罹患此病。小儿常表现为脑缺血发作等,成人则以脑出血多见。起初认为此病仅存于日本,随后世界各地均有报道,但仍以日本居多,中国、韩国次之。

(一)病因及发病机制

目前病因不明。研究认为,可能与变态反应和颈部各种炎症病变刺激等原因造成长期慢性的血管内膜增生和血管修复迟缓等有关。有家族倾向,可能与人类染色体3p、6q、17q、8q基因组变异有关。

(二)病理学改变

大体解剖可见早期病变位于颈内动脉颅内段,大脑前、中动脉的近心端和交通支血管,大脑动脉远端和颈外动脉少见,后循环血管也很少受累。晚期则在脑底部可见增生扩张的异常深穿动脉,其管腔大小、管壁厚薄不等,彼此交织成网状,并可见微型动脉瘤的形成。这些发自Willis动脉环、脉络膜前动脉、颈内动脉和大脑后动脉等的异常血管除彼此间相互吻合外,还常与大脑前、中动脉的远端相吻合。

组织学可见脑神经细胞呈缺血性萎缩表现,有时在烟雾病死者的肺动脉、肾动脉和胰腺动脉中也可见血管内膜增生性等病理改变。

八、脑梗死

脑梗死(CI)又称缺血性脑卒中,是指局部脑组织因血液循环障碍,缺血、缺氧等原因而发生的软化坏死。由于脑动脉狭窄或堵塞,引起局部脑血流量减少或突然中断,造成该动脉供应区的脑组织供血、供氧、供糖减少,继而引起继发性血管内皮损,伤,自主神经功能障碍,出现脑组织坏死和细胞凋亡,即脑梗死。

(一)病因及发病机制

(1)脑动脉粥样硬化是最常见的病因,梗死灶的大小未必与脑动脉粥样硬化程度呈正相关。

(2)高血压也是脑梗死的常见病因。

(3)各种脑动脉炎可导致脑梗死,结核、梅毒、钩体病、脑囊虫、血吸虫、化脓菌及霉菌等均可呈现不同形式的脑动脉炎,可致脑栓形成。

(4)颅内动脉瘤也可导致脑梗死,最常见为先天性浆果状动脉瘤,当瘤内血栓延及大脑中动脉起始部时,往往伴有基底节区梗死。

（5）其他诸如脑血管畸形、烟雾病、胶原病、一氧化碳中毒等亦可致脑梗死的发生。

（6）除上述脑血栓导致的脑梗死外，各种心源性栓子、脂肪粒、空气、血管斑块脱落等也可以进入颅内血管引起血管闭塞，形成脑梗死。

（二）病理学改变

肉眼观：脑血管有节段性黄白色斑块，断面显示管壁增厚，管腔变窄、变硬等改变（动脉粥样硬化大多发生在管腔 $500\mu m$ 以上的大动脉和中动脉，弥散性小动脉硬化见于管腔直径为 $150\sim500\mu m$ 的小动脉，微动脉玻璃样变性则主要发生在管腔小于 $150\mu m$ 的血管）。

梗死经过 $8\sim48$ 个小时，先从中心部位发生软化，即形成肉眼可见的梗死灶。梗死灶周边脑组织肿胀、变软，灰质、白质界限不清。

镜下观：脑组织结构不清，神经细胞及胶质细胞变性、坏死，小血管及毛细血管扩张，周围可见红细胞及淡红染均质水肿液。梗死 $7\sim14$ 天后脑组织液化，病变区明显变软，神经细胞消失，吞噬细胞大量增生，$3\sim4$ 周后，坏死液化的脑组织被胶质细胞吞噬。大量胶质细胞、胶质纤维及毛细血管增生，形成胶质瘢痕，大的病灶还可形成囊腔。猝死者由于病程短，往往难以看到上述改变。

参考文献

[1]姚军.现代临床病理诊断[M].哈尔滨:黑龙江科学技术出版社,2020.

[2]陈永宏.病理专科检验与现代诊断[M].南昌:江西科学技术出版社,2020.

[3]魏清柱.临床大体病理学[M].北京:科学出版社,2020.

[4]吴春平.临床疾病病理诊断学[M].长春:吉林科学技术出版社,2019.

[5]商庆花,等.临床病理诊断学[M].南昌:江西科学技术出版社,2019.

[6]丛文铭,郑建明.临床病理诊断与鉴别诊断[M].北京:人民卫生出版社,2019.

[7]李晓霞,缪作华,董玮,等.现代专科病理诊断学[M].长春:吉林大学出版社,2019.

[8]曹霞,严米娅.病理生理学[M].武汉:华中科技大学出版社,2019.12.

[9]郭冰沁,等.实用临床诊断病理学[M].长春:吉林科学技术出版社,2018.

[10]谢树瑞,等.临床病理诊断学[M].长春:吉林科学技术出版社,2017.

[11]王全义,马艺珲.现代医学病理诊断[M].北京:科学技术文献出版社,2018.

[12]张帆,等.病理诊断技术与临床实践[M].哈尔滨:黑龙江科学技术出版社,2018.

[13]赵岭岭,等.新编病理诊断学[M].哈尔滨:黑龙江科学技术出版社,2018.

[14]孟令娜,等.实用病理诊断技术[M].北京:科学技术文献出版社,2018.

[15]曲震理,要建超,王静,等.现代疾病病理诊断要点及药物治疗精要[M].长春:吉林科学技术出版社,2016.